一九八二國家中醫古籍整理出版規劃

中醫古籍整理叢書重刊

脈經校注

主編　沈炎南

編者　杜同仿　賴　疇　黃景泉
　　　曾昭鐸　方文輝　劉志英
　　　陳增英

修訂　陳增英

審定　鄧鐵濤　史常永　俞長榮
　　　徐國仟　錢超塵

人民衛生出版社

U0391863

圖書在版編目（CIP）數據

脈經校注/沈炎南主編.—北京：人民衛生出版社，
2013

（中醫古籍整理叢書重刊）
ISBN 978－7－117－17146－5

Ⅰ.①脈…　Ⅱ.①沈…　Ⅲ.①《脈經》-注釋
Ⅳ.①R241.11

中國版本圖書館 CIP 數據核字（2013）第 056948 號

人衛社官網　**www.pmph.com**	出版物查詢，在綫購書
人衛醫學網　**www.ipmph.com**	醫學考試輔道，醫學數
	據庫服務，醫學教育資
	源，大衆健康資訊

脈　經　校　注

主　　編：沈炎南
出版發行：人民衛生出版社（中繼綫 010-59780011）
地　　址：北京市朝陽區潘家園南裏 19 號
郵　　編：100021
E - mail：pmph @ pmph.com
購書熱綫：010-59787592　010-59787584　010-65264830
印　　刷：北京虎彩文化傳播有限公司
經　　銷：新華書店
開　　本：850×1168　1/32　印張：11.5
字　　數：212 千字
版　　次：2013 年 7 月第 1 版　2025 年 5 月第 1 版第10次印刷
標準書號：ISBN 978-7-117-17146-5/R・17147
定　　價：46.00 元

打擊盜版舉報電話：010-59787491　E-mail：WQ @ pmph.com
（凡屬印裝質量問題請與本社市場營銷中心聯繫退換）

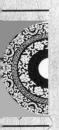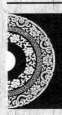

内容提要

《脈經》爲晉·王叔和撰,是我國現存最早的一部脈學專著。

全書十卷。前九卷分爲九十七篇,第十卷不分篇,爲手檢圖二十一部。本書論脈,其內容涉及面相當廣泛。舉凡脈形脈法部位,三關病候治宜,三部九候脈證,臟腑脈候主病,百病生死脈訣,四時損至脈證,平病怪脈辨疑,脈辨姙娠男女,扁鵲華佗絕診,《內》、《難》、《傷寒》精論等。

本書首列脈形狀指下秘訣一篇,若網在綱,將各種脈象歸納爲二十四種,確立了脈象的基本標準,從而肯定了《難經》獨取寸口的診脈方法。本書論脈,指出了男女婦孺之異,突出脈之陰陽虛實,憑脈參證以診治疾病,故本書既不失爲脈學經典,又啟後世脈學以發展。

另外,本書是在廣求版本,精選底本與校本的基礎上,經校勘、注釋整理而成的王氏《脈經》,名曰《脈經校注》。書末附有整理者的校注後記,是一篇較好的學術論文,可供中醫醫、教、研專業人員參考、借鑒。

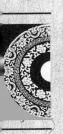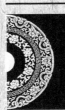

重刊説明

　　《中醫古籍整理叢書》，是我社 1982 年爲落實中共中央和國務院關於加强古籍整理的指示精神，在衛生部、國家中醫藥管理局領導下，組織全國知名中醫專家和學者，歷經近 10 年時間編撰完成。這是一次新中國成立 60 年以來規模最大、水準最高、品質最好的中醫古籍整理，是中醫理論研究和中醫文獻研究成果的全面總結。本叢書出版後，《神農本草經輯注》獲得國家科技進步三等奬、國家中醫藥管理局科技進步一等奬，《黄帝内經素問校注》《黄帝内經素問語譯》《傷寒論校注》《傷寒論語譯》等分别獲得國家中醫藥管理局科技進步一等奬、二等奬和三等奬。

　　本次所選整理書目，涵蓋面廣，多爲歷代醫家所推崇，向被尊爲必讀經典著作。特別是在《中醫古籍整理出版規劃》中《黄帝内經素問校注》《傷寒論校注》等重點中醫古籍整理出版，集中反映了當代中醫文獻理論研究成果，具有較高的學術價值，在中醫學術發展的歷史長河中，將佔有重要的歷史地位。

　　30 年過去了，這些著作一直受到廣大讀者的歡迎，在中醫界產生了很大的影響。他們的著作多成於他們的垂暮之年，是他們畢生孜孜以求、嘔心瀝血研究所得，不僅反映了他們較高的中醫文獻水準，也體現了他們畢生所學和臨床經驗之精華。諸位先賢治學嚴謹，厚積薄發，引用文獻，豐富翔實，訓詁解難，校勘嚴謹，探微索奧，注釋精當，所述按語，彰顯大家功底，是不可多得的傳世之作。

中醫古籍浩如煙海，內容廣博，年代久遠，版本在漫長的歷史流傳中，散佚、缺殘、衍誤等爲古籍的研究整理帶來很大困難。《中醫古籍整理叢書》，作爲國家項目，得到了衛生部和國家中醫藥管理局的大力支持，不僅爲組織工作的實施和科研經費的保障提供了有力支援，而且爲珍本、善本版本的調閱、複製、使用等創造了便利條件。因此，本叢書的版本價值和文獻價值隨着時間的推移日益凸顯。爲保持原書原貌，我們只作了版式調整，原繁體字豎排（校注本），現改爲繁體字橫排，以適應讀者閱讀習慣。

由於原版書出版時間已久，圖書市場上今已很難見到，部分著作甚至已成爲中醫讀者的收藏珍品。爲便於讀者研習，我社決定精選部分具有較大影響力的名家名著，編爲《中醫古籍整理叢書重刊》出版，以饗讀者。

人民衛生出版社
二〇一三年三月

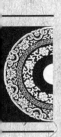
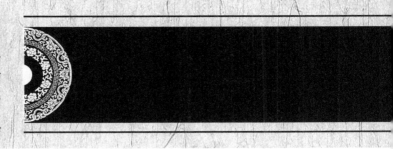

　　根據中共中央和國務院關於加强古籍整理的指示精神,以及衛生部一九八二年制定的《中醫古籍整理出版規劃》的要求,在衛生部和國家中醫藥管理局的領導下,我社在組織中醫專家學者和研究人員在最佳版本基礎上整理古醫籍的同時,委托十一位著名中醫專家,用了七八年時間對規劃内《黄帝内經素問》等十一部重點中醫古籍分工進行整理研究,最後編著成校註本十種、語譯本八種、輯校本一種,即《黄帝内經素問校註》、《黄帝内經素問語譯》、《靈樞經校註》、《靈樞經語譯》、《傷寒論校註》、《傷寒論語譯》、《金匱要略校註》、《金匱要略語譯》、《難經校註》、《難經語譯》、《脈經校註》、《脈經語譯》、《中藏經校註》、《中藏經語譯》、《黄帝内經太素校註》、《黄帝内經太素語譯》、《針灸甲乙經校註》、《諸病源候論校註》、《神農本草經輯注》等十九種著作。并列入衛生部與國家中醫藥管理局在文獻研究方面的科研課題。

　　在整理研究過程中,從全國聘請與各部著作有關的中醫專家、學者參加了論證和審定,以期在保持原書原貌的基礎上,廣泛吸收中醫學理論研究和文史研究的新成果,使其成爲研究重點中醫古籍的專著,反映當代學術研究的水平。因此,本書的出版,具有較高的學術研究價值。

然而,歷代中醫古籍的内容是極其廣博的,距今的年代是極其久遠的,有些内容雖然經過研究,但目前尚無定論或作出解釋,有待今後深入研究。

人民衛生出版社

一九八九年二月

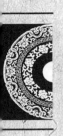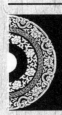

　　《脈經》十卷，凡九十七篇（前九卷合九十七篇，第十卷不分篇，若計爲一篇，則合九十八篇）。爲魏、晉醫學家王叔和所撰，是我國現存第一部脈學專書。本書卷一首先將各種脈象歸納爲二十四種，確立了脈象基本標準。同時論述了切脈法、寸口脈的臟腑分部、陰陽脈法及各種脈象的診斷意義。卷二論述寸、關、尺三部脈各種脈象及其所主候的病證，并闡述奇經八脈的循行及病候。卷三論述五臟五腑的生理、病理、脈候及診斷。卷四論述寸口三部九候脈證、雜病脈診，以及四時、五臟六腑、百病虛實決死生之法，并論脈法。卷五論張仲景、扁鵲、華佗的脈法及察聲色要訣。卷六論述十一經脈臟腑的病變情況及其經脈的循行起止與發病。卷七、卷八論傷寒、熱病、雜病的脈證及治療。卷九論婦人病脈證與治療，并論及小兒雜病脈證。卷十論寸口五部九道的分布以及其所主候的經脈與病證，并論述五臟之脈，補述多種病脈的診斷意義。全書以論脈爲主，兼論其它診法，并結合臨床闡述了某些辨證論治的内容，故該書不但是脈學理論的經典，而且對中醫診斷學的形成與發展也有一定的影響,具有重大的學術價值。故對本書的整理研究,使其包含的寶貴醫學内容得以發揚光大,具有重大意義。

本書的整理研究,是衛生部暨國家中醫藥管理局的科研課題。課題組成員在沈炎南教授領導下,以辨證唯物主義和歷史唯物主義爲指導思想,堅持繼承發揚、整理提高、古爲今用的方針,進行了工作。我們通過分析比較現存《脈經》各種版本的優劣,從比較能保持宋版原貌的何氏系統的影本中選擇底本和主校本,將何氏系統的復刻本元廣勤書堂刊本及龍興系統的刊本列爲參校本。由於《脈經》的大量内容是直接引自《素問》、《靈樞》、《難經》及《傷寒雜病論》,而《諸病源候論》、《千金要方》、《千金翼方》、《外臺秘要》等又有直接引録《脈經》的内容,在某些方面反映了《脈經》早期傳本的舊貌;與之相關的還有《針灸甲乙經》、《黄帝内經太素》、《中藏經》等。這一類古籍可作爲校勘本書的旁證,故列爲旁校本。經過比較鑒別篩選,選出了本項整理研究的底本、主校本、參校本、旁校本,兹開列如次:

一、底本(藍本):明·佚名氏影刻南宋何大任本(公元一九八一年日本《東洋善本醫學叢書》内影印收入的静嘉堂藏本)。

二、主校與參校本:清·光緒十九年宜都楊守敬景鄰園刊本(公元一九五七年上海衛生出版社據此影印本),簡稱楊本。

清·宛委别藏本(公元一九八一年臺灣商務印館

據此影印本),簡稱宛本。

明·新安吳勉學影刻宋本(明刊《醫統正脈》内所收的《王氏脈經》,簡稱吳本。

元·葉氏廣勤書堂刻本(公元一九五六年人民衛生出版社據此影印本),簡稱廣本。

清·道光二十一年守山閣錢熙祚校本,簡稱錢本。

清·道光二十三年嘉定黄鋐校本,簡稱黄本。

清·光緒十七年池陽周學海校本,簡稱周本。

清·道光十三年朱錫穀原刊《脈經真本》。簡稱朱本。

三、主要旁校本:《黄帝内經素問》,一九五六年人民衛生出版社影印明·顧從德刻本,簡稱《素問》。

《靈樞經》,四部叢刊影印明·趙府居敬堂刊本,簡稱《靈樞》。

《難經》,滑壽《難經本義》(《周氏醫學叢書》本);王九思《難經集注》(四部叢刊影印佚存叢書本),簡稱《難經》。

《傷寒論》,東漢·張仲景著。成無己《注解傷寒論》(公元一九五六年人民衛生出版社影印本);趙開美《仲景全書·傷寒論》明萬曆間刻本;古本康平《傷寒論》(公元一九五四年上海千傾堂書局重刊本),簡稱《傷寒》。

《金匱要略》,東漢·張仲景著。《金匱玉函經》(公元一九五五年人民衛生出版社影印本);《金匱要略方論》(明·趙開美校刻本),簡稱《金匱》。

《中藏經》,一九六三年人民衛生出版社據商務印書館原版重印本。

《針灸甲乙經》,魏晉·皇甫謐撰。一九五六年人民衛生出版社影印《醫統正脈》本,簡稱《甲乙》。

《黃帝内經太素》,隋·楊上善撰注。一九五五年人民衛生出版社影印蕭延平校刊本,簡稱《太素》。

《諸病源候論》,隋·巢元方撰。一九五六年人民衛生出版社加句縮影《周氏醫學叢書》本,簡稱《病源》。

《備急千金要方》,唐·孫思邈著。一九五五年人民衛生出版社影印影刻北宋本,簡稱《千金》。

《千金翼方》,唐·孫思邈著。一九五五年人民衛生出版社加句縮影清翻刻元大德梅溪書院本,簡稱《千金翼》。

《外臺秘要》,唐·王燾著。一九五五年人民衛生出版社影印經餘居刊本,簡稱《外臺》。

根據《中醫古籍校注通則》,本書研究分提要、校勘、注釋、按語四方面進行,并於書末附有校注後記,兹各簡要分述如下:

一、提要:每篇之首設提要,將全篇中心内容提綱挈領地加以概括。

二、校勘:綜合運用對校、本校、他校、理校,一般以對校、本校、他校爲主。對原文脱、訛、衍、倒、錯簡、疑義等,按以下方法處理:

(一)凡底本不誤,顯係校本誤者,不出校記。

(二)底本與校本不一,而顯系底本錯訛、倒文、脱漏、衍文者,將原文改正或增删,並於校記中注明原誤之處及改、補、删的具體依據。

(三)底本與校本不一,難以肯定何者爲是者,原文不改動,出校説明其互異之處。但對旁校本中意義不大的異文,一般不出校,以省繁文。

(四)凡底本避諱字,如"圜"字,是"丸字避欽宗諱",原文不動,首見出注説明;如厃(丘)、敦(敦)等缺筆字,有礙文理,則訂正,恢復本字。

(五)底本中明顯的錯、別字,屬一般筆畫小誤的,如"已"誤爲"巳"之類,予以直接改正,不加校記。

(六)凡底本中的異體,則改用正體字。如"胷"、"肎",均作"胸";"洩"作"泄";"揔"作"總"等。

(七)底本與校本雖一致,但按文義疑有脱訛衍倒者,保留原文不改動,出校存疑。

三、注釋:凡字詞古奧,音義難明者;醫理不明,意義費解者;各説互異,含義不清者等,均加以注釋。具體處理方法是:

(一)凡難、僻、異讀之字詞均予注音,采用漢語拼音加直音字。對字義、詞義的訓釋,以今解爲主,并引出必要的書證。書證以歷代訓詁專書爲依據,沿用訓詁術語,力求文理與醫理統一。

(二)詞句的訓釋,對前人較爲精辟的注文,擇要選用。凡意見不一,衆説紛紜,難以定論,而又各有精義者,則擇要並存,並提出傾向性意見。

(三)底本中的通假字,悉用某通"某"表示。

（四）凡引注，列具著者姓名、書名、卷次、篇次或篇名。

四、按語：爲了幫助讀者理解原文，在每篇之末加按語。有些確無内容可按者則不按；有些内容相互關聯較大的則數篇一按。按語以闡發學術思想爲主，説明承先啟後關係。亦間有評述得失、解釋歧義、點示疑難，或簡要討論爭議較大的觀點。

五、其它：底本的注文全部保留，並同時作了必要的校勘。保留底本的總目録，删去分卷目録。

六、校注後記：主要闡述《脈經》的學術源流、學術貢獻和學術價值。對王叔和的生平與《脈經》版本源流及考證，並簡要闡述本次整理研究的主要成果，以及某些存疑待考的問題。

本次研究自始至終得到衛生部暨國家中醫藥管理局、中醫古籍整理出版辦公室、人民衛生出版社及廣州中醫學院領導同志的大力支持，負責論證與審定的各位專家對此項研究作了精心的指導與熱情的幫助，特表謝忱。

廣州中醫學院《脈經》整理研究課題組
一九八九年十二月四日

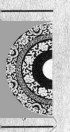
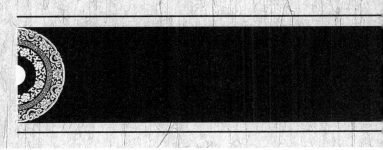

校定脈經序

　　臣等承詔典[1]校古醫經方書，所校讎中，《脈經》一部乃王叔和之所撰集也。叔和，西晉高平人，性度沉靖[2]，尤好著述，博通經方，精意診處，洞識修養之道。其行事具唐·甘伯宗《名醫傳》中。

　　〔1〕典　主管。《三國志·吳書·是儀傳》："專典機密。"
　　〔2〕靖　通"静"。《左傳·昭公二十五》："靖以待命猶可，動必憂。"

　　臣等觀其書，叙陰陽表裏，辨三部九候，分人迎、氣口、神門，條十二經、二十四氣、奇經八脈，以舉五臟六腑、三焦、四時之痾。若網在綱，有條而不紊，使人占外以知内，視死而別生，爲至詳悉，咸可按用。其文約，其事詳者獨何哉？蓋其爲書，一本《黄帝内經》，間有疏畧未盡處，而又輔以扁鵲、仲景、元化之法，自餘奇怪異端不經之説，一切不取。不如是何以歷數千百年而傳用無毫髮之失乎！又其大較，以謂脈理精微，其體難辨，兼有數候俱見、異病同脈之惑，專之指下，不可以盡隱伏，而乃廣述形證虚實，評明聲色王相，以此參伍[1]，決死生之分，故得十全無一失之謬，爲果不疑。

　　〔1〕參伍　錯綜比較，以爲驗證。《易·繫辭上》："參伍以變，錯綜

其數。”

　　然而，自晉室東渡，南北限隔，天下多事，於養生之書實未皇[1]暇，雖好事之家僅有傳者，而承疑習非，將喪道真，非夫聖人曷爲釐正！恭惟主上體大舜好生之德[2]，玩神禹叙極之文[3]，推錫[4]福之良心[5]，鑒慎疾之深意，出是古書，俾從新定。臣等各殫[6]所學，博求衆本，據經爲斷，去取非私。

　　〔1〕皇　通“遑”，閒也。《左傳·昭公三十二年》：“不皇啟處。”

　　〔2〕體大舜好生之德　實行像虞舜愛惜生靈那樣的德行。體，行也。《荀子·修身》：“篤志而體，君子也。”好生，愛惜生靈。《書經·大禹謨》：“好生之德，洽於民心。”

　　〔3〕玩神禹叙極之文　珍惜像夏禹論述治幫準則那樣的重要文獻。玩，珍也。《文選·陸機詩》：“玩爾清藻。”神禹，夏禹的尊稱。極，準則。《書經·君奭》：“作汝民極。”

　　〔4〕錫(cì次)　通“賜”。

　　〔5〕良心　《孟子·告子》朱注：“良心者，本然之善心，即所謂仁義之心也。”

　　〔6〕殫(dān 單)　竭盡也。《孫子·作戰》：“力屈財殫。”

　　大抵世之傳授不一，其別有三：有以隋·巢元方時行《病源》爲第十卷者，考其時而繆自破；有以第五分上下卷，而撮諸篇之文，別增篇目者，推其本文，而義無取。稽是二者，均之未見厥真，各秘其所藏爾。

　　今則考以《素問》、《九墟》、《靈樞》、《太素》、《難經》、《甲乙》、仲景之書，并《千金方》及《翼》說脈之篇以校之，除去重復，補其脫漏，其篇第亦頗爲改易，使以類相從，仍舊爲一十卷，總九十七篇，施之於人，俾披[1]卷者，足以占外以知内，視死而別生，無待飲上池之水[2]矣。

　　國子博士臣高保衡、尚書屯田郎中臣孫奇、光禄卿
直秘閣臣林億等謹上

　　〔1〕披　翻閲也。韓愈《進學解》:"手不停披於百家之編。"

　　〔2〕上池之水　未至地面之露水,俗稱"半天河",古人用之和藥。
《史記·扁鵲傳》注:"上池水,謂水未至地,蓋承取露及竹木上取之,以和
藥服之。"

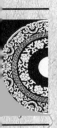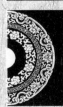脈經序

晉　太醫令王叔和撰

　　脈理精微，其體難辨，弦緊浮芤，展轉相類，在心易了，指下難明，謂沉爲伏，則方治永乖，以緩爲遲，則危殆立至，況有數候俱見，異病同脈者乎？

　　夫醫藥爲用，性命所繫，和、鵲至妙，猶或加思，仲景明審，亦候形證，一毫有疑，則考校以求驗。故傷寒有承氣之戒，嘔噦發下焦之間，而遺文遠旨，代寡能用，舊經秘述，奧而不售[1]，遂令末學，昧於原本，斥[2]兹偏見，各逞己能，致微痾成膏肓之變，滯固絕振起之望，良有以也。

　　〔1〕售　行也。張衡《西京賦》："挾邪作蠱，於是不售。"薛注："售，猶行也。"此有傳播之意。

　　〔2〕斥　周本作"互"，可參。

　　今撰集岐伯以來，逮於華佗，經論要決，合爲十卷，百病根原，各以類例相從，聲色證候，靡不該備，其王、阮、傅、戴、吳、葛、吕、張，所傳異同，咸悉載録。誠能留心研窮，究其微賾[1]，則可以比蹤古賢，代無夭横矣。

　　〔1〕賾(zé 則)　深奧，玄妙。《周易·繫辭上》："聖人有以見天下之賾。"疏："賾，謂深幽難見"。

19

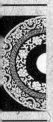

脈經目錄

---

[1] 手檢圖三十一部 原無。今據正文、廣本目録補。

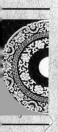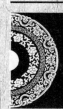

脈經卷第一

朝散大夫守光禄卿直秘閣判登聞檢院上護軍臣林億等類次

脈形狀指下秘訣第一二十四種

提要:本篇論述了二十四種脈象之名稱及其表現,同時舉出八組類似的脈象,以示比較鑒別。

浮脈,舉之有餘,按之不足。浮於手下。

芤脈,浮大而軟,按之中央空,兩邊實。一曰手下無,兩傍有。

洪脈,極大在指下。一曰浮而大。

滑脈,往來前却[1]流利,展轉替替然[2],與數相似。一曰浮中如有力。一曰漉漉如欲脱。

數脈,去來促急。一曰一息六七至。一曰數者進之名。

促脈,來去數,時一止復來。

[1] 前却　進退也。《吳子·治兵》:"進不可當,退不可追,前却有節,左右應麾。"

[2] 替替然　滑動不休貌。

弦脈,舉之無有,按之如弓弦狀。一曰如張弓弦,按之不移。又曰浮緊爲弦。

緊脈,數如切繩狀。一曰如轉索之無常。

沉脈,舉之不足,按之有餘。一曰重按之乃得。

伏脈，極重指按之，著骨乃得。一曰手下裁動。一曰按之不足，舉之無有。一曰關上[1]沉不出名曰伏。

革脈，有似沉伏，實大而長微弦。《千金翼》以革爲牢。

實脈，大而長，微强，按之隱指幅幅然[2]。一曰沉浮皆得。

〔1〕上　朱本作“下”，可參。

〔2〕幅幅（bì bì 璧璧）然　堅結充實貌。李時珍《瀕湖脈學》注：“堅實貌。”

微脈，極細而軟，或欲絕，若有若無。一曰小也。一曰手下快。一曰浮而薄。一曰按之如欲盡。

濇脈，細而遲，往來難且散，或一止復來。一曰浮而短。一曰短而止。或曰散[1]也。

細脈，小[2]大於微，常有，但細耳。

軟脈，極軟而浮細。一曰按之無有，舉之有餘。一曰細[3]小而軟。軟，一作濡。曰濡者，如帛衣在水中，輕手相得。

弱脈，極軟而沉細，按之欲絕指下。一曰按之乃得，舉之無有。

虛脈　遲大而軟，按之不足，隱指豁豁然[4]空。

〔1〕曰散　《千金》卷二十八第三作“如散”，可參。

〔2〕小　朱本作“少”，可參。

〔3〕細　黃本、周本俱無。

〔4〕豁豁（huò huò 霍霍）然　空大無力貌。豁，《廣雅·釋詁》：“空也。”

散脈，大而散。散者，氣實血虛，有表無裏。

緩脈，去來亦遲，小駃[1]於遲。一曰浮大而軟，陰浮[2]與陽同等。

遲脈，呼吸三至，去來極遲。一曰舉之不足，按之盡牢。一曰按之盡牢，舉之無有。

結脈,往來緩,時一止復來。按之來緩,時一止者名結陽;初來動止,更來小數,不能自還,舉之則動,名結陰。

代脈,來數中止,不能自還,因而復動。脈結者生[3],代者死。

動脈,見於關上,無頭尾,大如豆[4],厥厥然[5]動搖。《傷寒論》云:陰陽相搏名曰動。陽動則汗出,陰動則發熱,形冷惡寒。數脈見於關上,上下無頭尾,如豆大,厥厥動搖者,名曰動。

〔1〕駚 錢本、周本俱作「駛」。後同。駛,音義同「快」。《酉陽雜俎》:「河水色渾駚流。」

〔2〕浮 周本及《千金》卷二十八第三俱無,可參。

〔3〕脈結者生 《千金》卷二十八第三此四字在結脈條末,可參。

〔4〕大如豆 敦煌殘卷《玄感脈經》作「如大豆」。此承上文「無頭尾」,猶言脈體之短如豆,并非言脈之大小,故「如大豆」似是。

〔5〕厥厥然 短縮貌。《玉篇·厂部》:「厥,短也。」

浮與芤相類。與洪相類。弦與緊相類。滑與數相類。革與實相類。《千金翼》云:牢與實相類。沉與伏相類。微與澀相類。軟與弱相類。緩與遲相類。軟與遲相類。

按語:《內經》、《難經》、《傷寒論》、《金匱要略》等書對脈象雖均有不少記載,但系統地加以總結,從目前所能見到的資料,則是從王叔和始。王氏在前人學術經驗的基礎上,把臨床所見多種多樣的脈象,歸納分類爲二十四種。并對各種脈象作了扼要簡明的敘述,使後學者易於掌握辨認。同時提出八組相互類似的脈象,示人區別對照,不使混淆。王氏二十四脈,基本上概括了人體常見的生理和病理上所能出現的脈象。後人在此基礎上增補成二十七脈、二十八脈、三十脈等。《脈經》的編成使古代診脈方法系統化,奠定了脈學的基礎,對促進中醫脈學的發展作出了重大的貢獻。

平[1]脈早晏[2]法第二

提要:本篇論述平旦爲診脈最佳時間的道理,同時强調脈診應當與望診等其它診法結合起來,互相參考分析,才能"決死生之分"。

黃帝問曰:夫診脈[3]常以平旦,何也? 岐伯對曰:平旦者,陰氣未動,陽氣未散,飲食未進,經脈未盛,絡脈調均,《内經》作調匀。氣血未亂,故乃可診。過此非也。《千金》同《素問》,《太素》云:有過之脈。切脈動靜而視精明[4],察五色,觀五臟有餘不足、六腑强弱、形之盛衰。以此參伍,決死生之分。

〔1〕平(biàn 便) 通"辨"。《書·堯典》:"平章百姓。"《尚書大傳·唐傳》作"辨章"。

〔2〕晏 《廣雅·釋詁》:"晚也。"

〔3〕脈 《素問·脈要精微論》作"法",可參。

〔4〕精明 指眼睛。《素問·脈要精微論》:"精明者,所以視萬物,別黑白,審短長。"

按:本篇出自《素問·脈要精微論》。指出平旦爲診脈的最佳時間。但在實際中診脈不可能都在平旦進行,故對此應着重領會其精神實質,即診脈時注意令病人安静,并排除内外因素對脈診的干擾作用。

分別三關境界脈候所主第三

提要:本篇論述寸口脈中寸、關、尺三部之位置、定位方法,以及三部脈分別主候三焦等範圍病變的意義。

　　從魚際至高骨,其骨自高。却行一寸,其中名曰寸口[1]。從寸至尺,名曰尺澤。故曰尺寸。寸後尺前,名曰關。陽出陰入,以關爲界。陽出三分,陰入三分,故曰三陰三陽。陽生於尺動於寸,陰生於寸動於尺。寸主射[2]上焦,出[3]頭及皮毛竟手;關主射中焦,腹及腰;尺主射下焦,少腹至足。

　　〔1〕寸口　唐·張守節《史記正義》卷一百零五所引王叔和《脈經》,此下有"其自高骨"四字,可參。

　　〔2〕射　測也。《漢書·東方朔傳》:"上嘗使諸數家射覆。"

　　〔3〕出　推也,推而前也。見《釋名·釋言語》。此處有進而推及之意。

　　按:寸口脈寸關尺三部的劃分始於《難經·二難》。而王叔和更具體地指出,以腕後拇指側高骨處爲關,關前爲寸,關後爲尺。這一定位方法更爲簡便,故爲臨床所習用,沿用至今。

辨尺寸陰陽榮衛度數第四

　　提要:本篇首論切脈獨取寸口之原理。然後討論寸口脈中尺與寸名稱之由來,指出尺、寸的診脈位置及其陰陽分治。最後論述太過、不及、覆脈、溢脈的脈象表現及其診斷意義。

　　夫十二經皆有動脈[1],獨取寸口,以決五臟六腑死生吉凶之候[2]者,何謂也? 然:寸口者,脈之大會,手太陰之動脈[3]也。人一呼脈行[4]三寸,一吸脈行三寸,呼吸定息,脈行六寸。人一日一夜凡一萬三千五百息,脈行五十度,周於身。漏水下百刻[5],榮衛行陽二十五度,行陰亦二十五度,爲一周。晬時也。故五十度而復會於手太陰。太陰者,寸口也,即五臟六腑之所終始[6],

故法取於寸口。

〔1〕十二經皆有動脈　指十二經脈在各自的循行部位上都有搏動應手之處。滑壽《難經本義・一難》："皆有動脈者,如手太陰脈動中府、雲門、天府、俠白;手陽明脈動合谷、陽谿;手少陰脈動極泉;手太陽脈動天窗;手厥陰脈動勞宮;手少陽脈動禾窌;足太陽脈動箕門、衝門;足陽明脈動衝陽、大迎、人迎、氣衝;足少陰脈動太谿、陰谷;足太陽脈動委中;足厥陰脈動太冲、五里、陰廉;足少陽脈動下關、聽會之類也。"

〔2〕候　《難經・一難》作"法",可參。

〔3〕動脈　《難經・一難》此二字互乙,可參。

〔4〕脈行　《靈樞・五十營》作"氣行",可參。下同。

〔5〕漏水下百刻　指一整日。古以銅壺滴漏計算時間,其法以銅壺貯水,壺中立一箭,上刻度數作爲計時標準,水從壺底小孔慢慢下滴於受水壺內,水位下降,箭上刻度以次顯露,以此表示不同時刻。一晝夜合一百刻。

〔6〕終始　廣本此二字互乙,可參。

脈有尺寸,何謂也? 然:尺寸者,脈之大會要[1]也。從關至尺是尺內,陰之所治也;從關至魚際是寸口內,陽之所治也。故分寸爲尺,分尺爲寸。故陰得尺內[2]一寸,陽得寸內九分[3]。尺寸終始一寸九分,故曰尺寸也。

〔1〕會要　《難經・二難》此二字互乙。

〔2〕內　宛本作"中",可參。

〔3〕分寸爲尺至陽得寸內九分　以"同身寸"計,魚際至肘中尺澤穴共長一尺一寸,除去關前一寸,其餘則爲尺部;除去關後一尺,其餘則爲寸部。故曰"分寸爲尺,分尺爲寸"。然而實際切脈時,尺脈僅取尺部一尺之中的一寸,寸脈僅取寸部一寸之中的九分。故曰"陰得尺內一寸,陽得寸內九分"。

脈有太過,有不及,有陰陽相乘,有覆[1]有溢[2],有關有格,何謂也? 然:關之前者,陽之動也,脈當見九分而浮。過者,法曰太過;減者,法曰不及。遂[3]上魚爲溢,爲外關內格,此陰乘之脈也。關之後者,陰之動也,脈當見一寸而沉。過者,法曰太過;減者,法曰不及。遂入尺爲覆,爲内關外格,此陽乘之脈也^[4]。故曰覆溢。是真臟之脈也,人不病自死。

〔1〕覆　覆爲向下。此言脈搏動範圍向下超過一寸,深入至尺部者,有如自上往下傾覆,故謂"覆"。

〔2〕溢　溢爲上溢。此言脈搏動範圍向上超過九分,直上至魚部者,有如從下向上滿溢,故謂"溢"。

〔3〕遂　通達也。《淮南子·精神訓》:"何往而不遂。"高誘注:"遂,通也。"

〔4〕也　原脱,據上文例及《難經·三難》補。

按:本篇出自《難經》一、二、三難。早在《内經》中對寸口脈診就很重視,如《素問·五臟別論》提出氣口"獨爲五臟主"、"五臟六腑之氣味,皆出於胃,變見於氣口"的觀點。《素問·經脈別論》則直接指出:"氣口成寸,以決死生。"《難經》在《内經》的基礎上首倡"獨取寸口"的診脈法,以代替遍身診脈法,大大地簡化了診脈程序,方便於臨床。這一理論後來又得到了王叔和的充分肯定和繼承,一直沿用至今。當然,"獨取寸口"只是多種診病手段之一,要"決五臟六腑死生吉凶之候",還必須四診合參,全面診察。而且,必要時還要結合三部九候的遍身診法,以協助診斷。

本篇指出"覆"、"溢"之脈屬於真臟脈,爲内在陰陽氣血嚴重失調,正氣已經衰敗,縱使暫時外形上未見明顯病象,也會出見"不病自死"的情況。這提示我們臨床診療中不要停留於表面現象,應重視脈證互參,注意"形病"與"脈病"的關係。

平脈視人大小長短男女逆順法第五

提要:本篇指出脈診應結合人的形體、性情、性別、年齡等多方面情況。凡脈象與之相應者爲順,反之者則爲逆。

凡診脈當視其人大小、長短及性氣緩急。脈之遲速、大小、長短皆如其人形性者，則吉。反之者，則爲逆也。脈三部大都欲等，只[1]如小人、細人、婦人[2]脈小軟。小兒四、五歲，脈呼吸八至，細數者，吉。《千金翼》云：人大而脈細，人細而脈大，人樂而脈實，人苦而脈虛，性急而脈緩，性緩而脈躁，人壯而脈細，人羸而脈大，此皆爲逆，逆則難治。反此爲順，順則易治。凡婦人脈常欲濡弱於丈夫。小兒四、五歲者，脈自駛疾，呼吸八至也。男左大爲順，女右大爲順。肥人脈沉，瘦人脈浮。

〔1〕只　朱本作“至”，可參。

〔2〕細人婦人　錢本、周本俱作“婦人細人”。

持脈輕重法第六

提要：本篇主要討論了切脈的基本指法。指出切脈時指力應由輕漸重，由淺入深，逐次推尋診察。並指出不同深度的脈象分別主候不同的臟腑。

脈有輕重，何謂也？然：初持脈如三菽之重，與皮毛相得者，肺部也。菽者，小豆。言脈輕如三小豆之重。呂氏作大豆[1]。皮毛之間者，肺氣所行，故言肺部也。如六菽之重，與血脈相得者，心部也。心主血脈，次於肺，如六豆之重。如九菽之重，與肌肉相得者，脾部也。脾在中央，主肌肉，故次心如九豆之重。如十二菽之重，與筋平者，肝部也。肝主筋，又在脾下，故次之。按之至骨舉之[2]來疾者，腎部也。腎主骨，其脈沉至骨。故曰輕重也。

〔1〕呂氏作大豆　原作“焆祇作”三字，義不可通，據錢本、周本等改。

〔2〕之　《難經·五難》作“指”，可參。

按：本篇出自《難經・五難》。根據肺主皮毛，心主血脈，脾主肌肉，肝主筋，腎主骨的原理，說明不同層次的脈象主候相應的臟腑。但在臨床中少有人採取五個層次的切脈指法，而多採用浮、中、沉三個層次的指法。

兩手六脈所主五臟六腑陰陽逆順第七

提要：本篇主要論述寸口脈寸、關、尺三部與臟腑經脈的配合關係，進而論述臟腑經脈表裏配合關係及其相合的部位。

《脈法讚》云：肝心出左，脾肺出右，腎與命門，俱出尺部。魂魄穀神，皆見寸口。左主司官[1]，右主司府。左大順男，右大順女。關前一分，人命之主[2]。左爲人迎，右爲氣口。神門[3]決斷，兩在關後。人無二脈，病死不愈。諸經損減，各隨其部。察按陰陽，誰與先後。《千金》云：三陰三陽，誰先誰後。陰病治官，陽病治府。奇邪所舍[4]，如何捕取。審而知者，鍼入病愈。

〔1〕司官　指診察五臟。司，猶察也。《周禮・媒氏》："司男女之無夫家者，而會之。"官，此指五臟。《太素》卷三調陰陽："陰之五官。"楊上善注："五臟，陰之官也。"

〔2〕關前一分，人命之主　關前一分，屬寸脈部位，左寸候心，右寸爲肺。心爲君主之官，藏神而主一身血脈；肺爲相傳之官，藏魄而主一身之氣，心肺爲一身性命之主，故寸脈主候人身生命安危，故謂"人命之主"。

〔3〕神門　指兩尺脈。徐大椿《脈訣啟悟》："神門屬腎，乃診腎脈部分，兩在關後，關復皆屬尺脈。"

〔4〕奇邪所舍　指邪氣留居潛藏之處。奇邪，此泛指一切邪氣。舍，寄宿、留居。

心部在左手關前寸口是也，即手少陰經也，與手太陽爲表裏，以小腸合爲府，合於上焦，名曰神庭，在龜—作鳩。尾下五分。

肝部在左手關上是也，足厥陰經也，與足少陽爲表裏，以膽合爲府，合於中焦，名曰胞門，一作少陽。在大倉左右三寸。

腎部在左手關後尺中是也，足少陰經也，與足太陽爲表裏，以膀胱合爲府，合於下焦，在關元左。

肺部在右手關前寸口是也，手太陰經也，與手陽明爲表裏，以大腸合爲府，合於上焦，名呼吸之府，在雲門。

脾部在右手關上是也，足太陰經也，與足陽明爲表裏，以胃合爲府，合於中焦，脾胃之間，名曰章門，在季脇前[1]一寸半。

腎部在右手關後尺中是也，足少陰經也，與足太陽爲表裏，以膀胱合爲府，合於下焦，在關元右。左屬腎，右爲子戶，名曰三焦。

〔1〕脇前　錢本、周本俱作"肋前"；朱本作"肋下"，可參。

按：寸口脈寸、關、尺三部與臟腑經脈的配屬關係在《難經·十八難》中已有明確論述。王叔和繼承發展了這一理論。後世在此基礎上有不少發展。在此列舉有代表性的數家，列表於後。

本篇所引《脈法讚》，《千金》卷二十八第四有引載，并在"鍼入病愈"句下尚有餘文。此處有些內容較費解。如"左大順男，右大順女"，朱丹溪認爲這裏左右是指醫生之手而言，臨床上醫生之左手對病人之右手，右手對病人左手，故對病者言是男人右脈大、女人左脈大爲順。因其左脈主血，右脈主氣，男以氣成胎，故氣爲之主；女以血爲胎，故血爲之主。這雖不無一定道理，但細究之，終覺牽強。因爲一般言"左右"，應是對病者而言，似無指醫生之理。故這裏從陽左陰右解。然而臨床實際中，男女脈差異主要表現爲女脈較男脈略快而稍濡弱，並未見明顯的男女左右差異之特徵。又如"關前一分,人命之主","關前一分"指何部位,亦有爭議。清·李延昰《脈訣彙辨》云:"關前一分者,寸關尺各得三分,共得九分。今曰關前一分,仍在關上,但在前之一分耳。"此說與臨床實際不甚符合。一般上皆以關前爲寸,關後爲尺,故"關前一分"仍當是指寸部脈而言。

此外,本篇所提及的神庭、胞門、章門等,本爲穴位名,但原文所述的位置卻與現存醫籍所載的穴位位置相去甚遠,可能是原文有訛誤,或是古代對某些部位的特定稱呼。篇末的"三焦"也只是作爲"子戶"的別稱,不同於一般概念。

附表:寸關尺三部配合臟腑對照表

臟腑\醫家		難經	王叔和	李瀕湖	張介賓	醫宗金鑒
寸	左	心 小腸	心 小腸	心 膻中	心 心包絡	心 膻中
	右	肺 大腸	肺 大腸	肺 胸中	肺 膻中	肺 胸中
關	左	肝 膽	肝 膽	肝 膽	肝 膽	肝 膽
	右	脾 胃	脾 胃	脾 胃	脾 胃	脾 胃
尺	左	腎 膀胱	腎 膀胱	腎 膀胱 小腸	腎 膀胱 大腸	腎 膀胱 小腸
	右	心包絡 三焦	腎 膀胱	腎 命門 大腸	腎 命門 三焦 小腸	腎 大腸

辨臟腑病脈陰陽大法第八

提要：本篇討論從脈象上辨別疾病在臟在腑及陰陽寒熱屬性的方法。同時指出肺、腎、肝、心的正常脈象。

脈何以知臟腑之病也？然：數者腑也，遲者臟也。數即有熱，遲即生寒。諸陽爲熱，諸陰爲寒。故[1]別知臟腑之病也。腑者陽，故其脈數；臟者陰，故其脈遲。陽行遲，病則數；陰行疾，病則遲。

脈來浮大者，此爲肺脈也；脈來沉滑如[2]石，腎脈也；脈來如弓弦者，肝脈也；脈來疾去遲，心脈也。脈來當見而不見爲病。病有深淺[3]，但當知如何受邪。

〔1〕故　《難經·九難》此下有"以"字，可參。

〔2〕如　黃本、周本此上有"堅"字，並注云："案，堅字從袁校本，泰定本空一字，居敬本無。"可參。

〔3〕深淺　錢本、周本此二字俱互乙，可參。

按：本篇前一段出自《難經·九難》。數脈主腑病，爲有熱；遲脈主臟病，爲有寒。這是指一般規律而言。徐大椿云："腑病亦有遲脈，臟病亦有數脈。"故不可一概而論，當靈活掌握運用。至於本篇所論及的肺、腎、肝、心的正常脈象，與《內經》、《難經》所述的肺毛、腎石、肝弦、心鉤的脈象相類似，在以下篇章中將有進一步的論述。

辨脈陰陽大法第九

提要：本篇主要論述辨脈陰陽屬性之大法。以陰陽爲綱，分論五臟之常脈和病脈，列舉了脈證相符和脈證不符的多種現象,闡述了二種及三種脈象同時并見的情況及吉凶順逆。

脈有陰陽之法,何謂也?然:呼出心與肺,吸入腎與肝,呼吸之間,脾受穀味[1]也,其脈在中。浮者陽也,沉者陰也,故曰陰陽。

〔1〕受穀味 《難經經釋·四難》:"按:受穀味三字亦屬贅辭。"可參。

心肺俱浮,何以別之?然:浮而大散[1]者,心也;浮而短濇[2]者,肺也。腎肝俱沉,何以別之?然:牢而長者,肝也;按之軟,舉指來實者,腎也。脾者中州,故其脈在中。《千金翼》云:遲緩而長者脾也。是陰陽之脈[3]也。

〔1〕散 《千金翼》卷二十五第二無。

〔2〕濇 《千金翼》卷二十五第二無。

〔3〕脈 朱本及《難經·四難》俱作"法",可參。

脈有陽盛陰虛,陰盛陽虛,何謂也?然:浮之損小,沉之實大,故曰陰盛陽虛;沉之損小,浮之實大,故曰陽盛陰虛。是陰陽虛實之意也。陽脈見寸口,浮而實大,今輕手浮之更損減而小,故言陽虛;重手按之反更實大而沉,故言陰實。

經言:脈有一陰一陽,一陰二陽,一陰三陽;有一陽一陰,一陽二陰,一陽三陰。如此言之[1],寸口有六脈俱動耶?然:經言如此者,非有六脈俱動也,謂浮、沉、長、短、滑、濇也。浮者陽也,滑者陽也,長者陽也;沉者陰也,濇者陰也,短者陰也。所以言一陰一陽者,謂脈來沉而滑也;一陰二陽者,謂脈來沉滑而長也;一陰三陽者,謂脈來浮滑而長,時一沉也。所以言一陽一陰者,謂脈來浮而濇也;一陽二陰者,謂脈來長而沉濇也;一陽三陰者,謂脈來沉濇而短,時一浮也。各以其經所在,名[2]病之逆順也。

〔1〕言之 《難經·四難》此二字互乙，可參。

〔2〕名 通“明”。《釋名·釋言語》：“名，明也，實使分明也。”

凡脈大爲陽，浮爲陽，數爲陽，動爲陽，長爲陽，滑爲陽；沉爲陰，濇爲陰，弱爲陰，弦爲陰，短爲陰，微爲陰，是爲三陰三陽也[1]。陽病見陰脈者，反[2]也，主死；陰病見陽脈者，順也，主生。

〔1〕是爲三陰三陽也 《千金》卷二十八第八無此七字，可參。

〔2〕反 《千金》卷二十八第八作“逆”，可參。

關前爲陽，關後爲陰。陽數[1]則吐血，陰微則下利[2]；陽弦則頭痛，陰弦則腹痛；陽微則發汗，陰微則自下；陽數口生瘡，陰數加微必惡寒而煩撓不得眠也。陰附陽則狂，陽附陰則癲。得陽屬腑，得陰屬臟。無陽則厥，無陰則嘔。陽微則不能呼，陰微則不能吸，呼吸不足，胸中短氣。依此陰陽以察病也。

〔1〕數 《千金》卷二十八第八作“尢”，可參。

〔2〕陰微則下利 《千金》卷二十八第八原校所引《脈經》作“陰濇即下血”，可參。

寸口脈浮大而疾者，名曰陽中之陽，病苦煩滿，身熱，頭痛，腹中熱[1]。

寸口脈沉細者，名曰陽中之陰，病苦悲傷不樂，惡聞人聲，少氣，時汗出，陰氣不通，臂不能舉。

尺脈沉細者，名曰陰中之陰，病苦兩脛酸疼，不能久立，陰氣衰，小便餘瀝，陰下濕癢。

尺脈滑而浮大者，名曰陰中之陽，病苦小腹痛滿，不能溺，溺即陰中痛，大便亦然。

〔1〕熱 朱本此下有“痛”字，可參。

尺脈牢而長，關上無有，此爲陰干[1]陽，其人苦兩脛重,少腹引腰痛。

寸口脈壯大,尺中無有,此爲陽干陰,苦腰背痛,陰中傷,足脛寒。夫風傷陽,寒傷陰。陽病順陰,陰病逆陽。陽病易治,陰病難治。在腸胃之間,以藥和之;若在脛脈之間,鍼灸病已。

〔1〕干 《説文·干部》:"犯也。"

按:本篇在"名病之逆順也"之前的内容出自《難經·四難》。其餘不知所出,《千金》有引載。有關辨脈之陰陽,在《素問·陰陽別論》等篇中已有論及,後在《難經》、《脈經》中有了進一步的充實發展。本篇以浮、沉作爲辨脈陰陽之總綱,以浮、滑、長、大、數、動爲陽,沉、濇、短、微、弱、弦爲陰。因各陰陽之脈可相兼出現,從而有"一陰一陽"、"一陰二陽"、"一陰三陽"和"一陽一陰"、"一陽二陰"、"一陽三陰"之分。這提示我們臨床上要詳細分析各種相兼的脈象,切忌簡單粗率。並指出關前之寸部屬陽,關後之尺部屬陰,因而寸脈與尺脈的診斷意義各不相同。總之,辨脈陰陽之大法,主要是從脈象與部位上來分。脈分陰陽的方法,有提綱挈領、執簡馭繁的作用,方便於掌握應用。後世受此啟發,對脈象的分類方法作了更大的改進。

本篇還指出五臟各有不同的脈象表現。因其是對正常脈象而言,故其所述的大、散、短、濇、牢、長、軟等都是指近似脈象,并非指病脈,應注意加以區別。

平虚實第十

提要:本篇主要論述疾病虛實的辨證方法。指出三虛三實的概念及臨床表現。闡述重實的概念及經絡俱實的辨證。最後概括虛實辨證皆從其物類始的基本規律。

人有三虛三實，何謂也？然：有脈之虛實，有病之虛實，有診[1]之虛實。脈之虛實者，脈來軟者爲虛，牢者爲實。病之虛實者，出者爲虛，入者爲實；言者爲虛，不言者爲實；緩者爲虛，急者爲實。診之虛實者，癢者爲虛，痛者爲實；外痛內快[2]爲外實內虛，內痛外快爲內實外虛。故曰虛實也。

〔1〕診　指症狀。《素問·風論》："願聞其診。"王冰注："診，謂可言之證。"

〔2〕快　舒暢也。《史記·魏公子列傳》："公子行數里，心不快。"

問曰：何謂虛實？ 答曰：邪氣盛則實，精氣奪則虛。何謂重實？ 所謂重實者，言大熱病，氣熱脈滿，是謂重實。

問曰：經絡俱實如何？ 何以治之？ 答曰：經絡皆實是寸脈急而尺緩也，當俱治之。故曰滑則順，濇則逆。夫虛實者，皆從其物類始[1]。五臟骨肉滑利，可以長久。

〔1〕始　始，《甲乙》卷七第一中作"治"；《太素》卷十六虛實脈診作"終始"二字。

按：本篇前一條出自《難經·四十八難》；後二條出《素問·通評虛實論》。"邪氣盛則實，精氣奪則虛"，精辟地概括了虛、實的基本含義，對後世虛實辨證的理論與臨床有深遠的影响。正如張介賓所說："愚按邪氣盛則實，精氣奪則虛二句，爲治病之大綱，其辭似顯，其義甚微，最當詳辨。"臨床中，疾病的虛實表現是很復雜的，除一般情況外，尚有重實、重虛、虛中挾實、實中挾虛等不同表現，必須詳加辨析，才能使之分明。

從橫逆順伏匿脈第十一

提要:本篇主要討論脈互相乘襲的情況。根據五行生克乘侮規律,有從、橫、逆、順之不同。指出陰陽之脈有互相乘襲、隱伏的情況,列舉具體脈象以説明之。

問曰:脈有相乘,有從、仲景從字作縱字。有橫,有逆、有順,何謂也? 師曰:水行乘火,金行乘木,名曰從;火行乘水,木行乘金,名曰橫;水行乘金,火行乘木,名曰逆;金行乘水,木行乘火,名曰順。

經言:脈有伏匿[1]者,伏匿於何臟,而言伏匿也? 然:謂陰陽更相乘、更相伏也。脈居陰部反見陽脈者,爲陽乘陰也,脈雖時沉濇而短,此陽中伏陰也[2];脈居陽部反見陰脈者,爲陰乘陽也,脈雖時浮滑而長,此爲陰中伏陽也。重陰者癲,重陽者狂。脱陽者見鬼,脱陰者目盲。

〔1〕伏匿 隱藏也。《淮南子‧主術訓》:"故人主誠正,則直士任事,而姦人伏匿矣。"

〔2〕也 原脱,據下文例及黄本、《難經‧二十難》補。

按:本篇前一條出自《傷寒論‧平脈法》,後一條出自《難經‧二十難》。脈有陰陽之分,但脈分陰陽并非是絶對的,陽部可見陰脈,陰部可見陽脈,陽脈之中可兼見陰脈,陰脈之中可兼見陽脈。説明陰陽學説在脈診上的應用是靈活的。提示我們臨床切脈診病時,應細心分析脈象的復雜表現,力求深入細致、全面周到,才能正確診斷疾病。

辨災怪恐怖雜脈第十二

提要：本篇首先論述"脈有殘賊"的含義和"脈有災怪"的變異情況。同時説明人因恐怖、羞愧、不飲等因素可引起不同的脈象與外候變化，并舉例介紹了根據病人語言、動作、體位等以協助診斷疾病的方法。最後闡述如何辨別"詐病"，提出處理辦法。

問曰：脈有殘賊，何謂？ 師曰：脈有弦、有緊、有澁、有滑、有浮、有沉，此六脈爲殘賊，能與諸經[1]作病。

問曰：嘗爲人所難，緊脈何所從[2]而來？ 師曰：假令亡汗，若吐，肺中寒，故令緊；假令欬者，坐飲冷水，故令緊；假令下利者，以胃中虛冷，故令緊也。

〔1〕經 《傷寒》卷一第二作"脈"，可參。

〔2〕何所從 《傷寒》卷一第二作"從何"二字，可參。

問曰：翕奄沉[1]名曰滑，何謂？ 師曰：沉爲純陰，翕爲正陽，陰陽和合，故脈滑也。

問曰：脈有災怪，何謂？ 師曰：假令人病，脈得太陽，脈與病形證相應，因爲作湯，比還送湯之時[2]，病者因反大吐若下痢、仲景痢字作利。病腹中痛。因問，言我前來脈時不見此證，今反變異，故是名爲災怪。因問何緣作此吐痢？ 答曰：或有先服藥，今發作，故爲災怪也。

〔1〕翕(xī 吸)奄沉 指脈體來去邊速。翕，《説文·合部》："起也。"此指脈之搏起。奄，遽也。《文選·馬融〈長笛賦〉》："奄忽滅没。"李善注引《方言》："奄，遽也。"沉，没也，此指脈之去。

〔2〕之時 《傷寒》卷一第二作"如食頃"三字，可參。

問曰：人病恐怖，其脈何類？師曰：脈形如循絲，累累然[1]，其面白脫色。

問曰：人媿[2]者，其脈何等[3]類？師曰：其脈自浮而弱，面形[4]乍白乍赤。

問曰：人不飲，其脈何類？師曰：其脈自澀[5]，而唇口乾燥也。

〔1〕累累然　連續不斷貌。《禮記·樂記》：“累累乎端如貫珠。”

〔2〕媿　同“愧”。《漢書·文帝紀十四年》：“朕甚自媿。”

〔3〕等　《傷寒》卷一第二無。據上下文例，此字疑衍。

〔4〕形　《傷寒》卷一第二作“色”，可參。

〔5〕澀　黃本、周本俱作“弦”，可參。

言遲者，風也；搖頭言者，其裏痛也；行遲者，其表彊也；坐而伏者，短氣也；坐而下一膝[1]者，必腰痛；裏實護腹如懷卵[2]者，必心痛。師持脈病人欠者，無病也；脈之因[3]伸者，無病也[4]。一云伸者病也。假令何壁臥，聞師到不驚起，而目眄視[5]，一云反面仰視。若三言三止，脈之咽唾，此爲詐病。假令脈自和，處[6]言此病大重，當須服吐下藥：鍼灸數十百處乃愈[7]。

〔1〕膝　《傷寒》卷一第二作“脚”，可參。

〔2〕卵　《傷寒》卷一第二此下有“物”字，可參。

〔3〕因　《傷寒》卷一第二無。據上句文例，此字疑衍。

〔4〕伸者無病也　錢本伸作“呻”；《傷寒》卷一第二作“呻者病也”四字，可參。

〔5〕眄（miǎn 免）視　斜目以視。《戰國策·燕策》：“馮几據杖，眄視指使，則什己者至。”

〔6〕處　斷決也。《漢書·穀永傳》：“臣愚不能處也。”

〔7〕乃愈　黃本、周本此下有小字注：“案，袁校云：疑有闕文。”可參。

按：本篇出自《傷寒論·平脈法》。弦、緊、濇、滑、浮、沉六種脈象屬於病脈，因其反映人體正氣受到傷殘賊害，故稱爲“殘賊”。所謂“脈有災怪”，是指臨床中出現的一些反常變異情況，其中有些是原先服藥所引起的。提示我們應注意詢問病人服藥治療經過，找出變異發生的原因。本篇還指出，因情志、飲食等改變，可出現不同的脈象和外候；而不同的疾病，病人的語言、體位、動作等也會有相應的變化，據此可以幫助診斷疾病。這些提示我們臨床上要注意病人各方面情況，全面診察，詳細辨析，才能正確診斷疾病。

所謂“詐病”，相當於現代所稱的“僞造病情”。臨床上應注意識別和妥善處理。本篇所述的處理方法，現在已不足取。應當以嚴肅的態度對這些人做認真細致的教育工作，以達到治病治人的目的。

遲疾短長雜脈法第十三

提要：本篇首先論述實邪、虛邪、賊邪、微邪、正邪的概念，從而説明五邪傳變的基本規律，進而分論多種脈象的診斷意義，説明根據不同脈象可以幫助分析判斷疾病在臟在腑、屬寒屬熱、血氣虛實、病程久暫、預後良惡及所主病證等。

黃帝問曰：余聞胃氣、手少陽三焦、四時五行脈法。夫人[1]言脈有三陰三陽，知病存亡，脈外以知內，尺寸大小，願聞之。岐伯曰：寸口之中，外別浮沉，前後左右，虛實死生之要，皆見寸口之中。脈從前來者爲實邪，從後來者爲虛邪，從所不勝來者爲賊邪，從所勝來者爲微邪，自病—作得。者爲正邪。外結者病癰腫，內結者病疝瘕也。間來而急者，病正在心，癥氣也。脈來疾者,爲風也;脈來滑者,爲病食也;脈來滑躁者,病有熱也;脈來濇者,爲病寒濕也。脈逆順之道,不與衆謀。

〔1〕人　黃本、周本作"子",可參。

師曰:夫呼吸[1]者,脈之頭[2]也。初持脈[3]來疾去遲,此爲出疾入遲,爲内虛外實;初持脈來遲去疾,此爲出遲入疾,爲内實外虛也。

〔1〕吸　原脱,據《傷寒》卷一第二補。

〔2〕呼吸者脈之頭　言脈氣隨呼吸而行,根據呼吸可以計脈息之遲疾,即呼吸爲脈之頭緒。成無己《注解傷寒論》卷一第二注:"《難經》曰:一呼脈行三寸,一吸脈行三寸。以脈隨呼吸而行,故言脈之頭也。"

〔3〕脈　原作"之",《傷寒》卷一第二作"脈",本篇下文亦作"初持脈",據改。

脈數則在腑,遲則在臟。脈長而弦病在肝,扁鵲云:病出於肝。脈小血少病在心,扁鵲云:脈大而洪病出於心。脈下堅上虛病在脾胃,扁鵲云:病出於脾胃。脈滑一作濇。而微浮病在肺,扁鵲云:病出於肺。脈大而堅病在腎。扁鵲云:小而緊。脈滑者多血少氣,脈濇者少血多氣,脈大者血氣俱多。又云:脈來大而堅者血氣俱實,脈小者血氣俱少。又云:脈來細而微者血氣俱虛。沉細滑疾者熱,遲緊爲寒。又云:洪數滑疾爲熱,濇遲沉細爲寒[1]。脈盛滑緊者病在外熱,脈小實而緊者病在内冷。脈小弱而濇者[2]謂之久病,脈滑浮而疾者謂之新病。脈浮滑,其人外熱,風走刺[3],有飲,難治。脈沉而緊,上焦有熱,下寒,得冷即便下。脈沉而細,下焦有寒,小便數,時苦絞痛,下利重。脈浮緊且滑直者,外熱内冷,不得大小便。

〔1〕又云洪數滑疾爲熱,濇遲沉細爲寒　黃本、周本此下注云:"案:些十四字泰定本作正文。"依上文例,此說似是。

〔2〕者　原脫,據廣本、周本及上下文例補。

〔3〕風走刺　指風邪遊走於體表,皮膚刺痛的病證。

脈洪大緊急,病速進在外,苦頭發熱、癰腫;脈細小緊急,病速進在中,寒爲疝瘕、積聚,腹中刺痛。脈沉重[1]而直前絕者,病血在腸間;脈沉重而中散者,因寒食成癥[2]。脈直前而中散絕者,病消渴;一云病浸淫痛[3]。脈沉重,前不至寸口,徘徊絕者,病在肌肉,遁尸[4]。脈左轉而沉重者,氣癥陽[5]在胸中,脈右轉出不至寸口者,內有肉癥。脈累累如貫珠,不前至,有風寒在大腸,伏留不去;脈累累中止不至,寸口軟者,結熱在小腸膜中,伏留不去。脈直前左右彈者,病在血脈中,肧血[6]也;脈後而左右彈者,病在筋骨中也。脈前大後小,即頭痛目眩;脈前小後大,即胸滿短氣。上部有脈,下部無脈,其人當吐,不吐者死;上部無脈,下部有脈,雖困無所苦。

〔1〕重　猶甚也。《戰國策》:"今當摯能而公重不相善也。"

〔2〕癥　錢本、周本作"瘕",可參。

〔3〕痛　《千金》卷二十八第五作"瘡",義長。

〔4〕遁尸　《病源·遁尸候》:"遁尸者,言其停遁在人肌肉血脈之間,若卒有犯觸,即發動。亦令人心腹脹滿刺痛,氣息喘急,傍攻兩脇,上衝心胸,瘥後復發,停遁不消,故謂之遁尸也。

〔5〕癥陽　《千金》卷二十八第五作"微傷",可參。

〔6〕肧(pēi 胚)血　凝結之死血。肧,通"衃"。《素問·五臟生成》:"赤如衃血者死。"王冰注:"衃血,謂敗惡凝聚之血,色赤黑也。"

夫脈者,血之府也,長則氣治[1],短則氣病,數則煩心,大則病進,上盛則氣高,下盛則氣脹,代則氣衰,細則氣少,《太素》細作滑。濇則心痛。渾渾革革[2],至如湧泉,病進而危[3];弊弊綽綽[4],其去如弦絶者,死。短而急者病在上,長而緩者病在下;沉而弦急者病在內,浮而洪大者病在外;脈實者病在內,脈虚者病在外。在上爲表,在下爲裏;浮爲在表,沉爲在裏。

〔1〕治　安也。《易經·繫辭下》:"黄帝堯舜垂衣裳而天下治。"

〔2〕渾渾(gǔn gǔn 滾滾)革革(jí jí 急急)　盛大急速貌。渾,通"滾"。《集韻》卷五混:"滾,大水流貌,或作渾。"渾渾,盛大貌。革,《集韻》卷十職:"急也。"革革,急速貌。

〔3〕危　《素問·脈要精微論》作"色弊"二字,可參。

〔4〕弊弊綽綽(chuò chuò 輟輟)　《素問·脈要精微論》作"緜緜"二字,可參。弊,通"蔽"。弊弊,隱蔽貌。綽綽,緩慢貌。《爾雅·釋訓》:"綽綽、爰爰,緩也。"總言沉隱而緩慢。

按:本篇部分內容出自《素問·脈要精微論》、《難經·五十難》及《傷寒論·平脈法》。其中"五邪"是根據五行生克乘侮規律得出的概念,揭示了疾病傳變的基本規律。此外,本篇有些地方的解釋應結合當時的歷史背景,如"上盛則氣高,下盛則氣脹"是出自《內經》的,因此這裏的"上""下"就不能從寸關尺解,正如丹波元簡《素問識》所説:"諸家以上下爲寸尺義,而《內經》有寸口之稱,無分三部而爲寸關尺之説。乃以《難經》以降之見讀斯經,并不可從。此言上下者,指上部下部之諸脈,詳見《三部九候論》。"至於"下堅上虚"、"上部有脈,下部無脈"則不見於《內經》,可能出自後世,故這裏的"上"、"下"可從關尺解。

平人得病所起脈第十四

提要:本篇用五行學説把五臟之脈與得病季節,五臟疾病與五季、五方、五畜等聯繫起來討論。同時闡述得到王脈、相脈、胎脈、囚脈、休脈、死脈的原因。最後指出夏月得病與飲食中毒的脈象表現。

何以知春得病？無肝脈也。無心脈，夏得病；無肺脈，秋得病；無腎脈，冬得病；無脾脈，四季之月[1]得病。

假令肝病者[2]，西行，若食雞肉得之，當以秋時發，得病以庚辛日也。家有腥[3]死，女子見之以明要[4]爲災。不者，若感金銀物得之。

假令脾病，東行，若食雉[5]兔肉及諸木果實得之。不者，當以春時發，得病以甲乙日也。

假令心病，北行，若食豚、魚得之。不者，當以冬時發，得病以壬癸日也。

假令肺病，南行，若食馬肉及麈鹿肉得之。不者，當以夏時發，得病以丙丁日也。

假令腎病，中央，若食牛肉及諸土中物得之。不者，當以長夏時發，得病以戊己日也。

[1] 四季之月　此指四時的最後一個月份，即三月、六月、九月、十二月，屬於脾土主治之時。《國語·晉語》：“雖當三季之王。”注：“季，末也。”

[2] 者　《千金》卷十一第一無。據下文例，此字疑衍。

[3] 腥　《千金》卷十一第一此上有“血”字，可參。

[4] 明要　錢本、周本俱有小字注云：“袁校本云：明要二字疑誤。”依文義此二字疑衍。

[5] 雉（zhì 制）　《玉篇·佳部》：“野雞也。”

假令得王脈，當於縣官家得之。

假令得相脈，當於嫁娶家得之，或相慶賀家得之。

假令得胎脈，當於産乳家得之。

假令得囚脈，當於囚徒家得之。

假令得休脈，其人素有宿疾，不治自愈。

假令得死脈，當於死喪家感傷得之。

何以知人露卧得病？陽中有陰也。

何以知人夏月得病？諸陽入陰也。

何以知人食飲中毒？浮之無陽，微細之不可知也，但有陰脈。來疾去疾，此相爲水氣之毒也；脈遲者，食乾物得之。

按：本篇不知所出，《千金要方》有引載。對本篇理論應重在領會其精神，説明發病與時令季節、地方環境、飲食因素等有密切關係。而不可拘執條文。文中所述的王脈、相脈、胎脈、囚脈、休脈，頗爲抽象費解，所述其産生之原因，亦嫌流於機械和神秘。其精神是説明某種環境氣氛感應下，可能産生某種脈象，應注意加以分析辨别。

診病將差難已脈第十五

提要：本篇主要論述脈診在辨别疾病預後轉歸方面的意義。

問曰：假令病人欲差，脈而知愈[1]，何以别之？師曰：寸關尺大小遲疾浮沉同等，雖有寒熱不解者，此脈陰陽爲平復，當自愈。人病，其寸口之脈與人迎之脈小大及浮沉等者，病難已。

〔1〕假令病人欲差，脈而知愈　《傷寒》卷一第一作"病脈欲知愈未愈者"八字，可參。

按：本篇出自《靈樞·論疾診尺》及《傷寒論·辨脈法》。

25

寸口部的寸、關、尺三部脈應當表現爲均匀一致,表明陰陽氣血平調,正氣恢復,故目前雖有寒熱不解,也會隨着正氣恢復、餘邪祛除而痊癒。而寸口脈與人迎脈,由於它們候陰候陽、候表候裏之不同,因而正常情況下其脈象表現就應有一定差異,反之,則表明陰陽之氣混亂不清,其病難愈。故臨床上應當把寸口脈與人迎脈結合起來,互相參照分析。

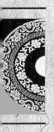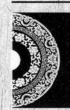

脈經卷第二

朝散大夫守光禄卿直秘閣判登聞檢院上護軍臣林億等類次

平三關陰陽二十四氣脈第一

提要：本篇主要討論兩手寸、關、尺六部脈陰陽虛實的脈象及其主病。六部脈中，分別有陽絕、陽實、陰絕、陰實四種脈象，合之共有二十四種脈象表現，分候各臟腑經脈的不同病變，并提出針刺治療的法則。

左手關前寸口陽絕[1]者，無小陽脈也。苦臍痹，小腹中有疝[2]瘕，王月[3]王字一本作五。即冷上搶心。刺手心主經，治陰[4]。心主在掌後橫理中[5]。即太陵穴也。

左手關前寸口陽實[6]者，小腸實也。苦心下急痹[7]，一作急痛。小腸有[8]熱，小便赤黃。刺手太陽經，治陽[9]。一作手少陽者非。太陽在手小指外側本節陷中。即後谿穴也。

左手關前寸口陰絕[10]者，無心脈也。苦心下毒[11]痛，掌中熱，時時善嘔，口中傷爛。刺手太陽經，治陽。

左手關前寸口陰實[12]者，心實也。苦心下有水氣，憂恚發之。刺手心主經，治陰。

〔1〕陽絕　此指脈浮取虛弱無力。陽，指浮取之脈；絕，極度貧乏，

27

此指脈之虛弱。下文"陽絶"同此。

〔2〕疝　黃本、周本等俱作"癥",可參。

〔3〕王月　此指夏令三月。據本書卷三述,肝膽王春三月,心小腸王夏三月,肺大腸王秋三月,腎膀胱王冬三月,脾胃王季夏六月。此處論小腸病,故此處之"王月"是指夏令三個月份。王,通"旺"。

〔4〕治陰　此指針刺取陰經的穴位。下文"治陰"同此。

〔5〕橫理中　《千金》卷十四第一作"橫文中入一分",可參。

〔6〕陽實　指脈浮取堅實有力。下文"陽實"同此。

〔7〕痺　《千金》卷十四第一此上有"熱"字,可參。

〔8〕有　《千金》卷十四第一作"内",可參。

〔9〕治陽　此指針刺取陽經的穴位。下文"治陽"同此。

〔10〕陰絶　此指脈沉取虛弱無力。陰,指沉取之脈;絶,極度貧乏,此指脈之虛弱。下文"陰絶"同此。

〔11〕毒　劇烈也。《國語·吳語》:"(闔廬)與楚昭王毒逐於中原柏舉。"

〔12〕陰實　指脈沉取堅實有力。下文"陰實"同此。

左手關上陽絶者,無膽脈也。苦膝疼,口中苦,眛[1]目,善畏如見鬼狀,多驚,少力。刺足厥陰經,治陰。在足大指間,即行間穴也。或刺三毛中。

左手關上陽實者,膽實也。苦腹中實不安,身軀習習[2]也。刺足少陽經,治陽。在足上第二指本節後一寸。第二指當云小指次指,即臨泣穴也。

左手關上陰絶者,無肝脈也。苦癃[3],遺溺,難言,脇下有邪氣,善吐。刺足少陽經,治陽。

左手關上陰實者,肝實也。苦肉中痛,動善轉筋。刺足厥陰經,治陰。

〔1〕眛(mò 末)　《説文·目部》:"目不明也。"

〔2〕習習　躁動不安貌。左思《咏史》:"習習籠中鳥,舉翮觸四隅。"

〔3〕瘲 《集韻》："同瘲。"

左手關後尺中陽絶者，無膀胱脈也。苦[1]逆冷，婦人月使不調，王月則閉，男子失精，尿有餘瀝。刺足少陰經，治陰。在足內踝下動脈。即太谿穴也。

左手關後尺中陽實者，膀胱實也。苦逆冷，脇下有邪氣相引痛。刺足太陽經，治陽。在足小指外側本節後陷中。即束骨穴也。

左手關後尺中陰絶者，無腎脈也。苦足下熱，兩髀[2]裏急，精氣竭少，勞倦所致。刺足太陽經，治陽。

左手關後尺中陰實者，腎實也。苦恍惚，健忘，目視䀮䀮[3]，耳聾悵悵[4]，善鳴。刺足少陰經，治陰。

〔1〕苦 《千金》卷二十第一此上有"病"字，可參。

〔2〕髀(bì 閉) 《説文·骨部》："股也。"即大腿部。

〔3〕䀮䀮(huāng huāng 荒荒) 目昏蒙貌。《靈樞·經脈》；目䀮䀮如無所見。"

〔4〕悵悵 通"倀倀"，無所見貌。《禮記·仲尼燕居》："治國而無禮，猶瞽之無相與，倀倀乎何之。"釋文："倀倀，無見貌。"此指無所聞見之狀。

右手關前寸口陽絶者，無大腸脈也。苦少氣，心下有水氣，立秋節即欬。刺手太陰經，治陰。在魚際間。即太淵穴也。

右手關前寸口陽實者，大腸實也。苦腸中切痛，如錐[1]刀所刺，無休息時。刺手陽明經，治陽。在手腕中。即陽谿穴也。

右手關前寸口陰絶者，無肺脈也。苦短氣，欬逆，喉中塞，噫逆。刺手陽明經，治陽。

右手關前寸口陰實者，肺實也。苦少氣，胸中滿彭彭[2]，與肩相引。刺手太陰經，治陰。

〔1〕錐　《千金》卷十八第一作“針”，可參。

〔2〕彭彭　滿盛貌。《廣雅·釋訓》：“彭彭，盛也。”

右手關上陽絕者，無胃脈也。苦吞酸，頭痛，胃中有冷。刺足太陰經，治陰。在足大指本節後一寸。即公孫穴也。

右手關上陽實者，胃實也。苦腸中伏伏[1]，一作愊愊。不思食物，得食不能消。刺足陽明經，治陽。在足上動脈。即衝陽穴也。

右手關上陰絕者，無脾脈也。苦少氣，下利，腹滿，身重，四肢不欲動，善嘔。刺足陽明經，治陽。

右手關上陰實者，脾實也，苦腸中伏伏如堅狀，大便難。刺足太陰經，治陰。

〔1〕伏伏　藏積貌。伏，藏也。《國語·晉語》：“物莫伏於蠱。”

右手關後尺中陽絕者，無子户脈也。苦足逆寒，絕產，帶下，無子，陰中寒。刺足少陰經，治陰。

右手關後尺中陽實者，膀胱實也。苦少腹滿，引[1]腰痛。刺足太陽經，治陽。

右手關後尺中陰絕者，無腎脈也。苦足逆冷，上搶胸痛，夢入水見鬼，善厭[2]寐，黑色物來掩[3]人上。刺足太陽經，治陽。

右手關後尺中陰實者，腎實也。苦骨疼，腰脊痛，內寒熱。刺足少陰經，治陰。

右脈二十四氣事

〔1〕引　《千金》卷二十第一無，可參。

〔2〕厭　《千金》卷十九第一作“魘”。厭，《廣韻》卷五葉：“惡夢。”

〔3〕掩　乘其不備而襲之。《禮記·曲禮》：“大夫不掩羣。”疏：“禽

獸群聚則多不可掩取之。"

按:本篇不知所出,《千金要方》有引載。本書卷第二、第九引《難經·四難》云:"浮者陽也,沉者陰也,故曰陰陽。"確立浮沉爲辨脈陰陽之總綱,故本篇以陰、陽來代表浮、沉脈。脈浮主表,六腑與諸陽經屬表,故浮脈主候腑;脈沉主裏,五臟與諸陰經屬裏,故沉脈主候臟。無論浮取、沉取,皆有"絕"、"實"不同表現。其中絕是指脈來搏動乏力,應指不足,并非是脈絕不至,主正氣虛衰。所謂"無××脈也"是指該臟腑之氣虛衰而言。實是指脈來堅實有力,主相應臟腑之實證。對各臟腑之虛實病變,提出針刺治療法則,其一般規律是:凡屬實證,都取病變臟腑本身的經脈;凡屬虛證,都取與病變臟腑互爲表裏的經脈進行針治。這是因爲一般實證較單純,邪壅於該經,即可直接取該經腧穴瀉去其邪;而虛證較復雜,必須遵循《內經》"陽病治陰,陰病治陽"、"從陰引陽,從陽引陰"的原則,取其互爲表裏的經脈以調之,移氣於不足之處,庶可望正氣恢復。

至於子戶,一般是指婦人前陰,或爲氣穴名,但據本篇上下文義,這裏的"子戶"當是指臟腑而言,由於關元之左屬腎,右爲子戶,據《難經》左腎右命門之説,子戶又當屬命門,故在此作爲命門的代稱。大抵右尺候命門,命門藏腎之真火,右尺脈陽絕,主命門火衰,因而出現足逆寒、陰中寒、絕產、無子等一系列腎陽虛衰的病證。

平人迎神門氣口前後脈第二

提要:本篇以脈爲綱,分條列述各臟腑的虛實病變及其證候表現。

心實

左手寸口人迎以前脈陰實者,手厥陰[1]經也。病苦閉,大便不利,腹滿,四肢重,身熱,苦胃脹。刺三里。

心虛

左手寸口人迎以前脈陰虛者,手厥陰[2]經也。病苦悸恐不樂,心腹痛,難以言,心如寒,壯恍惚。

〔1〕、〔2〕手厥陰 《千金》卷十三第二作"手少陰",可參。

小腸實

左手寸口人迎以前脈陽實者,手太陽經也。病苦身熱,熱來去[1],汗出[2]一作汗不出。而煩,心中滿[3],身重,口中生瘡。

小腸虛

左手寸口人迎以前脈陽虛者,手太陽經也。病苦顱際偏頭痛,耳頰痛。

〔1〕熱來去 《千金》卷十四第二無"熱"字,連上讀,義勝。此熱字疑涉上文而衍。

〔2〕汗出 《千金》卷十四第二作"汗不出"三字,可參。

〔3〕而煩,心中滿 《千金》卷十四第二作"心中煩滿"四字,可參。

心小腸俱實

左手寸口人迎以前脈陰陽俱實者,手少陰與太陽經俱實也。病苦頭痛,身熱,大便難,心腹煩滿,不得臥,以胃氣不轉,水穀實也。

心小腸俱虛

左手寸口人迎以前脈陰陽俱虛者,手少陰與太陽經俱虛也。病苦洞泄,苦寒,少氣,四肢寒[1],腸澼。

[1] 寒 《千金》卷十三第二作"厥",可參。

肝實

左手關上脈陰實者,足厥陰經也。病苦心下堅滿,常兩脇痛,自[1]忿忿如怒狀。

肝虛

左手關上脈陰虛者,足厥陰經也。病苦脇下堅,寒熱,腹滿,不欲飲食,腹脹,悒悒[2]不樂,婦人月經不利,腰腹痛。

[1] 自 《千金》卷十一第二作"息",可參。

[2] 悒悒(yì yì 易易) 憂悶不歡貌。《大戴禮記‧曾子制言中》:"君子悒悒於貧,無勿勿於賤。"

膽實

左手關上脈陽實者,足少陽經也。病苦腹中氣滿,飲食不下,咽乾,頭重痛,洒洒惡寒,脇痛。

膽虛

左手關上脈陽虛者,足少陽經也,病苦眩、厥、痿,足指不能搖,躄[1]坐不能起,僵仆,目黃,失精𥆧𥆧。

〔1〕躄（bì 壁） 足痿弱不能行走。《玉篇·足部》："躄，不能行也。"

肝膽俱實

左手關上脈陰陽俱實者，足厥陰與少陽經俱實也。病苦胃脹，嘔逆，食不消。

肝膽俱虛

左手關上脈陰陽俱虛者，足厥陰與少陽經俱虛也。病苦恍惚，尸厥[1]不知人，妄見，少氣，不能言，時時自驚。

〔1〕尸厥 突然昏倒，不省人事，狀如昏死的病證。

腎實

左手尺中神門以後脈陰實者，足少陰經也。病苦膀胱脹閉，少腹與腰脊相引痛。

左手尺中神門以後脈陰實者，足少陰經也。病苦舌燥，咽腫，心煩，嗌[1]乾，胸脅時痛，喘欬，汗出，小腹脹滿，腰背彊急，體重骨熱，小便赤黃，好怒好忘，足下熱疼，四肢黑，耳聾。

腎虛

左手尺中神門以後脈陰虛者，足少陰經也。病苦心中悶，下重[2]，足腫不可以按地。

〔1〕嗌 《説文·口部》："咽也。"

〔2〕下重 此指兩足沉重。《素問·厥論》："陽氣衰於下，則爲寒

厥。"王冰注："下,謂足也。"

膀胱實

左手尺中神門以後脈陽實者,足太陽經也。病苦逆滿,腰中痛,不可俛[1]仰,勞也。

膀胱虛

左手尺中神門以後脈陽虛者,足太陽經也。病苦脚中筋急,腹中痛,引腰背,不可屈伸,轉筋,惡風,偏枯,腰痛,外踝後痛。

〔1〕俛　同"俯"。《漢書·東方朔傳》："鶴俛啄也。"注："俛,即俯字。"

腎膀胱俱實

左手尺中神門以後脈陰陽俱實者,足少陰與太陽經俱實也。病苦脊彊反折,戴眼[1],氣上搶心,脊痛,不能自反側。

腎膀胱俱虛

左手尺中神門以後脈陰陽俱虛者,足少陰與太陽經俱虛也。病苦小便利,心痛,背寒,時時少腹滿。

〔1〕戴眼　雙目上視,不能轉動。《素問·診要經終論》："太陽之脈,其終也,戴眼、反折、瘛瘲。"王冰注："戴眼,謂睛不轉而仰視也。"

肺實

右手寸口氣口以前脈陰實者,手太陰經也。病苦肺脹,汗出若露,上氣喘逆,咽中塞,如欲嘔狀。

肺虛

右手寸口氣口以前脈陰虛者,手太陰經也。病苦少氣不足以息,嗌乾,不朝津液。

大腸實

右手寸口氣口以前脈陽實者,手陽明經也。病苦腹滿,善喘欬,面赤身熱,喉咽—本作咽喉。中如核狀。

大腸虛

右手寸口氣口以前脈陽虛者,手陽明經也。病苦胸中喘,腸鳴,虛渴,脣口乾,目急,善驚,泄白。

肺大腸俱實

右手寸口氣口以前脈陰陽俱實者,手太陰與陽明經俱實也。病苦頭痛,目眩,驚狂,喉痺痛,手臂捲,脣吻不收[1]。

肺大腸俱虛

右手寸口氣口以前脈陰陽俱虛者,手太陰與陽明經俱虛也。病苦耳鳴嘈嘈,時妄見光明,情中不樂,或如恐怖。

〔1〕脣吻不收　口脣松弛,不能歛合。吻,嘴脣也。《說文·口部》:"吻,口邊也。"

脾實

右手關上脈陰實者，足手太陰經也。病苦足寒脛熱，腹脹滿，煩擾不得臥。

脾虛

右手關上脈陰虛者，足太陰經也。病苦泄注，腹滿，氣逆，霍亂嘔吐，黃疸，心煩不得臥，腸鳴。

胃實

右手關上脈陽實者，足陽明經也。病苦腹中堅痛而熱，《千金》作病苦頭痛。汗不出，如溫瘧[1]，唇口乾，善噦，乳癰，缺盆腋下腫痛。

胃虛

右手關上脈陽虛者，足陽明經也。病苦脛寒，不得臥，惡寒洒洒，目急，腹中痛，虛鳴，《外臺》作耳虛鳴。時寒時熱，唇口乾，面目浮腫。

〔1〕汗不出如溫瘧　黃本、周本此下有小字注："案，六字居敬本亦旁注。"可參。

脾胃俱實

右手關上脈陰陽俱實者，足太陰與陽明經俱實也。病苦脾脹腹堅，搶[1]脅下痛，胃氣不轉，大便難，時反泄利，腹中痛，上衝肺肝，動五臟，立[2]喘鳴，多驚，身熱，汗不出，喉痺，精少。

脾胃俱虛

右手關上脈陰陽俱虛者，足太陰與陽明經俱虛也。病苦胃中如空狀，少氣不足以息，四逆寒，泄注不已。

〔1〕搶　黃本、周本等俱作"痛"，連上讀，可參。

〔2〕立　黃本、周本等俱作"並"，可參。

腎實

右手尺中神門以後脈陰實者，足少陰經也。痛苦痺，身熱，心痛，脊脅相引痛，足逆熱煩。

腎虛

右手尺中神門以後脈陰虛者，足少陰經也。病苦足脛小弱，惡風寒，脈代絕，時不至，足寒，上重下輕，行不可以按地，少腹脹滿，上搶胸脅，痛引肋[1]下。

〔1〕肋　周本及《千金》卷十九第二俱作"脅"，可參。

膀胱實

右手尺中神門以後脈陽實者，足太陽經也。病苦轉胞，不得小便，頭眩痛，煩滿，脊背彊。

膀胱虛

右手尺中神門以後脈陽虛者，足太陽經也。病苦肌肉振動，腳中筋急，耳聾忽忽不聞，惡風，颼颼作聲。

腎膀胱俱實

右手尺中神門以後脈陰陽俱實者，足少陰與太陽經俱實也。病苦癲疾,頭重,與目相引痛厥,欲起走,反眼[1],大風[2],多汗。

腎膀胱俱虛

右手尺中神門以後脈陰陽俱虛者,足少陰與太陽經俱虛也。病苦心痛,若下重不自收,篡反出[3],時時苦洞泄,寒中泄,腎心俱痛。

一説云:腎有左右,而膀胱無二,今用當以左腎合膀胱,右腎合三焦[4]。

〔1〕反眼　眼睛上翻,爲凶險之候。反,翻也。《漢書·張安世傳》:"反水漿。"集注:"反,讀曰翻。"

〔2〕大風　《素問·長刺節論》:"骨節重,須眉墮,名曰大風。"

〔3〕篡(cuàn 竄)反出　指肛門重墜,以致會陰部有翻出感。篡,同"纂",此指會陰部。《素問·骨空論》:"其絡循陰器合篡間,繞篡後。"《甲乙》卷二第二、《太素》卷十一骨空"篡"均作"纂"。丹波元簡《素問識》注云:"按,李時珍《八脈考》釋音:篡,初患切,陰下縫間也。蓋篡,當作纂,《甲乙》爲是。《説文》:纂,似組而赤。蓋兩陰之間,有一道縫處,其狀如纂相組,故謂之纂。

〔4〕一説云至右腎合三焦　錢本、周本等此二十六字俱作小字注。

按:本篇不知所出,《千金要方》有引載。本篇亦以浮取之脈爲陽,候腑之病變;沉取之脈爲陰,候臟之病變。關於臟腑虛實辨證,《內經》、《難經》等均有不少論述,但較零碎散在。本篇首次較爲全面系統地論述各臟腑及臟腑相合的虛實辨證,無疑是一大發展和進步,對後世臟腑辨證學説的創立與發展有不少啟發。

平三關病候并治宜第三

提要:本篇主要論述寸、關、尺三部各種脈象所主的病候,及其所宜的治則、治法。

寸口脈浮，中風，發熱，頭痛。宜服桂枝湯、葛根湯，針風池、風府，向火灸[1]身，摩治風膏，覆令汗出。

寸口脈緊，苦頭痛，骨肉疼，是傷寒。宜服麻黃湯發汗，針眉衝、顳顬[2]，摩治傷寒膏。

寸口脈微，苦寒，爲衂。宜服五味子湯，摩[3]茱萸膏，令汗出。

〔1〕灸　錢本、朱本俱作“炙”，可參。

〔2〕顳顬(niè rú 聶如)　腦空穴之別名，位於風池穴上一寸半，屬足少陽經。

〔3〕摩　《千金》卷二十八第六作“麻黃”二字，可參。

寸口脈數，即爲吐，以有熱在胃管[1]，熏胸中。宜服藥吐之，及針胃管，服除熱湯。若是傷寒七八日至十日，熱在中，煩滿渴者，宜服知母湯。

寸口脈緩，皮膚不仁，風寒在肌肉。宜服防風湯，以藥薄熨之，摩以風膏，灸諸治風穴。

寸口脈滑，陽實，胸中壅滿，吐逆。宜服前胡湯，針太陽、巨闕，瀉之。

〔1〕管　通“脘”。《靈樞·上膈》：“蟲寒則積聚，守於下管。”

寸口脈弦，心下愊愊[1]，微頭痛，心下有水氣。宜服甘遂圓[2]，針期門，瀉之。

寸口脈弱，陽氣虛，自汗出而短氣。宜服茯苓湯、內補散，適飲食消息[3]，勿極勞。針胃管，補之。

寸口脈濇，是胃氣不足。宜服乾地黃湯，自養，調和飲食，針三里，補之。三里一作胃管。

〔1〕愊愊(bì bì 璧璧)　滿貌。《方言·六》：“腹滿曰愊。”錢繹箋疏：“畐與愊通。又云：䐛，飽也。稫稄，稷滿貌，義亦與愊同也。”

〔2〕圓　錢本、周本及《千金》卷二十八第六俱作"丸",下同。《經籍訪古志》卷七醫家類脈書云:"然丸字一用圓字,則其爲南渡以後物,益可徵焉。"注云:"丸字避欽宗諱,見《百一選方》。"

〔3〕消息　增減。《金匱·瘧病脈證并治》:"弦數者,風發也。以飲食消息止之。"

寸口脈芤,吐血;微芤者,衄血。空虛,去血故也。宜服竹皮湯、黃土[1]湯,灸膻中。

寸口脈伏,胸中逆氣,噎塞不通,是胃中冷氣上衝心胸。宜服前胡湯、大三建圓,針巨闕、上管,灸膻中。

寸口脈沉,胸中引脇痛,胸中有水氣。宜服澤漆湯,針巨闕,瀉之。

〔1〕土　黃本、周本俱作"耆",可參。

寸口脈濡,陽氣弱,自汗出,是虛損病。宜服乾地黃湯、薯蕷圓、内補散、牡蠣散,并粉[1],針大衝,補之。

寸口脈遲,上焦有寒,心痛,咽酸,吐酸水。宜服附子湯、生薑湯、茱萸圓,調和飲食以暖之。

寸口脈實,即生熱在脾肺,嘔逆氣塞;虛,即生寒在脾胃,食不消化。有熱,即宜服竹葉湯、葛根湯;有寒,宜服茱萸圓、生薑湯。

〔1〕粉　以藥粉撲治。

寸口脈細,發熱,嘔[1]吐。宜服黃芩龍膽湯。吐不止,宜服橘皮桔梗湯,灸中府。

寸口脈洪大,胸脇滿。宜服生薑湯、白薇圓,亦可紫菀湯下之,針上管、期門、章門。

右上部寸口十七條。

〔1〕嘔　原作"吸",於義不合,據錢本、黃本改,與《千金》卷二十八第六相合。

關脈浮，腹滿不欲食。浮爲虛滿，宜服平胃圓、茯苓湯、生薑前胡湯，針胃管，先瀉後補之。

關脈緊，心下苦滿急痛。脈緊者爲實，宜服茱萸當歸湯，又大黃湯，兩治之，良[1]。針巨闕[2]、下管，瀉之。《千金》云：服茱萸當歸湯，又加大黃二兩，佳。

關脈微，胃中冷，心下拘急。宜服附子湯、生薑湯、附子圓，針巨闕，補之。

〔1〕又大黃湯兩治之良 《千金》卷二十八第六作"又加大黃二兩佳"七字，此下原校注引《脈經》文"良"作"佳"，可參。

〔2〕闕 原作"關"，無"巨關"穴名，當爲"闕"字之誤，據廣本、錢本及上下文改。

關脈數，胃中有客熱。宜服知母圓[1]、除熱湯，針巨闕、上管，瀉之。

關脈緩，其人不欲食，此胃氣不調，脾氣不足。宜服平胃圓、補脾[2]湯，針章門，補之。

關脈滑，胃中有熱。滑爲熱實，以氣滿故不欲食，食即吐逆。宜服紫菀湯下之，大平胃圓[3]，針胃管，瀉之。《千金》云：宜服朴消麻黃湯、平胃圓。

〔1〕圓 《千金》卷二十八第六作"湯"，可參。

〔2〕脾 錢本、黃本等俱作"肺"，可參。

〔3〕紫菀湯下之，大平胃圓 《千金》卷二十八第六作"朴消麻黃湯、平胃丸"八字，此下并有校注云："一作宜服紫菀湯、人參大平胃丸。"可參。

關脈弦，胃中有寒，心下厥逆，此以胃氣虛故爾。宜服茱萸湯，溫調飲食，針胃管，補之。

關脈弱，胃氣虛，胃中有客熱。脈弱爲虛熱作病。其說云：有熱不可大攻之，熱去則寒起。正宜服竹葉湯，針胃管,補之。

關脈濇,血氣逆冷。脈濇爲血虛,以中焦有微熱。宜服乾地黃湯、内[1]補散,針足太衝上補之。

〔1〕内 《千金》卷二十八第六作"四",可參。

關脈芤,大便去血數斗[1]者,以膈俞傷故也。宜服生地黃并生竹皮湯,灸膈俞。若重下去血者,針關元;甚者,宜服龍骨圓,必愈。

關脈伏,中焦有水氣,溏泄。宜服水銀圓,針關元,利小便,溏泄便止。

關脈沉,心下有冷氣,苦滿吞酸。宜服白薇[2]茯苓圓,附子湯,針胃管,補之。

〔1〕斗 錢本、周本等俱作"升",可參。

〔2〕白薇 《千金》卷二十八第六此下有"丸"字,可參。

關脈濡,苦虛冷,脾氣弱,重下病[1]。宜服赤石脂湯、女萎圓,針關元,補之。

關脈遲,胃中寒。宜服桂枝圓、茱萸湯,針胃管,補之。

關脈實,胃中痛。宜服梔子湯、茱萸烏頭圓,針胃管,補之。

〔1〕重下病 此指頻繁泄瀉之病證。重,數也。《左傳·襄公傳四年》:"武不可重,用不恢於夏家。"注:"重,猶數也。"下,指下利。

關脈牢,脾胃氣塞,盛熱,即腹滿響響。宜服紫菀圓、瀉脾圓,針灸胃管,瀉之。

關脈細虛[1],腹滿。宜服生薑[2]茱萸蜀椒湯、白薇圓,針灸三管[3]。

關脈洪,胃中熱,必煩滿。宜服平胃圓,針胃管,先瀉後補之。

右中部關脈十八條。

〔1〕虛 錢本、周本等此上有"脾胃"二字,據上下文例,疑是。

〔2〕生薑 《千金》卷二十八第六此下有"湯"字,可參。

〔3〕三管 指上脘、中脘、下脘三個俞穴。

尺脈浮,下熱風,小便難。宜服瞿麥湯、滑石散,針橫骨、關元,瀉之。

尺脈緊,臍下痛。宜服當歸湯,灸天樞,針關元,補之。

尺脈微,厥逆,小腹中拘急,有寒氣。宜服小建中湯。一本更有四順湯。針氣海。

尺脈數,惡寒,臍下熱痛,小便赤黃。宜服雞子湯、白魚散,針橫骨,瀉之。

尺脈緩,脚弱下腫,小便難,有餘瀝。宜服滑石湯、瞿麥散[1],針橫骨,瀉之。

尺脈滑,血氣實,婦人經脈不利,男子尿血。宜服朴消煎、大黃湯,下去經血,針關元,瀉之。

〔1〕滑石湯、瞿麥散 周本作"滑石散瞿麥湯",可參。

尺脈弦,小腹疼,小腹及脚中拘急。宜服建中湯、當歸湯,針氣[1]海,瀉之。

尺脈弱,陽氣少,發熱骨煩。宜服前胡湯、乾地黃湯、茯苓湯,針關元,補之。

尺脈濇,足脛逆冷,小便赤。宜服附子四逆湯,針足大衝,補之。

〔1〕氣 廣本作"血",可參。

尺脈芤,下焦虛,小便去血。宜服竹皮生地黃湯,灸丹田、關元,亦針補之。

尺脈伏,小腹痛,癥疝,水穀不化。宜服大平胃圓、桔梗圓,針關元,補之。桔梗圓一云結腸圓。

尺脈沉,腰背痛。宜服腎氣圓,針京門,補之。

尺脈濡,苦[1]小便難。《千金》云:腳不收風痺。宜服瞿麥湯、白魚散,針關元,瀉之。

〔1〕苦　《千金》卷二十八第六作"腳不收風痺"五字,可參。

尺脈遲,下焦有寒。宜服桂枝圓,針氣海、關元,補[1]之。

尺脈實,小腹痛,小便不禁。宜服當歸湯,加大黃一兩,以利大便;針關元,補之,止小便。

尺脈牢,腹滿,陰中急。宜服葶藶子茱萸圓,針丹田、關元、中極。

右下部尺脈十六條。

〔1〕補　《千金》卷二十八第六作"瀉",可參。

按:本篇不知所出,《千金要方》中有引載。全篇以憑脈辨證、據證論治爲中心,將脈診、辨證、治療緊密結合起來,做到脈、證、治三者統一。這種論脈方法有其獨到之處,值得借鑒。本篇還介紹了豐富多采的治法,如服藥法、針刺法、火灸法、藥膏摩治法、熨法、粉劑撲法、飲食調養法等。并敘述了不少方劑名稱,其中有些與《傷寒論》、《金匱要略》中的方名完全相同,顯係王叔和從張仲景遺著中所引錄。但是,亦有不少方名出處未詳,對此有待進一步考證。

平奇經八脈病第四

提要:本篇首先論述奇經八脈的含義、循行、生理及病理,進而闡述奇經八脈病變的診斷,分述八脈之脈候及病證。

脈有奇經八脈者,何謂也? 然:有陽維、陰維,有陽蹻、陰蹻,有衝、有督、有任、有帶之脈,凡此八脈者,皆不拘於經,故曰奇經八脈也。經有十二,絡有十五,凡二十七,氣相隨上下,何獨不拘於經也? 然:聖人圖設溝渠,通利水道,以備不虞。天雨降下,溝渠溢滿,霶霈[1]妄行,當此之時,聖人不能復圖也。此絡脈[2]流[3]溢,諸經不能復拘也。

〔1〕霶霈(pāng pèi 滂沛) 廣本作"滂沛"。霶霈,雨大貌。揚雄《甘泉賦》:"雲飛揚兮雨霶霈。"

〔2〕此絡脈 此指奇經八脈而言。滑壽《難經本義·二十七難》注:"此絡脈三字,越人正指奇經而言也。既不拘於經,直謂之絡脈亦可也。"

〔3〕流 《難經·二十七難》作"滿",可參。

奇經八脈者,既不拘於十二經,皆何起何繫[1]也? 然:陽維者,起於諸陽之會[2];陰維者,起於諸陰之交[3]。陽維、陰維者,維絡於身,溢畜不能環流溉灌諸經者也。陽蹻者,起於跟中,循外踝而上行,入風池。陰蹻者,亦起於跟中,循內踝而上行,至咽喉,交貫衝脈。衝脈者,起於關元,循腹裏直上,至咽喉中。一云:衝脈者,起於氣衝,並陽明之經,夾臍上行,至胸中而散也。督脈者,起於下極之俞[4],並於脊裏,循背上,至風府[5]。衝脈者,陰脈之海也;督脈者,陽脈之海也。任脈者,起於胞門、子戶、夾臍上行,至胸中。一云:任脈者,起於中極之下,以上毛際,循腹裏,上關元,至喉咽。帶脈者,起於季肋,《難經》作季脇。迴身一周。此八者,皆不繫於十二經,故曰奇經八脈者。

〔1〕繫 《難經·二十八難》作"繼"。

〔2〕諸陽之會 此指足太陽膀胱經的金門穴。滑壽《難經本義·二

十八難》注："陽維所發，別於金門，以陽交爲郄……此陽維之起於諸陽之會也。"

〔3〕諸陰之交　此指足少陰腎經的築賓穴。滑壽《難經本義·二十八難》注："陰維之郄曰築賓……此陰維之起於諸陰之交也。"

〔4〕下極之俞　指身軀最下部、前後陰之間的會陰穴。滑壽《難經本義·二十八難》："（督脈）其脈起下極之俞，由會陰歷長強……"

〔5〕風府　《難經·二十八難》此下有"入屬於腦"四字，可參。

奇經之爲病何如？然：陽維維於陽，陰維維於陰。陰陽不能相維，悵然失志，容容[1]《難經》作溶溶。不能自收持。悵然者，其人驚，則維脈緩，緩即令身不能自收持，即失志善志恍惚也。陽維爲病，苦寒熱；陰維爲病，苦心痛。陽維爲衛，衛爲寒熱。陰維爲榮，榮爲血，血者主心，故心痛也。陰蹻爲病，陽緩而陰急。陰蹻在内踝，病即其脈急，當從内踝以上急，外踝以上緩。陽蹻爲病，陰緩而陽急。陽蹻在外踝，病即其脈急，其人當從外踝以上急，内踝以上緩。衝之爲病，逆氣而裏急。衝脈從關元至喉咽，故其爲病逆氣而裏急。督之爲病，脊彊而厥。督脈在背，病即其脈急，故令脊彊也。任之爲病，其内苦結，男子爲七疝，女子爲瘕聚。任脈起於胞門、子户，故其病結爲七疝瘕聚。帶之爲病，苦腹滿，腰容容，《難經》作溶溶。若坐水中狀。帶脈者，迴帶人之身體，病即其脈緩，故令腰容容也。此奇經八脈之爲病也。

〔1〕容容　通"溶溶"，疲乏無力貌。《漢書·揚雄傳·羽獵賦》："沈沈溶溶。"《文選·羽獵賦》作"沈沈容容。"滑壽《難經本義·二十九難》注："溶溶，無力貌。"

診得陽維脈浮者，暫[1]起目眩，陽盛實，苦肩息[2]洒洒如寒。

診得陰維脈沉大而實者，苦胸中痛，脅下支滿，心痛。

　　診得陰維[3]如貫珠者，男子兩脇實，腰中痛；女子陰中痛，如有瘡狀。

　　診得帶脈[4]，左右繞臍腹腰脊痛，衝陰股[5]也。

　　〔1〕蹔　同"暫"，突然也。《玉篇·日部》："暫，或作蹔。"《史記·李將軍列傳》："廣（李廣）蹔騰上胡兒馬。"

　　〔2〕肩息　呼吸喘促時張口抬肩。《靈樞·本臟》："肺高則上氣，肩息欬。"

　　〔3〕陰維　依上文例，此下疑脫"脈"字。

　　〔4〕帶脈　依上文例，此下疑有脫文。

　　〔5〕陰股　即"股陰"，指大腿內側。《靈樞·經脈》："肝足厥陰之脈……上膕內廉，循股陰，入毛中。"

　　兩手脈浮之俱有陽，沉之俱有陰，陰陽皆實盛者，此爲衝、督之脈也。衝、督之脈者，十二經之道路也。衝、督用事[1]則十二經不復朝於寸口，其人皆苦恍惚狂癲，不者，必當由豫[2]，有兩心也。兩手陽脈浮而細微，綿綿不可知，俱有陰脈，亦復細綿綿，此爲陰蹻、陽蹻之脈也。此家曾有病鬼魅風死，苦恍惚，亡人爲禍也[3]。

　　診得陽蹻，病拘急；陰蹻，病緩。

　　〔1〕用事　當權。《戰國策·趙策》："趙太后新用事。"此爲"太過"之意。

　　〔2〕由豫　同"猶豫"。

　　〔3〕此家曾有病鬼魅風死苦恍惚亡人爲禍也　黃本、周本此下有小字注云："案，袁校本云：此家以下十七字疑衍，一本無。"可參。

　　尺寸俱浮，直上直下，此爲督脈。腰背强痛，不得俛仰，大人癲病，小人風癇疾。

　　脈來中央浮；直上下痛者[1]，督脈也。動苦腰背膝寒，大人癲，小兒癇也。灸頂上三圓[2]，正當頂上[3]。

尺寸脈俱牢，一作芤。直上直下，此爲衝脈。胸中有寒疝也。

脈來中央堅實，徑至關者，衝脈也。動苦少腹痛，上搶心，有瘕疝，絕孕，遺矢[4]、溺，脇支滿煩也。橫寸口邊丸丸[5]，此爲任脈。苦腹中有氣如指，上搶心，不得俛仰，拘急。

脈來緊細實長至關者，任脈也。動苦少腹繞臍，下引橫骨、陰中切痛。取臍下三寸。

〔1〕痛者　錢本此下有小字注云：“按，痛字未詳，《奇經考》引作動，蓋以意改。”據上下文義，“痛”字疑誤。

〔2〕三圓　三壯。圓，丸也。古時一個艾炷稱爲一丸，灸一個艾炷稱爲一壯。李時珍《奇經八脈考》引作“三壯”。

〔3〕正當頂上　此四字錢本引作小字傍注，可參。

〔4〕矢　宛本、廣本、錢本等俱作“失”，可參。

〔5〕丸丸　圓滑端直貌。《詩·商頌·殷武》：“陟彼景山，松柏丸丸。”毛傳：“丸丸，易直也。”陳奐曰：“《説文》：丸，圓也。易直者，圜之意。”

按：本篇前半部分出自《難經》二十七難、二十八難、二十九難。其中與今本《難經》二十八難文字出入較大，不但條文先後次序不同，且衝、任二脈的循行起止亦互異。此外，“二十八難”的末段還續有一段文字：“比於聖人圖設溝渠，溝渠滿溢，流於深湖，故聖人不能拘通也。而人脈隆盛，入於八脈，而不環同，故十二經亦不能拘之。”通過生動的比喻，概括了奇經八脈蓄藏氣血的功能，解釋了奇經八脈“不拘於十二經”的道理。言簡意明，確切精要。本篇失於引載，今錄之以參考。篇中以衝脈爲“陰脈之海”，與後世認識有區別。後世一般認爲任脈是“陰脈之海”，而衝脈爲十二經之海”，又爲“血海”。後半部分不知所出，專論奇經八脈的脈候及其病證。但這部分原文次序凌亂，互不聯貫，當脫誤不少。朱氏《脈經真本》於篇末注云："自診得陽維脈浮以下序次凌亂，詳略互殊，似尚多有闕佚，不僅此也。"似是。

　　本篇是奇經學說的重要篇章，是王叔和在《內經》、《難經》基礎上對奇經學說的進一步充實、發展，對後世有一定影響。如李時珍《奇經八脈考》就引載了本篇條文。

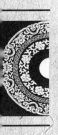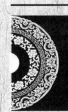

脈經卷第三

朝散大夫守光禄卿直秘閣判登聞檢院上護軍臣林億等類次

肝膽部第一

提要：本篇分三部分：一、論肝膽相合及其與季節的關係，并用五行學說概括其生理功能及其內外聯繫。二、從肝與時令的相應關係，論述其脈象、病機及治則。三、指出春令肝的正常、異常脈象，同時論述肝的生理、病理、傳變及診斷。

肝象木，肝於五行象木。與膽合爲腑。膽爲清淨之腑。其經足厥陰，厥陰[1]肝脈。與足少陽爲表裏。少陽，膽脈也，臟陰腑陽，故爲表裏。其脈弦，弦，肝脈之大形也。其相冬三月，冬水王木相。王春三月，廢夏三月，夏火王木廢。囚季夏六月，季夏土王木囚。死秋三月，秋金王木死。其王日甲乙，王時平旦、日出；並木也。其困日戊己，困時食時、日昳；並土也。其死日庚辛，死時晡時、日入。並金也。其神魂，肝之所藏者魂。其主色，其養筋，肝氣所養者筋。其候目，肝候出目，故肝實則目赤。其聲呼，其色青，其臭臊，《月令》云：其臭羶。其液泣，泣出肝。其味酸，其宜苦，苦，火味也。其惡辛。辛，金味。肝俞在背第九椎，募在期門；直兩乳下二肋端。膽俞在背第十椎，募在日月。穴在期門下五分。

右新撰。並出《素問》諸經。昔人撰集，或混雜相涉，煩而難了，今抄事要分別五臟各爲一部。

〔1〕陰　原作"陽"，據宛本、廣本等改。

冬至之後得甲子^{〔1〕}，少陽起於夜半，肝家王。冬至者，歲終之節。甲子日者，陰陽更始之數也。少陽，膽也，膽者，木也，生於水，故起夜半；其氣常微少，故言少陽。云夜半子者，水也。肝者，東方木，肝與膽爲臟腑，故王東方，應木行也。萬物始生，其氣來軟而弱，寬而虛。春少陽氣，温和軟弱，故萬物日^{〔2〕}生焉。故脈爲弦。肝氣養於筋，故其脈弦强^{〔3〕}，亦法木體强^{〔4〕}也。軟即不可發汗，弱即不可下。寬者開，開者通，通者利，故名曰寬而虛。言少陽始起尚軟弱，人榮衛湊理開通，發即汗出不止，不可下，下之而泄利不禁。故言寬虛、通利也。春以胃氣爲本，不可犯也。胃者，土也，萬物稟土而生，胃亦養五臟，故肝王以胃氣爲本也。不可犯者，不可傷也。

右四時經。

〔1〕冬至之後得甲子　指冬至節後的第一個甲子日，爲少陽之氣開始當旺之時。《難經·七難》："冬至之後，初得甲子少陽王。"滑壽注："謂冬至之後得甲子，或在小寒之初，或在大寒之後，少陽之至始於此。"

〔2〕日　錢本、周本俱作"自"，可參。

〔3〕强　周本作"絃"，連下讀，可參。

〔4〕强　周本作"弦"，可參。

黃帝問曰：春脈如弦，何如而弦？岐伯曰：春脈肝也，東方木也，萬物之所以始生也，故其氣^{〔1〕}來濡弱輕虛而滑，端直以長，故曰弦。反此者病。黃帝曰：何如而反？岐伯曰：其氣來實而强^{〔2〕}，此謂太過，病在外；其氣來不實而微，此謂不及，病在中。黃帝曰：春脈太過與不及，其病皆何如？岐伯曰：太過則令人善忘^{〔3〕}，忘當作怒。

忽忽眩冒[4]而癲疾[5]；不及則令人胸脇痛引背，下則兩
脇胠滿。黃帝曰：善。

〔1〕氣　此指脈氣。高世栻《素問直解·玉機直臟論》注：“氣，脈
氣也。”

〔2〕強　《千金》卷十一第一作“弦”，可參。

〔3〕忘　《素問·玉機真臟論》王冰注：“忘，當爲怒字之誤也。”新
校正云：“按，《氣交變大論》云：木太過，甚則忽忽善怒，眩冒巓疾。則忘當
作怒。”此説可參。

〔4〕忽忽眩冒　精神恍惚不爽，眩暈冒悶。《素問·玉機真臟論》王
冰注：“忽忽，不爽也。眩，謂目眩，視如轉也。冒，謂冒悶也。”

〔5〕癲疾　《素問·玉機真臟論》作“巓疾”。指頭痛、眩暈等頭部
疾患。

肝脈來濡弱招招[1]，如揭長[2]竿末梢，曰平。《巢源》
云：綽綽如按琴瑟之絃，如揭長竿曰平。春以胃氣爲本。肝脈來
盈實而滑，如循長竿，曰肝病。肝脈來急而益勁，如新張
弓弦，曰肝死。

真肝脈至，中外急，如循刀刃，責責然[3]，《巢源》云：賾
賾然。如按琴瑟絃。色青白不澤，毛折，乃死。

春胃微弦[4]，曰平；弦多胃少，曰肝病；但弦無胃，
曰死。有胃而毛[5]，曰秋病；毛甚，曰今病。

〔1〕招招　柔和起伏貌。張志聰《素問集注·平人氣象論》注：“以
手相呼曰招。招招，起伏之象。”

〔2〕長　原脱，據下文及《素問·平人氣象論》補。

〔3〕責責然　《太素》卷十四真臟脈形作“清清然”，可參。責責然，
鋭利可畏貌。馬蒔《素問注證發微·玉機真臟論》注：“如循刀刃之形，責
責然可畏也。”

〔4〕春胃微弦　春令正常脈爲胃脈之中略帶弦象。吳崑《素問吳
注·平人氣象論》注：“弦，脈引而長，若琴弦也；胃，衝和之名。春脈宜弦，
必於衝和之中微帶弦，是曰平調之脈。”下文“夏胃微鈎”等依此類推。

〔5〕有胃而毛 《素問·平人氣象論》作"胃而有毛",據下文例,似是。高世栻《素問直解》注:"胃而有毛者,其脈微弦,兼得輕浮之毛脈也。"

肝藏血,血舍魂。悲哀動中則傷魂,魂傷則狂妄不精,不敢正當人[1],不精不敢正當人,一作其精不守,令人陰縮。陰縮而筋攣,兩脇骨不舉,毛悴色夭[2],死於秋。

春肝木王,其脈弦細而長,名曰平脈也。反得浮濇而短者,《千金》云:微濇而短。是肺之乘肝,金之刻[3]木,爲賊邪,大逆,十死不治。一本云:日、月、年數至三,忌庚辛。反得洪大而散者,《千金》云:浮大而洪。是心之乘肝,子之扶[4]母,爲實邪,雖病自愈。反得沉濡而滑者,是腎之乘肝,母之歸子,爲虛邪,雖病易治。反得大而緩者,是脾之乘肝,土之陵[5]木,爲微邪,雖病即差[6]。

肝脈來濯濯[7]如倚竿,如琴瑟之絃,再至[8],曰平;三至,曰離經[9],病;四至,脫精;五至,死;六至,命盡。足厥陰脈也。

〔1〕不敢正當人 《靈樞·本神》作"不精則不正,當人"七字,可參。

〔2〕色夭 氣色枯晦不明。《素問·玉機真臟論》:"色夭不澤。"王冰注:"夭,謂不明而惡也。"

〔3〕刻 《千金》卷十一第一、《千金翼》卷二十五第三俱作"剋"。刻,通"克"、"尅"。下同。

〔4〕扶 《千金》卷十一第一、《千金翼》卷二十五第三俱作"乘",下同。

〔5〕陵 《千金翼》卷二十五第三作"畏",下同。陵,通"凌",侮也。《禮記·中庸》:"在上位,不陵下。"

〔6〕即差 《千金翼》卷二十五第三作"不死",可參。

〔7〕濯濯(zhuó zhuó 灼灼) 盛疾貌。《詩·商頌·殷武》:"赫赫厥聲,濯濯厥靈。"《爾雅·釋訓》:"赫赫、躍躍(或作濯濯),迅也。"郭注:

"皆盛疾之貌。"

〔8〕再至 《難經·十四難》此上有"一呼"二字,可參。再至,此指一呼脈動二次,一吸脈動二次。下文類此。

〔9〕離經 違背正常規律。離,違也。《呂氏春秋·論威》:"形性相離。"經,常規也。《左傳·宣公十二年》:"政有經矣。"

肝脈急甚,爲惡言;微急,爲肥氣,在脇下若覆杯緩甚,爲善嘔;微緩,水瘕痺[1]。大甚,爲内癰,善嘔衄;微大,爲肝痺、陰[2]縮,欬引少腹。小甚,爲多飲;微小,爲消癉。滑甚,爲癩疝;微滑,爲遺溺。濇甚,爲淡[3]飲;微濇,爲瘈瘲攣筋。

足厥陰氣絶則筋縮,引卵與舌。厥陰者,肝脈也。肝者,筋之合也。筋者,聚於陰器而脈絡於舌本。故脈弗營則筋縮急,筋縮急則引舌與卵。故唇青、舌卷、卵縮,則筋先死。庚篤辛死[4],金勝木也。

肝死臟,浮之脈弱,按之中如索不來,或曲如蛇行者,死。

右《素問》、《針經》、張仲景。

〔1〕水瘕痺 瘕者假也,假物成形也;痺者閉也,閉阻不通也。水邪閉阻不通,積水假以成形,而成水瘕痺之證。《諸病源候論》卷二十一水瘕候:"水瘕者,由經絡否濇,水氣停聚在於心下,腎經又虚,不能宣利溲便,致令水氣結聚而成形段,在於心腹之間,抑按作水聲,但欲飲而不用食,遍身虚腫是也。"

〔2〕陰 原脱,據《靈樞·邪氣臟腑病形》補。

〔3〕淡 《靈樞·邪氣臟腑病形》作"溢",可參。淡,通"痰"。

〔4〕庚篤(dǔ堵)辛死 篤,病重。庚辛屬金,金尅木,故肝病至庚日加重,辛日死亡。下文心病"壬篤癸死"、脾病"甲篤乙死"等皆同此理。

心小腸部第二

提要：本篇分三部分：一、論心小腸相合及其與季節的關係，并用五行學説概括其生理功能及其内外聯繋。二、從心與時令相應的關係出發，論述其脈象、病機及治則。三、指出夏令心的正常、異常脈象，同時論述心的生理、病理、傳變及診斷。

心象火，與小腸合爲腑。<small>小腸爲受盛之腑也。</small>其經手少陰，<small>手少陰心脈也。</small>與手太陽爲表裏。<small>手太陽小腸脈也。</small>其脈洪。<small>洪，心脈之大形。</small>其相春三月，<small>木王火相。</small>王夏三月，廢季夏六月，囚秋三月，<small>金王火囚。</small>死冬三月。<small>水王火死。</small>其王日丙丁，王時禺中[1]、日中；其困日庚辛，困時晡時、日入；其死日壬癸，死時人定、夜半。其藏神，<small>心之所藏者神也。</small>其主臭[2]，其養血，<small>心氣所養者血。</small>其候舌，其聲言，<small>言由心出，故主言。</small>其色赤，其臭焦，其液汗，其味苦，其宜甘，<small>甘，脾味也。</small>其惡鹹。<small>鹹，腎味也。</small>心俞在背第五椎，<small>或云第七椎。</small>募在巨闕；<small>在心下一寸。</small>小腸俞在背第十八椎，募在關元。<small>臍下三寸。</small>

右新撰。

〔1〕禺中　即"偶中"，十二時之一。

〔2〕臭　氣也。《禮記・月令》："其臭羶。"疏："通於鼻者謂之臭，臭則氣也。"

心者南方火。<small>心主血，其色赤，故以夏王於南方，應火行。</small>萬物洪盛，垂枝布葉，皆下垂如曲，故名曰鈎。<small>心王之時，太陽用事，故草木茂盛，枝葉布舒，皆下垂曲，故謂之鈎也。</small>心脈洪大而長，洪則衛氣實，實則氣無從出。<small>脈洪者衛氣實，衛氣實則腠理</small>

密,密則氣無從出。**大則榮氣萌,萌洪相薄**[1]**,可以發汗,故名曰長。**榮者血也。萌當爲明字之誤耳。血王故明且大也。榮明衛實,當須發動,通其津液也。**長洪相得,即引水漿,溉灌經絡,津液皮膚。**夏熱陽氣盛,故其人引水漿,潤灌肌膚,以養皮毛,猶草木須雨澤以長枝葉。**太陽洪大,皆是母軀,幸得戊己,用牢根株**太陽夏火,春木爲其母。陽得春始生,名曰少陽。到夏洪盛,名曰太陽,故言是母軀也。戊己土也,土爲火子,火王即土相,故用牢根株也。**陽氣上出,汗見於頭。五月枯薺**[2]**,胞中空虛,醫反下之,此爲重虛也。**月當爲内,薺當爲乾,枯燥也,皆字誤耳。内字似月,由來遠矣,遂以傳焉。人頭者,諸陽之會。夏時飲水漿,上出爲汗,先從頭流於身軀,以實其表,是以五内乾枯,燥則胞中空虛,津液少也。胞者膀胱,津液之腑也。愚醫不曉,故反下之,令重虛也。**脈浮有表無裏,陽無所使。**陽盛脈浮,宜發其汗,而反下之,損於陰氣。陽爲表,陰爲裏。經言:陽爲陰使,陰爲陽守,相須而行。脈浮,故無裏也。治之錯逆,故令陰陽離别,不能復相朝使。**不但危身,并中其母。**言下之不但傷心,并復中肝。

右四時經

[1] 萌洪相薄 萌,據原校注當爲"明"字之誤,疑是。明,猶盛也。《淮南子·説林》:"長而愈明。"薄,迫也。《書·益稷》:"外薄四海。"傳:"薄,迫也。"上文云脈"洪則衛氣實"、"大則榮氣萌",故"萌"、"洪"是指榮氣盛、衛氣實而言。總言榮衛之氣盛實而相迫也。

[2] 五月枯薺 《千金》卷十三第一作"五内乾枯"。

黄帝問曰:夏脈如鈎,何如而鈎?岐伯曰:夏脈心也,南方火也,萬物之所以盛長也。故其氣來盛去衰,故曰鈎。反此者病。黄帝曰:何如而反?岐伯曰:其氣來盛去亦盛,此謂太過,病在外;其來不盛去反盛,此謂不及,病在中。黄帝曰:夏脈太過與不及,其病皆何如?岐伯曰：太過則令人身熱而膚痛，爲浸淫[1]，不及則令人煩心，上見欬唾，下爲氣泄[2]。帝曰：善。

〔1〕浸淫　此指浸淫瘡。高世栻《素問直解·玉機真臟論》注：“熱傷肌表，故爲浸淫而成瘡。”

〔2〕氣泄　此指矢氣下泄。吳崑《素問吳注·玉機真臟論》注：“後陰氣失也。”

心脈來累累如連珠，如循琅玕[1]，曰平。夏以胃氣爲本。心脈來喘喘[2]《甲乙》作累累。連屬，其中微曲[3]，曰心病。心脈來前曲後居，如操帶鉤[4]，曰心死。

真心脈至，堅而搏，如循薏苡子，累累然，其色赤黑不澤，毛折，乃死。

夏胃微鉤曰平，鉤多胃少曰心病，但鉤無胃曰死。胃而有石曰冬病，石甚曰今病。

〔1〕琅玕　美石也。《書·禹貢》孔傳：“琅玕，石而似玉。”《素問·平人氣象論》王冰注：“言脈滿而盛，微似珠形之中手。琅玕，珠之類也。”

〔2〕喘喘　《甲乙》卷四第一上作“累累”，可參。喘喘，張志聰《素問集注·平人氣象論》注：“急疾貌。”

〔3〕其中微曲　張介賓《類經》五卷五臟平病死脈胃氣爲本：“其中微曲，即鉤多胃少之義。”汪機《續素問鈔》：“曲謂中手而僂曲也。愚謂僂曲乃略近低陷之意，數至之中而有一至似低陷不應指也。”此說似是。

〔4〕前曲後居，如操帶鉤　楊上善《太素》卷十五五臟脈診注：“心脈來時，指下覺初曲後直，如操捉帶勾，前曲後直，曰心死脈。居，直也。”

心臟脈，脈舍神。怵惕[1]思慮則傷神，神傷則恐懼自失，破䐃脫肉[2]，毛悴色夭，死於冬。

夏心火王，其脈洪《千金》作浮大而洪。大而散，名曰平脈。反得沉濡而滑者，是腎之乘心，水之刻火，爲賊邪，大逆,十死不治。一本云:日、月、年數至二,忌壬癸。反得大而緩者,是脾之乘心,子之扶母,爲實邪,雖病自愈。反得弦細而長者,是肝之乘心,母之歸子,爲虛邪,雖病易治。反得浮《千金》浮作微。濇而短者,是肺之乘心。金之陵火,爲微邪,雖病即差。

心脈來累累如貫珠滑利,再至,曰平;三至,曰離經,病;四至,脱精;五至,死;六至,命盡。手少陰脈也[3]。

〔1〕怵(chù 觸)惕　恐懼也。怵,《説文·心部》:"恐也。"惕,懼也。《左傳·襄公二十三年》:"無日不惕。"

〔2〕破䐃(jiǒng 窘)脱肉　䐃,原作"胭",誤字,據廣本改,與《靈樞·本神》相合。破䐃脱肉,全身肌肉極度消瘦、大肉已脱。《素問·玉機真臟論》:"身熱脱肉破䐃。"王冰注:"䐃者肉之標,脾主肉,故肉如脱盡,䐃如破敗也。……䐃,謂肘膝後肉如塊者。"

〔3〕也　原脱,據上下文例及《千金》卷十三第一補。

心脈急甚,爲瘛瘲;微急,爲心痛引背,食不下。緩甚爲狂笑;微緩,爲伏梁,在心下,上下行,時唾血。大甚,爲喉介[1];微大,爲心痹引背,善淚出。小甚,爲善噦;微小,爲消癉。滑甚,爲善渴;微滑,爲心疝引臍,少腹鳴;濇甚,爲瘖;微濇,爲血溢,維厥[2],耳鳴,巔疾。

手少陰氣絶則脈不通。少陰者,心脈也。心者,脈之合也。脈不通則血不流,血不流則髮[3]色不澤,故其面黑如漆柴者,血先死。壬篤癸死,水勝火也。

心死臟,浮之脈實,如豆麻擊手[4],按之益躁疾者,死。

右《素問》、《針經》、張仲景。

〔1〕介　阻隔。《漢書·翼奉傳》:"後介大河。"

〔2〕維厥　《中藏經》卷上第二十四作"手足厥"三字,可參。維厥,

四肢厥冷。維,即四維,四肢也。《素問·生氣通天論》:"四維相代。"馬蒔注:"四維者,四肢也。"

〔3〕髮 《靈樞·經脈》作"毫",可參。

〔4〕豆麻擊手 《金匱·五臟風寒積病》作"丸豆"二字,可參。

脾胃部第三

提要:本篇分三部分:一、論脾胃相合及其與季節的關係,并用五行學説概括其生理功能及其内外聯繫。二、通過自然界土養育萬物的作用及土的特性,分析脾土的生理功能、脾脈的特征、脾的病理變化及其所宜的治法等。三、指出脾的正常、異常脈象,同時論述脾的生理、病理、傳變及診斷。

脾象土,與胃合爲腑。胃爲水穀之腑。其經足太陰,太陰,脾之脈也。與足陽明爲表裏。陽明胃脈。其脈緩。緩,脾脈之大形也。其相夏三月,火王土相。王季夏六月,廢秋三月,囚冬三月,死春三月。其王日戊己,王時食時、日昳;困日壬癸,困時人定、夜半;其死日甲乙,死時平旦、日出。並木時也。其神意,其主味,其養肉,其候口,其聲歌,其色黃,其臭香,其液涎,其味甘,其宜辛,其惡酸。脾俞在背第十一椎,募在章門;季肋端是。胃俞在背第十二椎,募在太倉[1]。

右新撰。

〔1〕太倉 即中脘穴。《甲乙》卷三第十九:"中脘,一名太倉。"

脾者土也,敦而福。敦者,厚也,萬物衆色不同,脾主水穀,其氣微弱,水穀不化。脾爲土行,王於季夏。土性敦厚,育養萬物,當此之時,草木備具,枝葉茂盛,種類衆多,或青、黃、赤、白、黑色,各不同矣。故名曰得[1]。福者廣,土生養萬物,當此之時,脾則同裹諸臟,故其德爲廣大。萬物懸根住莖，其葉在巔，蛕蚩蠕動，蚑蠷喘息[2]，皆蒙土恩。懸根住[3]莖，草木之類也。其次則蛾[4]蚋幾微之蟲，因陰陽氣變化而生者也。喘息，有血脈之類也。言普天之下，草木昆蟲，無不被蒙土之恩福也。德則爲緩，恩則爲遲，故令太陰脈緩而遲，尺寸不同。太陰脾也，言脾王之時脈緩而遲。尺寸不同者，尺遲而寸緩也。酸鹹苦辛，大一作太[5]。沙一作涉，又作妙。而生，互行其時，而以各行，皆不群行，盡可常服。肝酸、腎鹹、心苦、肺[6]辛濇，皆四臟之味也。脾主調和五味以稟四臟，四臟受味於脾，脾王之時，其脈沙（一作涉，又作妙），達於肌肉之中，互行人身軀，乃復各行，隨其四肢，使其氣周匝，榮諸臟腑，以養皮毛，皆不群行至一處也。故言盡可常服也。土寒則溫，土熱則涼。冬陽氣在下，土中溫暖。夏陰氣在下，土中清涼。脾氣亦然。土有一子，名之曰金，懷挾抱之，不離其身。金乃畏火，恐熱來熏，遂棄其母，逃歸水中，水自[7]金子，而藏火神，閉門塞戶，內外不通，此謂冬時也[8]。陽氣在中，陽爲火行，金性畏火，故恐熏之，金歸水中而避火也。母子相得益盛。閉塞不通者，言水氣充實，金在其中，此爲強固，火無復得往刻之者，神密之類也。土亡其子，其氣衰微，水爲洋溢，浸漬爲池。一作其地。走擊皮膚，面目浮腫，歸於四肢。此爲脾之衰損。土以防水，今土弱而水強，故水得陵之而妄行。愚醫見水，直往下之，虛脾空胃，水遂居之，肺爲喘浮。脾胃已病，宜扶養其氣，通利水道。愚醫不曉而往下之，此爲重傷，水氣遂更陵之，上侵胸中，肺得水而浮，故言喘浮。肝反畏肺，故下沉没。肺金肝木，此爲相刻，肺浮則實，必復刻肝，故畏之沉没於下。下有荊棘，恐傷其身，避在一邊，以爲水流。荊棘，木之類。肝爲木，今没在下，則爲荊棘。其身，脾也。脾爲土，土畏木，是以避在下一邊，避木也。水流者，水之流路也。土本刻水，而今微弱，又復觸木，無復制水，故水得流行。心衰則伏，肝微則沉，故令脈伏而沉。心火肝木，火則畏水而木畏金，金水相得，其氣則實，刻於肝心，故令二臟衰微，脈爲沉伏也。工[9]醫來占[10]，固轉[11]孔穴，利其溲便，遂通水道，甘液下流。亭[12]其陰陽，喘息則微，汗出正流。肝著其根，心氣因起，陽行四肢，肺氣亭亭[13]，喘息則安。轉孔穴者，諸臟之榮井[14]轉治其[15]順。甘液，脾之津液。亭其陰陽，得復其常所，故榮衛開通，水氣消除，肝得還著其根株。肝心爲母子，肝著則心氣得起，肺氣平調，故言亭亭，此爲端好之類。腎爲安聲，其味爲鹹。肺主聲，腎爲其子，助於肺，故言安聲。鹹，腎味也。倚坐母敗，洿[16]臭如腥。金爲水母，而歸水中，此爲母往從子，脾氣反虛，五臟猶[17]此而相刻賊，倚倒致敗宅[18]洿臭而腥，故云然也。土得其子，則成爲山。金得其母，名曰丘矣[19]。

右四時經。

〔1〕得　錢本作“德”，得，通“德”。《論語·季氏》：“戒之在得。”釋文：“得，本作德。”萬物稟土而生，蒙土生養之恩德，故名曰得。

〔2〕蜎蜚(yuān fěi 冤匪)蠕動，蚑蠷(qí qú 歧渠)喘息　蜎，蚊子的幼蟲，即“孑孓”；蜚，一種有害的小飛蟲；蚑，即“長蚑”，又稱“蟢蛸”，一種長脚蜘蛛；蠷，即“蠷螋”，爲昆蟲綱、革翅目昆蟲的通稱。全句泛指自然界所有動物的生命活動。

〔3〕住　原作“仕”，爲“住”之壞字，據正文及楊本、廣本等改。

〔4〕蛾　錢本、周本俱作“䘀”，可參。

〔5〕太　黃本、周本俱作“土”，可參。

〔6〕肺　原作“脈”，文義不屬，據宛本、廣本、周本等改。

〔7〕自　《千金》卷十五上第一作“爲”，可參。

〔8〕此謂冬時也　黃本、周本此下俱有小字注：“案，此謂冬時句，袁校本亦小字，此從泰定本，疑袁校本改是。”可參。

〔9〕工　《千金》卷十五上第一作“上”，可參。

〔10〕占　察也。《後漢書·段潁傳》：“上占天心。”

〔11〕固轉　錢本、周本及《千金》卷十五上第一“固”俱作“因”。固，猶乃也。《孟子·萬章》：“乍人固如是乎。”轉，轉動，此指針刺運針。

〔12〕亭　調也。《淮南子·原道訓》:"味者,甘立而五味亭矣。"

〔13〕亭亭　安靜貌。《後漢書·蔡邕傳》:"和液暢兮神氣寧,情志泊兮心亭亭。"此言肺氣安定調和之狀。

〔14〕井　黄本、周本俱作"衛",可參。

〔15〕其　錢本、周本俱作"使",可參。

〔16〕洿　原作"㳇",據錢本、周本改,與《千金》卷十五上第一相合。洿,污穢也。《左傳·文公六年》:"治舊洿。"孔穎達疏:"洿者,穢之別名,不洁之稱也。"

〔17〕猶　錢本、周本俱作"由",可參。

〔18〕宅　宛本、周本俱作"則"可參。

〔19〕丘矣　黄本、周本俱作"邱英",可參。

黄帝曰:四時之序,逆順之變異也,然脾脈獨何主?岐伯曰:脾者土也,孤臟以灌四傍者也。曰:然則脾善惡可得見乎? 曰:善者不可得見,惡者可見[1]。曰:惡者何如? 曰:其來如水之流者,此謂太過,病在外;如烏[2]之喙[3],此謂不及,病在中。太過則令人四肢沉重不舉;其不及,則令人九竅壅塞不通,名曰重强[4]。

〔1〕善者不可得見,惡者可見　正常脾脈應反映在四時常脈(弦、鈎、毛、石)之中,而不單獨出現,故曰"善者不可得見";若脾有病則病脈見於關中,故曰"惡者可見"。善,指正常;惡,指病變。

〔2〕烏　原作"鳥",據此後"脾脈來……如烏之喙……"文及《素問·平人氣象論》、《甲乙》卷四第一上改。

〔3〕喙　朱本此下有小字傍注云:"津曰:喙字疑是啄字之誤。下同。"喙,《説文·口部》:"喙,口也。"

〔4〕重强　《素問·玉機真臟論》王冰注:"重,謂臟氣重疊。强,謂氣不和順。"楊上善《太素》注:"不行氣於身,故身重而强也。"王從病機言,楊從症狀言,二説互補。

脾脈來而和柔相離[1],如雞足踐地,曰平。長夏以胃氣爲本。脾脈來實而盈數,如雞舉足,曰脾病。脾脈來堅兑[2]如烏之喙,如鳥之距[3],如屋之漏,如水之溜[4],曰脾死。

真脾脈至,弱而乍疎乍散[5],一作數。色青黃不澤,毛折,乃死。

長夏胃微濡弱,曰平;弱多胃少,曰脾病;但代[6]無胃,曰死。濡弱有石,曰冬病;石[7]甚,曰今病。

〔1〕相離　指脈律平勻分明。張介賓《類經》五卷五臟平病死脈胃氣爲本:"相離,勻淨分明也。"

〔2〕兑　通"鋭"。《荀子·議兵》:"兑則若莫邪之利鋒,當之則潰。"

〔3〕距　雞、雉等鳥類跖後突出象脚趾的部分。《説文·足部》:"距,雞距也。"

〔4〕溜　周本、朱本俱作"滔";《素問·平人氣象論》作"流",可參。溜,水流貌。《文選·射雉賦》:"泉涓涓而吐溜。"注:"溜,水流貌也。"

〔5〕乍疎乍散　《素問·玉機真臟論》作"乍數乍疎",可參。

〔6〕代　黃本、周本俱作"弱"。高世栻《素問直解·平人氣象論》注:"代,軟弱之極也。軟弱極而無胃氣,則曰死脈。"

〔7〕石　《素問·平人氣象論》作"弱",可參。

脾藏榮,榮舍意。愁憂不解則傷意,意傷則悗[1]亂,四肢不舉,毛悴色夭,死於春。

六月季夏建未,坤未之間土之位,脾王之時[2]。其脈大阿阿[3]而緩,名曰平脈。反得弦細而長者,是肝之乘脾,木之刻土,爲賊邪,大逆,十死不治。反得浮《千金》浮作微。濇而短者,是肺之乘脾,子之扶母,爲實邪,雖病自愈。反得洪大而散者,《千金》作浮大而洪。是心之乘脾,母之歸子,爲虛邪,雖病易治。反得沉濡而滑者,是[4]腎之乘脾,水之陵土,爲微邪,雖病即差。

脾脈萇萇[5]而弱，《千金》萇萇作長長。來疎去數，再至，曰平；三至，曰離經，病；四至，脱精；五至，死；六至，命盡。足太陰脈也。

〔1〕悶　《靈樞·本神》作“悗”，可參。

〔2〕六月季夏建未，坤未之間土之位，脾王之時　《史記正義》卷一佰零五所引王叔和《脈經》無此十七字，而作“六月脾土王”五字，與前後文例相合，疑是。

〔3〕阿阿　《千金》卷二十五第三作“穰穰”，可參。阿阿，柔和貌。《集韻》卷六哿：“阿，柔貌。”

〔4〕是　原脱，據上下文例及《千金》卷十五上第一、《千金翼》卷二十五第三補。

〔5〕萇萇（cháng cháng 長長）　長貌。萇，通“長”。《詩·檜風》：“隰有萇楚。”《爾雅·釋草》作“長楚”。《釋名·釋長幼》：“長，萇也。言體萇也。”

脾脈急甚，爲瘈瘲；微急，爲膈[1]中滿，食飲入而還出，後沃沫[2]。緩甚，爲痿厥；微緩，爲風痿，四肢不用，心慧然若無病。大甚，爲擊仆[3]；微大，爲疝氣[4]，腹[5]裏大膿血，在腸胃之外。小甚，爲寒熱；微小，爲消癉。滑甚，爲㿗癃[6]；微滑，爲蟲毒蚘[7]，腸鳴熱[8]。濇甚，爲腸㿗[9]；微濇，爲内潰，多下膿血也。

足太陰氣絕，則脈不營其口脣[10]。口脣者，肌肉之本也。脈不營則肌肉濡，肌肉濡則人[11]中滿，人中滿則脣反，脣反者肉先死。甲篤乙死，木勝土也。

脾死臟，浮之脈大緩[12]，一作堅。按之中如覆杯，絜絜[13]狀如搖者，死。一云黍黍狀如炙肉。

右《素問》、《針經》、張仲景。

〔1〕膈　原作“脾”，文義不屬，據吳本、錢本、周本等改，與《靈樞·邪氣臟腑病形》、《甲乙》卷四第二上、《太素》卷十五五臟脈診、《千金》卷

十五上第一相合。

〔2〕後沃沫　大便下泄泡沫。後,指大便。《素問·脈解》:"得後與氣則快然如衰。"吳崑注:"後,謂大便。"沃,本字爲"洪",《説文·水部》:"洪,灌溉也。"段注:"自上澆下曰洪。"此爲瀉下、泄出之意。

〔3〕擊仆　即卒中。樓英《醫學綱目·肝膽部》中風:"其卒然仆倒者,經稱爲擊仆,世又稱爲卒中。"

〔4〕痞氣　《靈樞·邪氣臟腑病形》作"疝氣";《中藏經》卷上第二十六、《千金》卷十五上第一、《普濟方》卷二十脾臟門總論俱作"脾疝氣"三字,可參。

〔5〕腹　原脱,據《靈樞·邪氣臟腑病形》補。

〔6〕頹瘕　頹,通"癩",指癩疝。瘕,同"瘕",指瘕閉證。

〔7〕蚘　《靈樞·邪氣臟腑病形》作"蛕蝎"二字,可參。

〔8〕腸鳴熱　《靈樞·邪氣臟腑病形》作"腹熱"二字;《中藏經》卷上第二十六作"腸鳴中熱"四字,可參。

〔9〕腸頹　此指脱肛病。楊上善《太素》卷十五五臟脈診注:"脈濇,氣少血多而寒,故冷氣衝下,廣腸脱出,名曰腸頹。"

〔10〕口脣　《靈樞·經脈》作"肌肉",可參。

〔11〕人　《靈樞·經脈》此上有"舌萎"二字,可參。

〔12〕脈大緩　《金匱·五臟風寒積聚病》作"大堅"二字,可參。

〔13〕絜絜(jié jié 結結)　《金匱·五臟風寒積聚病》作"潔潔",可參。絜絜,堅結不和貌。《禮記·大學》:"是以君子有絜矩之道也。"鄭注:"絜,猶結也。"

肺大腸部第四

提要:本篇分三部分:一、論肺大腸相合及其與季節的關係,并用五行學説概括其生理功能及其内外聯繫。二、從肺與時令的相應關係出發,論述其脈象、病機,以及人體陰陽之氣在秋令的正常狀態等。三、指出秋令肺的正常、異常脈象,論述了肺的生理、病理、傳變及診斷。

肺象金，與大腸合爲腑。大腸爲傳導之腑也。其經手太陰，手太陰肺脈也。與手陽明爲表裏。手陽明大腸脈也。其脈浮。浮，肺脈之大形也。其相季夏六月，季夏土王金相。其王秋三月，廢冬三月，囚春三月，死夏三月。夏火王金死。其王日庚辛，王時晡時、日入；其困日甲乙，困時平旦、日出；其死日丙丁，死時禺中、日中。其神魄，其主聲，其養皮毛，其候鼻，其聲哭，其色白，其臭腥，其液涕，其味辛，其宜鹹，其惡苦。肺俞在背第三椎。或云第五椎也。募在中府；直兩乳上下[1]肋間。大腸俞在背第十六椎，募在天樞。俠臍傍各一寸半。

右新撰。

[1]下　錢本、周本等俱作“二”，義長。

肺者西方金，萬物之所終。金性剛，故王西方，割斷萬物，萬物是以皆終於秋也。宿葉落柯[1]，萋萋枝條，其杌[2]然獨在。其脈爲微浮毛。衛氣遲，萋萋者，零落之貌也，言草木宿葉得秋隨風而落，但有枝條杌然獨在。此時陽氣則遲，脈爲虛微如毛也。榮氣數。數則在上，遲則在下，故名曰毛。諸陽脈數，諸陰脈遲，榮爲陰，不應數，反言榮氣數，陰得秋節而昇轉在陽位，故一時數而在上也。此[3]時陰始用事，陽即下藏，其氣反遲，是以肺脈數散如毛也。陽當陷而不陷，陰當昇而不昇，爲邪所中。陰陽交易，則不以時定，二氣感激，故爲風寒所中。陽中邪則捲，陰中邪則緊，捲則惡寒，緊則爲慄，寒慄相薄，故名曰瘧。弱則發熱，浮乃來出。捲者，其人拘捲也。緊者，脈緊也。此謂初中風寒之時，脈緊，其人則寒，寒止而脈更微弱，弱則其人發熱，熱止則脈浮，浮者，瘧解王脈出也。旦中旦發，暮中暮發。言瘧發皆隨其初中風邪之時也。臟有遠近，脈有遲疾，周有度數，行有漏刻。臟，謂人五臟，肝心脾肺腎也。

心肺在膈上,呼則其氣出,是爲近。呼爲陽,其脈疾。腎肝在膈下,吸則其氣入,是爲遠也。吸爲陰,其脈遲。度數,謂經脈之長短。周身行者,榮衛之行也,行陰、陽各二十五度,爲一周也,以應漏下百刻也。遲在上,傷毛采[4];數在下,傷下焦。中焦有惡則見,有善則匿。秋則陽氣遲,陰氣數。遲當在下,數當在上,隨節變,故言傷毛采也。人之皮毛,肺氣所行。下焦在臍下,陰之所治也,其脈應遲,今反數,故言傷下焦。中焦,脾也,其平善之時脈常自不見,衰乃見耳。故云有惡則見也。陽氣下陷,陰氣則[5]溫。言陽氣下陷,溫養諸臟。陽反在下,陰反在巔,故名曰長而且留。陰陽交代,各順時節,人血脈和平,言可長留竟一時。

右四時經。

〔1〕柯　草木之枝莖。《廣雅·釋木》:"柯,莖也。"

〔2〕杌(wù誤)　《千金》卷十七第一作"圿",可參。《玉篇·木部》:"杌,木無枝也。"

〔3〕此　原作"此",當爲"比"之壞字,據楊本、廣本、周本等改。

〔4〕毛采　皮毛之色澤。《禮記·月令》:"命婦官染采。"注:"采,五色也。"

〔5〕則　黃本、周本等俱作"自",可參。

黃帝問曰:秋脈如浮,何如而浮?岐伯對曰:秋脈肺也,西方金也,萬物之所以收成也。故其氣來輕虛而浮,其氣[1]來急去散,故曰浮。反此者病。黃帝曰:何如而反?岐伯曰:其氣來毛而中央堅,兩傍虛,此謂太過,病在外;其氣來毛而微,此謂不及,病在中。黃帝曰:秋脈太過與不及,其病何如?岐伯曰:太過則令人氣逆而背痛溫溫《內經》溫溫作愠愠。然[2];不及則令人喘,呼吸少氣而欬,上氣見血,下聞病音[3]。

〔1〕其氣　《素問·玉機真臟論》無此二字,可參。

〔2〕溫溫然　《素問·玉機真臟論》作"愠愠然"。《禮記·內則》:

"柔色以温之。"釋文:"温,本又作蕴,又作愠。"温温然,氣蕴積不舒貌。姚止庵《素問經注節解》注:"愠愠者,氣凝滞而不散也。"馬蒔《素問注證發微》注:"愠愠然,不舒暢也。"二説互補。

〔3〕上氣見血,下聞病音 上氣見血,謂氣逆欬血也。滑壽《讀素問鈔》注:"謂喘而咯血。"下聞病音,謂喉下胸中可聞喘息之聲。楊上善《太素》卷十四四時脈形注:"下聞胸中喘呼氣聲也。"一説"病音"爲"矢氣"。姚止庵《素問經注節解》注:"病音,蓋氣下泄而多屁,故云下聞也。"亦通。此姑從楊注。

肺脈來厭厭聶聶[1],如落榆莢,曰肺平。秋以胃氣爲本。《難經》云:厭厭聶聶,如循榆葉,曰春平脈。藹藹如車蓋,按之益大,曰秋平脈。肺脈來不上不下[2],如循雞羽,曰肺病。《巢源》無不字。肺脈來如物之浮,如風吹毛[3],曰肺死。

真肺脈至,大而虚,如以毛羽中人膚,色赤白不澤,毛折,乃死。

秋胃微毛,曰平;毛多胃少,曰肺病;但毛無胃,曰死。毛而弦,曰春病;弦甚,曰今病。

〔1〕厭厭聶聶 輕浮貌。吳崑《素問吳注・平人氣象論》注:"翩翩之狀,浮薄而流利也。"

〔2〕不上不下 濇滯不暢貌。張志聰《素問集注・平人氣象論》注:"不上不下,往來濇滯也。"

〔3〕如物之浮,如風吹毛 浮虚無根而散亂之狀。張介賓《類經》五卷五臟平病死脈胃氣爲本:"如物之浮,空虚無根也;如風吹毛,散亂無緒也。"

肺藏氣,氣舍魄。喜樂無極則傷魄,魄傷則狂,狂者意不存人,皮革焦,毛悴色夭,死於夏。

秋金肺王[1],其脈浮《千金》浮作微。濇而短,曰平脈。反得洪大而散者,《千金》作浮大而洪。是心之乘肺,火之刻金,爲賊邪,大逆,十死不治。一本云:日、月、年數至四,忌丙丁。

反得沉濡而滑者，是腎之乘肺，子之扶母，爲實邪，雖病自愈。反得大而緩者，是脾之乘肺，母之歸子，爲虛邪，雖病易治。反得弦細而長者，是肝之乘肺，木之陵金，爲微邪，雖病即差。

肺脈來汎汎[2]，輕如微風吹鳥背上毛，再至，曰平；三至，曰離經，病；四至，脱精；五至，死；六至，命盡。手太陰脈也。

〔1〕秋金肺王　《史記正義》卷一佰零五所引王叔和《脈經》作“秋肺金王”，與上下文例合，義長。

〔2〕汎汎(fàn fàn 泛泛)《千金》卷十七第一作“泛泛”。汎汎，輕浮貌。《廣雅・釋訓》：“汎汎，浮也。”

肺脈急甚，爲癲疾；微急，爲肺寒熱，怠墮[1]，欬唾血，引[2]腰背胸，苦鼻息肉不通。緩甚，爲多汗[3]；微緩，爲痿[4]偏風[5]，一作漏風。頭以下汗出不可止。大甚，爲脛腫；微大，爲肺痺，引胸背，起腰內。小甚，爲飧泄；微小，爲消癉。滑甚，爲息賁，上氣；微滑，爲上下出血。濇甚，爲嘔血；微濇，爲鼠瘻，在頸支掖[6]之間，下不勝其上，其能[7]喜酸。

手太陰氣絕則皮毛焦。太陰者[8]，行氣溫皮毛者也。氣弗營則皮毛焦，皮毛焦則津液去，津液去則皮節傷，皮節傷則爪[9]爪子一作皮。枯毛折。毛折者則氣氣字一作毛。先死。丙篤丁死，火勝金也。

肺死臟，浮之虛，按之弱如葱葉，下無根者，死。

右《素問》、《針經》、張仲景。

〔1〕墮　通“惰”。

〔2〕引　《普濟方》卷二十六肺臟門此上有“痛”字，可參。

〔3〕汗　原作“肝”，文義不屬，據廣本、錢本、周本等改。與《靈樞・

邪氣臟腑病形》相合。

〔4〕痿 《靈樞·邪氣臟腑病形》此下有"瘻"字,可參。

〔5〕偏風 《太素》卷十五五臟脈診作"漏風",與下文義合,疑是。

〔6〕掖 通"腋"。《史記·商君列傳》:"千羊之皮,不如一狐之掖。"

〔7〕能(tài 態) 通"態",形態。《素問·風論》:"願聞其診,及其病能。"王冰注:"能,謂内作病形。"

〔8〕太陰者 《難經·二十四難》此下有"肺也"二字,可參。

〔9〕爪 《難經·二十四難》作"皮",可參。

腎膀胱部第五

提要:本篇分三部分:一、論腎膀胱相合及其與季節的關係,并用五行學説概括其生理功能及其内外聯繫。二、從肝與時令的相應關係出發,論述其脈象、病機及治則。三、指出冬令腎的正常、異常脈象,同時論述了腎的生理、病理、傳變及診斷。

腎象水[1],與膀胱合爲腑。膀胱爲津液之腑。其經足少陰,足少陰腎脈也。與足太陽爲表裏。足太陽膀胱脈也。其脈沉。沉,腎脈之大形也。其相秋三月,秋金王水相。其王冬三月,廢春三月,囚夏三月,其死季夏六月。其王日壬癸,王時人定、夜半;其困日丙丁,困時禺中、日中;其死日戊己,死時食時、日昳。其神志,腎之所臟者志也。其主液,其養骨,其候耳,其聲呻,其色黑,其臭腐,其液唾,其味鹹,其宜酸,其惡甘。腎俞在背第十四椎,募在京門;膀胱俞在背[2]第十九椎,募在中極。橫骨上一寸,在臍下五寸前陷者中。

右新撰。

〔1〕水　原作“木”，據宛本、錢本、周本等改。

〔2〕背　原脫。以上各臟腑之俞穴下俱有“背”字，惟此獨闕，顯爲脫文，今據前文例補。

腎者北方水，萬物之所藏。冬則北方用事，王在三時之後，腎在四臟之下，故王北方也。萬物春生、夏長、秋收、冬藏。百蟲伏蟄。冬伏蟄不食之蟲，言有百種也。陽氣下陷，陰氣上昇。陽氣中出，陰氣烈爲霜，遂不上昇，化爲雪霜，猛獸伏蟄，蜾蟲[1]匿藏。陽氣下陷者，謂降於土中也。其氣猶越而昇出，陰氣在上寒盛，陽氣雖昇出而不能自致，因而化作霜雪。或謂陽氣中出是十月則霜降。猛獸伏蟄者，蓋謂龍蛇冬時而潛處。蜾[2]蟲，無毛甲者，得寒皆伏蟄，逐陽氣所在，如此避冰霜，自温養也。其脈爲沉。沉爲陰，在裏，不可發汗，發則蜾蟲出，見其霜雪。陽氣在下，故冬脈沉，温養於臟腑，此爲裏實而表虛，復從外發其汗，此爲逆治，非其法也。猶百蟲伏蟄之時，而反出土見於冰霜，必死不疑。逆治者死，此之謂也。陰氣在表，陽氣在臟，慎不可下，下之者傷脾，脾土弱即水氣妄行。陽氣在下，温養諸臟，故不可下也。下之即損於陽氣，而脾胃復傷。土以防水，而今反傷之，故令水得盈溢而妄行也。下之者，如魚出水，蛾入湯。言治病逆，則殺人，如魚出水，蛾入湯火之中，立死。重客在裏，慎不可熏，熏之逆客，其息則喘。重客者，猶陽氣也。重者，尊重之貌也。陽位尊處於上，今一時在下，非其常所故言客也。熏謂燒針及以湯火之輩熏發其汗，如此則客熱從外入，與陽氣相薄，是爲逆也。氣上熏胸中，故令喘息。無持客熱，令口爛瘡。無持者，無以湯火發熏其汗也。熏之則火氣入裏爲客熱，故令其口生瘡。陰脈且解，血散不通，正陽遂厥，陰不往從。血行脈中，氣行脈外，五十周而復會，如環之無端也。血爲陰，氣爲陽，相須而行。發其汗，使陰陽離別，脈爲解散，血不得通。厥者，逆也，謂陽氣逆而不復相朝使。治病失所，故陰陽錯逆,可不慎也。**客熱狂入,内爲結胸。**陰陽錯亂,外熱狂入,留結胸中也。**脾氣遂弱,清溲**[3]**痢通。**脾主水穀,其氣微弱,水穀不化,下痢不息。清者,厠也。溲從水道出,而反清溲者,是謂下痢至厠也。

右四時經。

〔1〕螟蟲　一種細腰蜂。《詩·小雅》:"螟蛉有子,螺蠃負之。"釋文:"即細腰蜂。"此泛指小蟲。

〔2〕螺　原作"螺",據前後正文及廣本等改。

〔3〕清溲　大便清稀如溲。清,通"圊",厠也,此指大便。《釋名·釋宮室》:"厠,或曰清。言至穢之處,宜常修治使潔清也。"注:"清,今本作圊。"

黄帝曰:冬脈如營[1],何如而營? 岐伯對曰:冬脈腎也,北方水也,萬物之所以合藏,故其氣來沉以搏[2],《甲乙》作濡。故曰營。反此者病。黄帝曰:何如而反? 岐伯曰:其氣來如彈石者,此謂太過,病在外;其去如數[3]者,此謂不及,病在中。黄帝曰:冬脈太過與不及,其病皆如何? 岐伯曰:太過則令人解㑊,脊脈痛而少氣,不欲言;不及則令人心懸如病飢,胁中清[4],脊中痛,少腹滿,小便黄赤。

〔1〕營《難經·十五難》作"石",下同。營,此指脈沉如營壘深藏。《素問·玉機真臟論》王冰注:"脈沉而深,如營動也。"吳崑《素問吳注》注:"營,營壘之營,兵之守者也。冬至閉藏,脈來沉石,如營丘之守也。"

〔2〕沉以搏　黄本、周本"以"俱作"而"。《甲乙》卷四第一"搏"作"濡"。《素問·玉機真臟論》新校正云:"按《甲乙經》搏字爲濡,當從《甲乙經》爲濡。何以言之? 脈沉而濡,濡,古軟字,乃冬脈之平調脈。若沉而搏擊於手,則冬脈之太過脈也。故言當從《甲乙》濡字。"可參。

〔3〕其去如數　《太素》卷十四四時脈形"數"作"毛",可參。張介

賓《類經》五卷四時臟脈病有太過不及：“其去如數者，動止疾促，營之不及也。蓋數本屬熱，而此真陰虧損之脈，亦必緊數，然愈虛則愈數，原非陽強實熱之數，故云如數，則辨析之意深矣。”

〔4〕䏚(miǎo 秒)中清　䏚，原作“眇”，據錢本、周本等改，與《素問·玉機真臟論》、《千金》卷十九第一相合。䏚，指季肋下方挾脊兩旁空軟處。《正字通》：“䏚在季脇下，挾脊兩傍虛軟處，腎外當䏚。”清，《集韻》卷八勁：“寒也。”

腎脈來喘喘累累如鉤，按之而堅，曰腎平。冬以胃氣爲本。腎脈來如引葛[1]，按之益堅，曰腎病。腎脈來發如奪索，辟辟[2]如彈石，曰腎死。

真腎脈至，搏而絶，如以指彈石，辟辟然，色黃黑[3]不澤，毛折，乃死。

冬胃微石，曰平；石多胃少，曰腎病；但石無胃，曰死。石而有鉤，曰夏病；鉤甚，曰今病。

凡人以水穀爲本，故人絶水穀則死，脈無胃氣亦死。所謂無胃氣者，但得真臟脈，不得胃氣也。所謂脈不得胃氣者，肝不弦，腎不石也[4]。

〔1〕脈來如引葛　言脈來沉緊搏指，有如按在牽引着的葛藤上。張介賓《類經》五卷五臟平病死脈胃氣爲本：“脈如引葛，堅搏牽連也。”

〔2〕辟辟　急促而不均匀貌。高世栻《素問直解·平人氣象論》注：“辟辟，來去不倫也。”

〔3〕黃黑　廣本作“黑赤”；《素問·玉機真臟論》作“黑黃”。

〔4〕凡人以水穀爲本至肝不弦，腎不石也　此條錢本引作小字注；廣本、周本亦俱作小字注，而其末“肝不弦，腎不石也”作“肝但弦，心但鉤，胃但弱，肺但毛，腎但石也”，可參。

腎藏精，精舍志。盛怒而不止則傷志，傷志[1]則善忘其前言，腰脊痛，不可以俛仰屈伸，毛悴色夭，死於季夏。

冬腎水王，其脈沉濡而滑，曰平脈。反得大而緩者，是脾之乘腎，土之刻水，爲賊邪，大逆，十死不治。一本云：日、月、年數至一，忌戊己。反得弦細而長者，是肝之乘腎，子之扶母，爲實邪，雖病自愈。反得浮《千金》作微。濇而短者，是肺之乘腎，母之歸子，爲虛邪，雖病易治。反得洪大而散者，《千金》作浮大而洪。是心之乘腎，火之陵水，爲微邪，雖病即差。

腎脈沉細而緊，再至，曰平；三至，曰離經，病；四至，脱精；五至，死；六至，命盡。足少陰脈也。

〔1〕傷志　錢本、周本及《靈樞·本神》此二字俱互乙，與前各篇文例相合，疑是。

腎脈急甚，爲骨痿、癲疾；微急，爲奔豚、沉厥[1]，足不收，不得前後。緩甚，爲折脊；微緩，爲洞下，洞下者食不化，入咽還出。大甚，爲陰痿；微大，爲石水，起臍下以至小腹腫，垂垂然，上至胃管，死不治。小甚，爲洞泄；微小，爲消癉。滑甚，爲癃、癲；微滑，爲骨痿，坐不能起，目[2]無所見，視見黑花。濇甚，爲大癰；微濇，爲不月水，沉痔[3]。

足少陰氣絶則骨枯。少陰者，冬脈也，伏行而濡骨髓者也。故骨不濡則肉不能著骨也，骨肉不相親則肉濡而却[4]，肉濡而却故齒長而垢[5]，《難經》垢字作枯。髮無澤。髮無澤者骨先死，戊篤己死，土勝水也。

腎死臟，浮之堅，按之亂如轉圓，益下入尺中者，死。

右《素問》、《針經》、張仲景。

〔1〕沉厥　此指足部沉重厥冷的病證。楊上善《太素》卷十五五臟脈診注："腎冷發沉厥之病，足脚沉重逆冷不收。"

〔2〕目 《靈樞·邪氣臟腑病形》此上有"起則"二字,可參。

〔3〕不月水,沉痔 不月水,指月經閉止不行。沉痔,指内痔。楊上善《太素》卷十五五臟脈診注:"微濇者,血微盛也。血多氣少不通,故女月經不得以時下也。又其氣少血聚,復爲廣腸内痔也。沉,肉也。"

〔4〕肉濡而却 肌肉軟弱萎縮。濡,軟弱也;却,退也,此有退縮、萎縮之意。

〔5〕齒長而垢 齒長,指牙齦萎縮,因而牙齒在外觀上相對變得較長。垢,《説文·上部》:"濁也。"此言牙齒暗濁無光澤。

按:本卷共五篇,分述肝膽、心小腸、脾胃、肺大腸、腎膀胱五組臟腑的生理、病理、脈象及與時令氣候的關係等。以每一組互爲表裏的臟腑爲一篇,五篇文基本同一格式體例,都分爲三部分:第一部分稱爲"新撰",主要根據《素問》等古醫經有關論述歸納撰集而成,着重討論五臟與五腑、五行、經脈、脈象、季節月份、時日,及五神、五主、五養、五候、五聲、五色、五臭(氣)、五液、五味等的相應關係,并指出各臟腑的俞穴和募穴。這是依據五行學說,以五臟爲中心,將人體各部組織器官、功能活動及季節月份、時日等聯繫起來,説明其相互關係。爲方便查閱,將此部分内容歸納成後附表。至於五臟與季節的關係,采用"五行囚王"的學説來進行論述,凡本氣主時自旺稱爲"王",王之所生者稱爲"相",生王者稱爲"廢",克王者稱爲"囚",王之所克者稱爲"死"。至於臟腑與時日的關係,則分別有王、困、死三種情況,凡臟腑與時日的五行之氣相同者稱爲"王",臟腑的五行之氣克制時日的五行之氣者稱爲"困",時日的五行之氣克制臟腑的五行之氣者稱爲"死"。這些理論的機理及實用價值尚有待研究。第二部分稱爲"四時經",主要討論五臟與四時的關係,用天人相應的觀點闡釋五臟四時脈象差異形成的緣由,以及治療上所應注意的問題等。這二部分文有人持異議,認爲可能是北宋·林億等所撰集摻入。但亦有人提出反對意見,如日本·丹波元胤《中國醫籍考》云:"此書第三卷,稱新撰者,叔和以《素問》諸經之文，有雜而難了，乃新抄事要者。四時經，蓋《隨志》所載《三部四時五臟辨診色決事脈》一卷是也。呂復以此二件爲宋臣所攙，誤矣。"此說可從。第三部分稱爲"《素問》、《針經》、張仲景"，主要是摘引了《素問》的"玉機真臟論"、"平人氣象論"，《靈樞》的"邪氣臟腑病形"、"本神"、"經脈"，以及《金匱·五臟風寒積聚病脈證并治》等篇的有關論述歸類撰集而成。具體介紹了五臟四時的正常、異常脈象及其真臟脈，分述五臟的生理、病理、傳變規律，以及各種病脈所主的病證和預後等，是臟腑理論、臟腑疾病診斷的重要內容之一。

本卷始終貫穿着中醫學整體觀的精神，把人體內各部臟腑、組織器官之間，人體與外部大自然之間，相互密切聯繫起來，當作一個整體來加以考察研究。這些理論，對後世頗有啟發，有一定指導意義。

附表：

五臟		五腑		五行	脈象	與　　季　　節　　關　　係				
臟	經脈	腑	經脈			相	王	廢	囚	死
肝	足厥陰	膽	足少陽	木	弦	冬三月	春三月	夏三月	季夏六月	秋三月
心	手少陰	小腸	手太陽	火	洪	春三月	夏三月	季夏六月	秋三月	冬三月
脾	足太陰	胃	足陽明	土	緩	夏三月	季夏六月	秋三月	冬三月	春三月
肺	手太陰	大腸	手陽明	金	浮	季夏六月	秋三月	冬三月	春三月	夏三月
腎	足少陰	膀胱	足太陽	水	沉	秋三月	冬三月	春三月	夏三月	季夏六月

與時日關係								其神	其主	其養	其候	其聲	其色	其臭	其液	與五味關係			俞募穴			
王		困		死												其味	其宜	其惡	臟		腑	
日	時	日	時	日	時														俞	募	俞	募
甲乙	平旦 日出	戊己	食時 日昳	庚辛	晡時 日入			魂	色	筋	目	呼	青	臊	泣	酸	苦	辛	肝俞	期門	膽俞	日月
丙丁	禺中 日中	庚辛	晡時 日入	壬癸	人定 夜半			神	臭	血	舌	言	赤	焦	汗	苦	甘	鹹	心俞	巨闕	小腸俞	關元
戊己	食時 日昳	壬癸	人定 夜半	甲乙	平旦 日出			意	味	肉	口	歌	黃	香	涎	甘	辛	酸	脾俞	章門	胃俞	太倉
庚辛	晡時 日入	甲乙	平旦 日出	丙丁	禺中 日中			魄	聲	皮毛	鼻	哭	白	腥	涕	辛	鹹	苦	肺俞	中府	大腸俞	天樞
壬癸	人定 夜半	丙丁	禺中 日中	戊己	食時 日昳			志	液	骨	耳	呻	黑	腐	唾	鹹	酸	甘	腎俞	京門	膀胱俞	中極

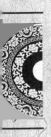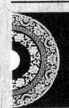

脈經卷第四

朝散大夫守光禄卿直秘閣判登聞檢院上護軍臣林億等類次

辨三部九候脈證第一

提要：本篇首先概括三部九候脈象的概念、主候範圍及其意義，進而全面論述三部九候在診斷一般病證和特殊危重病證的意義和原理。

經言：所謂三部者，寸、關、尺也；九候者，每部中有天、地、人也。上部主候從胸以上至頭，中部主候從膈以下至氣街，下部主候從氣街以下至足。

浮、沉、牢、結、遲、疾、滑、濇，各自異名，分理察之，勿怠觀變，所以別三部九候，知病之所起。審而明之，針灸亦然也。故先候脈寸中。寸中，一作寸中於九。浮在皮膚，沉細在裏。昭昭天道[1]，可得長久。

〔1〕昭昭天道　明白自然規律。此指明白脈象的自然規律。昭昭，明白也。《老子》："俗人昭昭，我獨昏昏"。天道，自然規律。《國語·周語》："吾非瞽史，焉知天道？"

上部之候，牢、結、沉、滑，有積氣在膀胱。微細而弱，臥引裏急，頭痛，欬嗽，逆氣上下。心膈上有熱者，口乾渴燥。病從寸口，邪入上者，名曰解。

脈來至，狀若琴弦，苦少腹痛，女子經月不利，孔竅生瘡；男子病痔，左右脇下有瘡。上部不通者，苦少腹痛，腸鳴。寸口中虛弱者，傷氣，氣不足。大如桃李實，苦痺也。寸口直上者，逆虛也。如浮虛者，泄利也。

中部脈結者，腹中積聚。若在膀胱、兩脇下，有熱。脈浮而大，風從胃管入，水脹，乾嘔，心下澹澹[1]，如有桃李核。胃中有寒，時苦煩、痛、不食，食即心痛，胃脹，支滿，膈上積。脇下有熱，時寒熱淋露[2]。脈橫[3]出上者，脇氣在膀胱，病即著。右橫關入寸口中者，膈上不通，喉中咽難。刺關元，入少陰。

〔1〕澹澹（dàn dàn 但但）　《說文解字注》：“水搖貌也。”

〔2〕淋露　猶淋漓。水流滴貌。《抱朴子・君道》：“甘露淋漓以霄墜。”此指汗出淋漓。

〔3〕橫　充滿也。《漢書・禮樂志》：“橫泰河”師古注：“橫，充滿也。”

下部脈者，其脈來至浮大者，脾也。與風集合，時上頭痛，引腰背；小滑者，厥也，足下熱，煩滿，逆上搶心，上至喉中，狀如惡肉，脾傷也。病少腹下，在膝、諸骨節間，寒清不可屈伸；脈急如弦者，筋急；足攣結者，四肢重；從尺邪入陽明者，寒熱也。大風邪入少陰，女子漏白下赤，男子溺血，陰萎不起，引少腹痛。

人有三百六十脈，法三百六十日。三部者，寸、關、尺也。尺脈爲陰，陰脈常沉而遲；寸、關爲陽，陽脈俱浮而速。氣出爲動，入爲息。故陽脈六息七息十三投[1]，陰脈八息七息十五投，此其常也。

二十八脈[2]相逐上下，一脈不來，知疾所苦。尺勝治下,寸勝治上,尺寸俱平治中央。

臍以上陽也,法於天;臍以下陰也,法於地;臍爲中關。頭爲天,足爲地。

〔1〕投 至也。唐庚《眉山唐文集》:"湖邊得二友,夜語投三更。"此指脈搏跳動的次數。

〔2〕二十八脈 此指二十八經脈,即手足十二經脈及任、督、陰蹻、陽蹻脈。

有表無裏,邪之所止,得鬼病〔1〕。何爲有表無裏〔2〕?寸尺爲表,關爲裏,兩頭有脈,關中絕不至也。尺脈上不至關爲陰絕,寸脈下不至關爲陽絕。陰絕而陽微,死不治。三部脈或至或不至,冷氣在胃中,故令脈不通也。

〔1〕鬼病 指危重病證。

〔2〕有表無裏 原作"表裏"二字,與上下文義不合。據周本、朱本改。

上部有脈,下部無脈,其人當吐,不吐者,死。上部無脈,下部有脈,雖困〔1〕無所苦〔2〕,所以然者,譬如人之有尺,樹之有根,雖枝葉枯槁,根本將自生,木有根本,即自有氣,故知不死也。

寸口脈平而死者,何也?然:諸十二經脈者,皆繫於生氣之原。所謂生氣之原者,非〔3〕謂十二經之根本也,謂腎間動氣也。此五臟六腑之本,十二經之根,呼吸之門,三焦之原,一名守邪之神也。故氣者,人根本也,根絕則莖枯矣。寸口脈平而死者,生氣獨絕於内也。腎間動氣,謂左爲腎,右爲命門。命門者,精神之所含,元氣之所繫也,一名守邪之神。以命門之神固守,邪氣不得妄入,入即死矣。此腎氣先絕於内,其人便死。其脈不復,反得動病也。

〔1〕困　危也。《淮南·主術訓》:"效忠者,命不困其身"注:"困,猶危也。"

〔2〕無所苦　《難經·十四難》作"無能爲害"四字,可參。

〔3〕非　《難經·八難》無,可參。

岐伯曰:形盛脈細,少氣不足以息者,死[1];形瘦脈大,胸中多氣者,死。形氣相得者,生;參伍不調者,病。三部九候皆相失者,死。上下左右之脈相應如參舂[2]者,病甚;上下左右相失不可數者,死。中部之候雖獨調,與衆臟相失者,死;中部之候相減者,死。目內陷者,死。

〔1〕死　《素問·三部九候論》、《太素》卷十四首篇俱作"危",可參。

〔2〕參舂　此喻脈象參差不齊,如春杵之上下,輕重不一,節律不勻。《太素》卷十四首篇:"脈之相應參動,上下左右,更起更息,氣有來去,如碓舂不得齊一"。

黃帝曰:冬陰夏陽奈何? 岐伯曰:九候之脈皆沉細懸絶[1]者,爲陰,主冬,故以夜半死;盛躁喘[2]數者,爲陽,主夏,故以日中死。是故寒熱者,平旦死;熱中[3]及熱病者,日中死;病風者,以日夕死;病水者,以夜半死;其脈乍數乍疏乍遲乍疾者,以日乘四季死[4];形肉以脱,九候雖調,猶死。

七診雖見,九候皆順者,不死。所言不死者,風氣之病及經月之病,似七診之病而非也,故言不死。若有七診之病,其脈候亦敗者,死矣。

必發噦噫,必審問其所始病與今之所方病,而後各切循其脈,視其經絡浮沉,以上下送順循之。其脈疾者,不病;其脈遲者,病;脈不往來者,死;皮膚著[5]者,死。

〔1〕懸絕　極度虛細,空泛無根。《素問·玉機真臟論》"其至皆懸絕"王冰注:"懸絕,謂如懸物之絶去也。"

〔2〕喘　急疾也。《素問·大奇論》:"脈至如喘"王冰注:"喘,謂卒來盛急,去而便衰,如人之喘狀。"

〔3〕熱中　此指陰虛陽盛之内熱證。《素問·脈要精微論》:"陰不足,陽有餘,爲熱中也。"

〔4〕日乘四季死　此指在辰、戌、丑、未四時中死亡。

〔5〕皮膚著　張介賓《類經》卷六決死生:"皮膚著者,血液已盡,謂皮膚枯槁著骨也。"

兩手脈,結上部者,濡;結中部者,緩;結三里者,豆起。弱反在關,濡反在巔。微在其上,濇反在下。微即陽氣不足,沾熱汗出;濇即無血,厥而且寒。

黄帝問曰:余每欲[1]視色、持脈,獨調其尺,以言其病,從外知内,爲之奈何? 岐伯對曰:審其尺之緩、急、小、大、滑、濇,肉之堅脆,而病形變定矣,調之何如? 對曰:脈急者,尺之皮膚亦急;脈緩者,尺之皮膚亦緩;脈小者,尺之皮膚減而少[2];脈大者,尺之皮膚亦大;脈滑者,尺之皮膚亦滑;脈濇者,尺之皮膚亦濇。凡此六變[3],有微有甚。故善調尺者,不待於寸;善調脈者,不待於色。能參合行之,可爲上工。

〔1〕每欲　周本作"欲毋";《靈樞·論疾診尺》、《太素》卷十五尺診俱作"欲無"。

〔2〕減而少　《靈樞·邪氣臟腑病形》及《甲乙經》卷四第二俱作"亦減而少氣",可參。

〔3〕六變　此指出現急、緩、小、大、滑、濇等六種脈象時皮膚之相應變化。

尺膚滑以淖澤[1]者,風也;尺内[2]弱,解㑊安臥脫肉者,寒熱也[3];尺[4]膚濇者,風痺也;尺膚麤如枯魚之鱗者，水淡^[5]飲也；尺膚熱甚，脈盛躁者，病溫也，其脈盛而滑者，汗且出；尺膚寒甚^[6]，脈小一作急。者，泄少氣；尺膚烜然^[7]，烜然，《甲乙》作熱炙人手。先熱後寒者，寒熱也；尺膚先寒，久持之而熱者，亦寒熱也；尺烜然熱，人迎^[8]大者，嘗^[9]奪血；尺緊^[10]人迎^[11]脈小甚，則少氣；色白有加^[12]者，立死。

〔1〕淖(nào 鬧)澤　《素問·經絡論》："熱多則淖澤"王冰注："淖，濕也。澤，潤液也。謂微濕潤也。"

〔2〕內　《甲乙》卷四第二及《太素》卷十五尺診俱作"肉"，可參。

〔3〕寒熱也　《太素》卷十五尺診作"寒熱不治"，可參。

〔4〕尺　《靈樞·論疾診尺》、《太素》卷十五尺診此上俱有"尺膚滑澤脂者，風也"八字，可參。

〔5〕淡(tán 談)　通"痰"。

〔6〕甚　《靈樞·論疾診尺》作"其"，且屬下讀，可參。

〔7〕烜(xuǎn 選)然　熱勢旺盛貌。烜，《玉篇·火部》："火盛貌。"

〔8〕人迎　此指寸口脈。本書卷一"兩手六脈所主五臟六腑陰陽逆順第七"稱"左爲人迎，右爲氣口"。

〔9〕嘗(cháng 常)　《靈樞·論疾診尺》、《甲乙》卷四第一及《太素》卷十五尺診俱作"當"，可參。

〔10〕緊　《靈樞·論疾診尺》、《甲乙》卷四第一及《太素》卷十五尺診俱作"堅"，可參。

〔11〕人迎　《靈樞·論疾診尺》、《甲乙》卷四第一及《太素》卷十五尺診等俱無此二字，可參。

〔12〕色白有加　《靈樞·論疾診尺》、《甲乙》卷四第一俱作"悗有加"，可參。

肘所獨熱者，腰以上熱；肘前獨熱者，膺前熱；肘後獨熱者，肩背熱。肘後麤^[1]以下三四寸^[2]，腸中有蟲；手所獨熱者，腰以上^[3]熱；臂中獨熱者，腰腹熱；掌中熱者，腹中熱；掌中寒者，腹中寒；魚上^[4]白肉有青血脈者,胃中有寒。

〔1〕矗 《甲乙》卷四第一作"廉",可參。

〔2〕寸 《靈樞·論疾診尺》此下有"熱者"二字,可參。

〔3〕上 《靈樞·診疾診尺》及《太素》卷十五尺診俱作"下",可參。

〔4〕上 《甲乙》卷四第一作"際",可參。

諸浮、諸沉、諸滑、諸濇、諸弦、諸緊,若在寸口,膈以上病;若在關上,胃以下病;若在尺中,腎以下病。寸口脈滑而遲,不沉不浮,不長不短,爲無病。左右同法。

寸口太過與不及,寸口之脈,中手短者,曰頭痛;中手長者,曰足脛痛;中手促上擊[1]者,曰肩背[2]痛。

寸口脈浮而盛者,病在外;寸口脈沉而堅者,病在中。

寸口脈沉而弱[3]者,曰寒一作氣,又作中。及疝瘕小腹痛。

寸口脈沉而弱,髮必墮落。

寸口脈沉而緊,苦心下有寒,時痛,有積聚。

寸口脈沉,胸中短氣。

寸口脈沉而喘者,寒熱。

寸口脈但實者,心勞。

寸口脈緊或浮,膈上有寒,肺下有水氣。

脈緊而長過寸口者,注病[4]。

脈緊上寸口者,中風。風頭痛亦如之。《千金翼》云:亦爲傷寒頭痛。

脈弦上寸口者,宿食;降者,頭痛。

脈來過寸入魚際者,遺尿。

脈出魚際,逆氣喘息。

寸口脈,潎潎[5]如羹上肥,陽氣微;連連如蜘蛛絲,陰氣衰。

寸口脈偏絕,則臂偏不遂;其人兩手俱絕者,不可治。兩手前部陽絕者,苦心下寒毒,喙中熱。

〔1〕擊 《甲乙》卷四第一作"數",可參。

〔2〕背 朱本作"臂",可參。

〔3〕沉而弱 《甲乙》卷四第一作"浮而喘",可參。

〔4〕注病 指傳染病。《釋名·釋病》:"注病,一人死,一人復得,氣相灌注也。"

〔5〕潎潎(pì pì 辟辟) 水中浮游貌。《文選·秋興賦》:"玩游鯈之潎潎。"此喻脈象極其輕浮。

關上脈浮而大,風在胃中,張口肩息,心下澹澹,食欲嘔。

關上脈微浮,積熱在胃中,嘔吐蚘蟲,心健忘。

關上脈滑而大小不勻,《千金》云:必吐逆。是爲病方欲進[1],不出一二日復欲發動。其人欲多飲,飲即注利。如利止者,生;不止者,死。

關上脈緊而滑者,蚘動。

關上脈濇而堅,大而實,按之不減有力,爲中焦實,有伏結在脾,肺氣塞,實熱在胃中。

關上脈襜襜[2]大,而尺寸細者,其人必心腹冷積,癥瘕結聚,欲熱飲食。

關上脈時來時去、乍大乍小、乍疏乍數者,胃中寒熱,羸劣不欲飲食,如瘧狀。

〔1〕進 《千金》卷二十八第六作"來",可參。

〔2〕襜襜(chān chān 攙攙) 動搖貌。《玉篇·衣部》:"襜襜,搖動兒。"

尺脈浮者,客陽在下焦。

尺脈細微,溏泄,下冷利。

尺脈弱,寸强,胃絡脈傷。

尺脈虛小者,足脛寒,痿痺脚疼。

尺脈濇,下血不[1]利,多汗。《素問》又云:尺濇脈滑謂之多汗。

尺脈滑而疾,爲血虛。

尺脈沉而滑者,寸白蟲。

尺脈細而急者,筋攣,痺不能行。

尺脈麤[2],常熱者,謂之熱中,腰胯疼,小便赤熱。

尺脈偏滑疾,面赤如醉,外熱則病。

〔1〕不　廣本、周本俱作“下”,可參。

〔2〕尺脈麤　此上《千金》卷二十八第六有“尺脈大者,熱在脬中,小便赤痛”十三字,可參。

按:王氏總結前人經驗,在前三小段中,原則上以寸、關、尺三部統病位,以浮、沉、遲、數、滑、濇、虛、實論病證,經緯分明,爲後世八綱脈奠定了分類基礎。雖然王氏未把遲、數、虛、實列爲提綱,然文中却反映了這綱領性精神,如把數脈分別反映於數、喘、疾、急;把遲脈分別反映於遲、疏;把虛脈分別反映於虛、小、弱、細、微、“瀳瀳如羹上肥”、絕等,把實脈分別反映於實、“襜襜大”、粗、强、盛、堅等。

至於“七診”一詞,注家多以《素問·三部九候論》中之“獨小”、“獨大”、“獨疾”、“獨遲”、“獨熱”、“獨寒”、“獨陷下”解釋。然考《素問·三部九候論》内容,“七診雖見”句接續於“九候之脈皆沉細懸絕者爲陰,主冬,故以夜半死……形肉已脫,九候雖調,猶死”之後,而不與“察九候獨小者病……獨陷下者病”相連。同時“七診”一詞的三次提出,均關係“不死”與“死”的嚴重脈證,而"獨小者病……獨陷下者病"是説明"何以知病之所在",彼此輕重緩急有别。故此按七種死期不同的危重脈證解釋。

至於死期,則不可拘泥。只是説明一日應四季之道理,從而把疾病性質、預後、死期聯繫起來,如寒熱病者死於應春之平旦;熱中及熱病者死於應夏之日中;病風者死於應秋之日夕;病水者死於應冬之夜半。

平雜病脈第二

提要:本篇評述各種雜病脈象,以及部分雜病脈證的預後和治則。

滑爲實、爲下。又爲陽氣衰[1]。數爲虚、爲熱。浮爲風、爲虚。動爲痛、爲驚。

沉爲水、爲實。又爲鬼疰[2]。弱爲虚、爲悸。

遲則爲寒,濇則少血,緩則爲虚,洪則爲氣,一作熱。緊則爲寒,弦數爲瘧。

瘧脈自弦。弦數多熱,弦遲多寒。微則爲虚,代散則死。

弦爲痛痹,一作浮爲風疰[3]。偏弦爲飲,雙弦則脅下拘急而痛,其人濇濇惡寒。

〔1〕又爲陽氣衰　周本、朱本此五字俱作正文,可参。

〔2〕又爲鬼疰(zhù注)　周本、朱本此四字俱作正文,可参。

〔3〕爲風疰　朱本作正文,可参。

脈大,寒熱在中。

伏者,霍亂。

安卧,脈盛,謂之脱血。

凡亡汗,肺中寒飲,冷水欬嗽,下利,胃中虚冷,此等其脈並緊。

浮而大者,風。

浮大者,中風,頭重,鼻塞。

浮而緩,皮膚不仁,風寒入肌肉。

滑而浮散者,攤緩風。

滑者,鬼疰。

濇而緊,痺病。

浮洪大長者,風眩癲疾。

大堅疾者,癲病。

弦而鈎,脇下如刀刺,狀如蜚尸[1],至困不死。

緊[2]而急者,遁尸[3]。

洪大者,傷寒熱病。

浮洪大者,傷寒。秋吉,春成病。

浮而滑者,宿食。

浮滑而疾者,食不消,脾不磨。

短疾而滑,酒病。

浮而細滑,傷飲。

[1] 蜚(fēi 非)尸　即飛尸。蜚,通"飛",《漢書·五行志》"殺蜚禽"師古注:"蜚,讀曰飛。"《病源》卷二十三飛尸候:"飛尸者,發無由漸,忽然而至,若飛走之急疾。"

[2] 緊　朱本作"堅",可參。

[3] 遁尸　《肘後備急方》:"遁尸……其狀腹痛脹急,不得氣息,上衝心胸,旁攻兩脇,或礧塊涌起,或攣引腰背。"

遲而濇,中寒,有癥結。

駃而緊,積聚,有擊痛。

弦急,疝瘕,小腹痛,又爲癖病。一作痺病。

遲而滑者,脹。

盛而緊,曰脹。

弦小者,寒癖。

沉而弦者,懸飲,内痛。

弦數,有寒飲,冬夏難治。

緊而滑者,吐逆。

小弱而濇,胃反。

遲而緩者,有寒。

微而緊者,有寒。

沉而遲,腹藏有冷病。

微弱者,有寒,少氣。

實緊,胃中有寒,苦不能食。時時利者,難治。_{一作時時嘔稽留難治。}

滑數,心下[1]結,熱盛。

滑疾,胃中有熱。

緩而滑,曰熱中。

沉_{一作浮。}而急,病傷寒[2],暴發虛熱。

〔1〕下　朱本、周本俱作"中",可參。

〔2〕寒　《千金》卷二十八第五作"暑",可參。

浮而絕者,氣急[1]。

辟[2]大而滑,中有短氣。

浮短者,其人肺傷,諸氣微少。不過一年死。法當嗽也。

沉[3]而數,中水[4]。冬不治自愈。

短而數,心痛,心煩。

弦而緊,脅痛,臟傷有瘀血。_{一作有寒血。}

沉而滑，爲下重，亦爲背膂痛。

脈來細而滑，按之能虛，因急持直者，僵仆，從高墮下，病在内。

〔1〕急　原脱，據周本補。

〔2〕辟　通"僻"，偏也。《論語·先進》："師也辟。"

〔3〕沉　周本、朱本俱作"浮"，可參。

〔4〕中（zhòng衆）水　中染山間水毒之邪而出現之病症。《病源》卷二十五水毒候："有山谷溪源處，有水毒病，春秋輒得，一名中水……亦名溪温。"

微浮，秋吉，冬成病。

微數，雖甚不成病，不可勞。

浮滑疾緊者，以合百病，久易愈。

陽邪來，見浮洪；陰邪來，見沉細；水穀來，見堅實。

脈來乍大乍小、乍長乍短者，爲祟[1]。

脈來洪大嫋嫋[2]者，社祟[3]。

脈來沉沉澤澤[4]，四肢不仁而重，土祟。

脈與肌肉相得，久持之至者，可下之。

弦小緊者，可下之。

緊而數，寒熱俱發，必下乃愈。

弦遲者，宜温藥。

緊數者，可發其汗。

〔1〕祟（suì歲）　鬼神爲害。《説文·示部》："祟，神禍也。"此指病情變化莫測。

〔2〕嫋嫋（niǎo niǎo鳥鳥）　柔動貌。《楚辭·九歌·湘夫人》："嫋嫋兮秋風"。

〔3〕社祟　《千金》卷二十八第五無"社"字。社祟，土地神爲害，此指病證多變。下文"土祟"義同。社，土地神，亦稱"後土"。《左傳·昭公二十九年》：共工氏有子曰句龍，爲後土……後土爲社。"鄭注："社者，五土

之神。"

〔4〕沉沉澤澤 深沉而鬆散無力。沉沉,深邃貌。《類篇・水部》:
"沉沉,深邃貌。"澤澤,鬆散貌。《詩・周頌》:"其耕澤澤。"

按:本篇論述了内科爲主的雜病三十多種,其論述過程既
用了"遲則爲寒、濇則少血、緩則爲虚"、"緊則爲寒"、"癱脈自
弦"之類的以脈統證的方法,又用了"浮而大者,風;浮大者,中
風……"、"浮而緩皮膚不仁,風寒入肌肉"、浮洪大長者,風眩癲
疾"、"浮而滑者,宿食"之類的以脈分證的方法。説明王氏蒐集
了前人的豐富臨床經驗,并作了適當分析歸類。

從行文分段來看,某些部分存在與内容形式不一的情況,如
"陽邪來,見浮洪"、"陰邪來,見沉細"、"水穀來,見堅實",分明
同屬一段内容,不應分段,可能爲後世之誤。因此作適當的
歸併。

由於歷史條件所限,當時對某些疾病原因尚未認識,借以鬼
神爲禍解釋。那些疾病是客觀存在的,因此,以歷史唯物主義觀
點去認識它,則不失這些内容的科學價值。

診五臟六腑氣絶證候第三

提要:本篇論述臟腑及其相合部分之氣機衰絶症候和
預後。

病人肝絶,八日死。何以知之? 面青,但欲伏眠,目
視而不見人,汗一作泣。出如水不止。一曰二日死。

病人膽絶,七日死。何以知之? 眉爲之傾。

病人筋絶,九日死。何以知之? 手足爪甲青,呼駡
不休。一曰八日死。

病人心絶,一日死。何以知之? 肩息,回視,立死。

一曰目亭亭，一日死。

病人腸[1]一云小腸。絕，六日死。何以知之？髮直如乾麻，不得屈伸，白汗[2]不止。

病人脾絕，十二日死。何以知之？口冷，足腫，腹熱，臚脹[3]，泄利不覺，出無時度。一曰五日死。

病人胃絕，五日死。何以知之？脊痛，腰中重，不可反覆。一曰腓腸平，九日死。

病人肉絕，六日死。何以知之？目乾，舌皆腫，溺血，大便赤泄。一曰足腫，九日死。

病人肺絕，三日死。何以知之？口張，但氣出而不還。一曰鼻口虛張短氣。

病人大腸絕，不治。何以知之？泄利無度，利絕則死。

病人腎絕，四日死。何以知之？齒爲暴枯，面爲正黑，目中黃色，腰中欲折，白汗出如水。一曰人中平，七日死。

病人骨絕，齒黃落，十日死。

諸浮脈無根者，皆死。已上五臟六腑爲根也[4]。

〔1〕腸　據後文義，似當作“小腸”二字。

〔2〕白汗　自汗也。《説文·白部》：“白，此亦自字也。”

〔3〕臚脹　腹脹。臚，腹也。《急就篇》：“寒氣泄注腹臚脹。”

〔4〕已上五臟六腑爲根也　周本無此九字；朱本作小字注文，可參。

按：本篇名診五臟六腑氣絕證候。但所論六腑中獨缺膀胱，所論五臟之合中又缺脈和皮毛。王氏滙集之文當不如此，此必爲後世所散失。按行文順序，“心絕”之後當爲“小腸絕”，方與先後相應。

至於死期日數，是一推導數字，不能絕對看待。所定日數，以何爲據，有待考證。

診四時相反脈證第四

提要：本篇主要論述四時出現的相反脈，及其預後與時令
的關係。

春三月木王，肝脈治，當先至，心脈次之，肺脈次之，
腎脈次之。此爲四時王相[1]順脈也。

到六月土王，脾脈當先至而反不至，反得腎脈，此爲
腎反脾也，七十日死。何爲腎反脾？夏，火王，心脈當先
至，肺脈次之，而反得腎脈，是謂腎反脾。期五月、六月，
忌丙丁[2]

脾反肝，三十日死。何謂脾反肝？春，肝脈當先至
而反不至，脾脈先至，是謂脾反肝。期正月、二月，忌
甲乙。

腎反肝，三歲死。何爲腎反肝？春，肝脈當先至而
反不至，腎脈先至，是謂腎反肝也。期七月、八月，忌
庚辛。

腎反心，二歲死。何爲腎反心？夏，心脈當先至而
反不至，腎脈先至，是謂腎反心也。期六月，忌戊己。臣
億等按《千金》云：此中不論肺金之氣，疏畧未諭，《指南》又推五行，亦頗顛
倒，待求《別錄》也[3]。

〔1〕四時王相　《千金》卷二十八第十二無"四時"二字。四時王
相，指春、夏、秋、冬四季當令之脈象。《難經‧十五難》："春脈弦，夏脈鈎，
秋脈毛，冬脈石，是王脈也……此四時之脈也"。

〔2〕期五月、六月，忌丙丁　病期在五月和六月，則忌逢丙丁之年、
月、日、時。丙丁屬火，火能生土。五月火旺，心脈當先至，六月土旺，脾脈
當先至，今皆反得腎脈，此爲水來乘火、水來侮土，火衰、土衰，爲脈逆四時

之象,故謂"期五月、六月,忌丙丁"。下文"期正月、二月,忌甲乙"、"期七月、八月,忌庚辛"、"期六月,忌戊己"等,皆同理類推。

〔3〕也 《千金》卷二十八第十二作"上",可參。

按:脈必須與四時相應,不相應則爲逆。本篇從脈與季節關係聯繫到五行生尅乘侮之關係,以判斷四時脈象之順逆,以及相反脈象之預後和忌期。以脾反肝、腎反脾、腎反肝、腎反心爲例,未論及症候表現,意在教人以推導方法。至於具體忌期,只作參考,不可拘泥。

診損至脈第五

提要:本篇首先論述損脈與至脈之概念、分類、證候和治則,進而結合天人相應學說,討論經脈長度、經脈運行情況與證候預後之關係。

脈有損至,何謂也? 然:至之脈,一呼再至曰平,三至曰離經,四至曰奪精,五至曰死,六至曰命絕,此至之脈也。何謂損? 一呼二至曰離經,二呼一至曰奪精,三呼一至曰死,四呼一至曰命絕,此損之脈也。至脈從下上,損脈從上下也。

損脈之爲病奈何? 然:一損損於皮毛,皮聚而毛落;二損損於血脈,血脈虛少,不能榮於五臟六腑也;三損損於肌肉,肌肉消瘦,食飲不爲肌膚;四損損於筋,筋緩不能自收[1]持;五損損於骨,骨痿不能起於床。反此者,至之爲[2]病也。從上下者,骨痿不能起於床者,死;從下上者,皮聚而毛落者,死。

〔1〕收 《千金翼》卷二十五第七作"扶",可參。

〔2〕之爲 原作"於收"文義不屬,據周本、朱本改。

治損之法奈何？然；損其肺者，益其氣；損其心者，調[1]其榮衛；損其脾者，調其飲食，適其寒溫；損其肝者，緩其中；損其腎者，益其精氣。此治損之法也。

〔1〕調　廣本作"益"，可參。

脈有一呼再至，一吸再至；一呼三至，一吸三至；一呼四至，一吸四至；一呼五至，一吸五至；一呼六至，一吸六至；一呼一至，一吸一至；再呼一至，再吸一至；呼吸再至。脈來如此，何以別知其病也？然：脈來一呼再至，一吸再至，不大不小，曰平。一呼三至，一吸三至，爲適得病。前大後小，即頭痛目眩；前小後大，即胸滿短氣。一呼四至，一吸四至，病適欲甚。脈洪大者，苦煩滿；沉細者，腹中痛；滑者，傷熱；濇者，中霧露。一呼五至，一吸五至，其人當困。沉細即夜加，浮大即晝加，不大[1]小雖困可治，其有大小者爲難治。一呼六至，一吸六至，爲十[2]死脈也。沉細夜死，浮大晝死。一呼一至，一吸一至，名曰損。人雖能行，猶當—作獨未。着床，所以然者，血氣皆不足故也。再呼一至，再吸一至，名曰無魂[3]。無魂者，當死也，人雖能行，名曰行尸。

〔1〕大　《難經・十四難》此下有"不"字，可參。

〔2〕十　《難經・十四難》無，可參。

〔3〕無魂　陽氣竭絕。魂，陽氣也。《説文・鬼部》："陽氣也"。

扁鵲曰：脈一出一入[1]曰平，再出一入少陰[2]，三出一入太陰，四出一入厥陰。再入一出少陽，三入一出陽明，四入一出太陽。脈出者爲陽，入者爲陰。

故人一呼而脈再動，氣行三寸；一吸而脈再動，氣行三寸。呼吸定息，脈五動。一呼一吸爲一息，氣行六寸。

人十息，脈五十動，氣行六尺。二十息，脈百動，爲一備之氣[3]，以應四時。

天有三百六十五日，人有三百六十五節。晝夜漏下水百刻。一備之氣，脈行丈二尺。一日一夜行於十二辰，氣行盡則周遍於身，與天道相合，故曰平。平者，無病也，一陰一陽是也。脈再動爲一至，再至而緊即奪氣。一刻百三十五息，十刻千三百五十息，百刻萬三千五百息。二刻爲一度，一度氣行一周身[4]，晝夜五十度。

〔1〕一出一入　脈搏一次跳動的時間相當於一次歇止的時間，二者時間之比爲一比一。出，現也。此指脈動之觸指；入，隱沒也。指脈動後之休歇。

〔2〕再出一入少陰　脈搏兩次跳動的時間相當於一次歇止的時間，稱爲少陰脈。脈出者爲陽，入者爲陰，今休歇時間長一倍，陰氣初盛，故曰"少陰"。下文之"三出一入太陰"、"四出一入厥陰"、"再入一出少陽"、"三入一出陽明"、"四入一出太陽"皆同理，從出入時間比例論陰陽之盛衰。

〔3〕一備之氣　一個完備的脈氣。

〔4〕一度氣行一周身　一刻一百三十五息，二刻爲一度，合二百七十息，一息氣行六寸，則一度氣行十六丈二尺，正合人身經脈之長，故曰一度氣行一周身。

脈三至者離經。一呼而脈三動，氣行四寸半。人一息脈七動，氣行九寸。十息脈七十動，氣行九尺。一備之氣，脈百四十動，氣行一丈八尺。一周於身，氣過百八十度[1]，故曰離經。離經者病，一陰二陽是也。三至而緊則奪血。

〔1〕氣過百八十度　脈氣運行超過一百八十度。常人一備之氣，氣行一丈二尺，二刻則脈氣運行一周身，合十六丈二尺。以此比較，此處一備之氣，氣行一丈八尺，二刻，則脈氣運行二十四丈三尺，超過經脈長度之半，一周身爲三百六十度，故謂"氣過百八十度"。下文有關氣度之數，均

以同法推算。

脈四至則奪精。一呼而脈四動,氣行六寸。人一息脈九動,氣行尺二寸。人十息脈九十動,氣行一丈二尺。一備之氣,脈百八十動,氣行二丈四尺。一周於身,氣過三百六十度,再遍於身,不及五節[1],一時之氣而重至。諸脈浮澀者,五臟無精,難治。一陰三陽是也。四至而緊則奪形。

〔1〕不及五節　此四字與上下文不屬,疑衍。

脈五至者,死。一呼而脈五動,氣行六寸半[1]。當行七寸半。人一息脈十一動,氣行尺三寸[2]。當行尺五寸。人十息脈百一十動,氣行丈三尺[3]。當行丈五尺。一備之氣,脈二百二十動,氣行二丈六尺[4]。當行三丈。一周於身三百六十五節,氣行過五百四十度。再周於身,過百七十度[5]。一節之氣而至此。氣浮澀,經行血氣竭盡,不守於中,五臟痿痟,精神散亡。脈五至而緊則死,三陰一作二。三陽是也,雖五猶末[6],如之何也!

〔1〕六寸半　據文義當作"七寸半"。

〔2〕尺三寸　據文義當作"尺五寸"。

〔3〕丈三尺　據文義當作"丈五尺"。

〔4〕二丈六尺　據文義當作"丈三"。

〔5〕過百七十度　一呼五動之脈,二刻時間其氣運行四十丈五尺,合經脈長二倍半,即合常人經氣環周運行二個半周角九百度。經過"一周於身"、"再周於身"的兩次正常環周運行,尚超過一百八十度,故此處當爲"過百八十度"。

〔6〕雖五猶末　雖然五臟仍無痿消。五,指五臟。末,無也。

脈一損一乘[1]者,人一呼而脈一動,人一息而脈再動,氣行三寸。十息脈二十動,氣行三尺。一備之氣,脈四十動,氣行六尺。不及周身百八十節。氣短不能周遍於身,苦少氣,身體懈墮矣。

〔1〕一乘　指一呼一吸脈動二次。乘,物雙數也。《左傳·僖公三十三年》:"弦高以乘韋先,牛十二,犒師。"

脈再損者,人一息而脈一動,氣行一寸五分。人十息脈十動,氣行尺五寸。一備之氣,脈二十動,氣行三尺,不及周身二百節。疑〔1〕氣血盡,經中不能及,故曰離經。血去不在其處,小大便皆血也〔2〕。

〔1〕疑　周本、朱本此字俱作正文,可參。

〔2〕血去不在其處,小大便皆血也　此十二字朱本作小字注;周本、朱本"小大"二字俱互乙,可參。

脈三損者,人一息復一呼而脈一動。十息脈七動,氣行尺五寸〔1〕。當行尺五分。一備之氣,脈十四動,氣行三尺一寸〔2〕。當行二尺一寸。不及周身二百九十七節,故曰爭〔3〕,氣行血留,不能相與俱微。氣閉實則胸滿。臟枯而爭於中,其氣不朝,血凝於中,死矣。

〔1〕尺五寸　據文義當作"尺五分"。

〔2〕三尺一寸　據文義當作"二尺一寸"。

〔3〕爭　競也。此指血氣相逆。

脈四損者,再息而脈一動。人十息脈五動,氣行七寸半。一備之氣,脈十動,氣行尺五寸。不及周身三百一十五節,故曰亡血。亡血者,忘〔1〕失其度。身羸疲,皮裹骨。故氣血俱盡,五臟失神,其死明矣。

〔1〕忘　周本、朱本俱作"亡"。忘,通"妄"。《靈樞·本神》:"魂傷則狂忘不精。"

脈五損者,人再息復一呼而脈一動。人十息脈四動,氣行六寸。一備之氣,脈八動,氣行尺二寸。不及周身三百二十四節,故曰絶。絶者,氣急,不下床,口氣寒,脈俱絕，死矣。

岐伯曰：脈失四時者爲至啟，至啟者，爲損至之脈也。損之爲言，少陰主骨爲重，此志損[1]也；飲食衰減，肌肉消者，是意損也；身安臥，臥不便利，耳目不明，是魂損也；呼吸不相通，五色不華，是魄損也；四肢皆見脈爲亂，是神損也。

〔1〕志損　指腎氣虧損。志，腎氣所藏也。《素問·宣明五氣》：“五臟所藏：心藏神，肺藏魄，肝藏魂，脾藏意，腎藏志。”下“意損”、“魂損”、“魄損”、“神損”皆同理，分別指脾、肝、肺、心的臟氣虧損。

大損三十歲，中損二十歲，下損十歲。損，各以春、夏、秋、冬。平[1]人，人長脈短者，是大損，三十歲；人短脈長者，是中損，二十歲；手足皆細，是下損，十歲；失精氣者，一歲而損，男子，左脈短，右脈長，是爲陽損，半歲；女子，右脈短，左脈長，是爲陰損，半歲。

春，脈當得肝脈，反得脾、肺之脈，損；夏，脈當得心脈，反得腎、肺之脈，損；秋，脈當得肺脈，反得肝、心之脈，損；冬，脈當得腎脈，反得心、脾之脈，損。

〔1〕平　通“評”。評議、估量也。

當審切寸口之脈，知絕不絕。前後去[1]爲絕。掌上相擊，堅如彈石，爲上脈虛盡，下脈尚有，是爲有胃氣。上脈盡，下脈堅如彈石，爲有胃氣[2]。上下脈皆盡者，死；不絕不消者，皆生。是損脈也。

〔1〕前後去　謂寸脈、尺脈隱沒不現。去，除也。

〔2〕上脈盡，下脈堅如彈石，爲有胃氣　此十三字周本、朱本俱作小字，可參。

至[1]之爲言，言語音深遠，視憒憒[2]，是志之至也；身體粗大，飲食暴多，是意之至也；語言妄見，手足相引，是魂之至也;蘢葱華色[3],是魄之至也;脈微小不相應,呼吸自大,是神之至也。是至脈之法也。死生相應,病各得其氣者生,十得其半也。黄帝曰:善。

〔1〕至 此指至脈。即盛實太過之脈證。

〔2〕視憒憒 視覺昏亂不清。憒,《説文‧心部》:"亂也。"

〔3〕蘢(lóng 蘢)葱華色 形容病人面色青翠而有光澤。蘢葱,亦稱葱蘢,青翠茂盛貌。華,光澤也。

按:本篇論述損脈與至脈,内容比較廣泛詳細。它以五臟爲中心,從五臟之合所損聯繫到五臟所損,進而再聯繫五臟之損。損脈與至脈,均分爲離經、奪精、死、命絶等四度。由此可知,"死"是病情危重之代名詞,與死亡概念有別。判斷疾病預後,是根據正常人呼吸次數與病人脈動次數的比例,再聯繫到人的經脈長度,推算病人脈氣的運行情況。因而俱有一定客觀指標。

本篇所論脈象之三陰三陽,是根據脈象搏動與隱没的時間比例而定,與《素問‧六節臟象論》及《靈樞‧經脈》根據人迎、寸口脈形大小比例而定不同。

古代計時,常以刻表示,一刻相當十四分二十四秒。人的生理呼吸,一分鐘約十八次,故一刻時間約有二百六十次,與本篇"一呼一吸爲一息"、"一刻百三十五息"之呼吸次數相差接近一倍,對此存疑待考。

診脈動止投數疏數死期年月第六

提要:本篇主要論述各種代脈的表現、預後及其治療等問題,同時指出代脈是臟氣衰敗的表現。

脈一動一止,二日死。一經云:一日死。二動一止,三日死。三動一止,四日死,或五日死。四動一止,六日死。五動一止,五日死,或七日死。六動一止,八日死。七動一止,九日死。八動一止,十日死。九動一止,九日死,又云十一日死。一經云：十三日死,若立春死。十動一止,立夏死。一經云：立春死。十一動一止,夏至死。一經云：立夏死；一經云：立秋死。十二、十三動一止,立秋死。一經云：立冬死。十四、十五動一止,立冬死。一經云：立夏死。二十動一止,一歲死,若立秋死。二十一動一止,二歲死。二十五動一止,立冬死。一經云：一歲死,或二歲死。三十動一止,二歲若三歲死。三十五動一止,三歲死。四十動一止,四歲死。五十動一止,五歲死。不滿五十動一止,五歲死。

脈來五十投而不一止者,五臟皆受氣,即無病。《千金方》云：五行氣畢,陰陽數同,榮衛出入,經脈通流,晝夜百刻,五德相生。

脈來四十投而一止者,一臟無氣[1]却後四歲春草生而死。

脈來三十投而一止者,二臟無氣,却後三歲麥熟而死。

脈來二十投而一止者,三臟無氣,却後二歲桑椹赤而死。

脈來十投而一止者,四臟無氣,歲中死。得節不動,出清明日死,遠不出穀雨而死。

脈來五動而一止者,五臟無氣,却後五日而死。

〔1〕一臟無氣　此指腎氣衰竭。《難經·十一難》："經言脈不滿五十動而一止,一臟無氣者……腎氣先盡也。"據此,下文"二臟無氣"、"三臟無氣"、"四臟無氣"、"五臟無氣"分別指肝、脾、心、肺之氣機衰竭。

脈一來而久住者,宿病在心,主中治[1]。

脈二來而久住者,病在肝,枝中治[2]。

脈三來而久住者,病在脾,下中治[3]。

脈四來而久住者,病在腎,間中治[4]。

脈五來而久住者,病中肺,支中治[5]。

五脈[6]病,虛羸人得此者,死,所以然者,藥不得而治,針不得而及。盛人可治,氣全故也。

〔1〕主中治　從心經中治療。主,此指心。《靈樞·口問》:"心者,五臟六腑之主也"。

〔2〕枝中治　從肝經中治療。枝,此指肝。《難經·十五難》:"肝,東方木也。"木應春,多枝葉,故以"枝"指代肝。

〔3〕下中治　從脾經中治療。下,此指脾。脾屬土,其位於下。故以"下"指代脾。

〔4〕間中治　從腎經中治療。間,此指腎。腎有腎間動氣。故以"間"指代腎。

〔5〕支中治　從肺經中治療。支,此指肺。支,通"枝"。《難經·十五難》:"肺,西方金也,萬物之所終,草木華葉,皆秋而落,其枝獨在。"故以"支"指代肺。

〔6〕五脈　五臟之脈。《素問·宣明五氣》:"五脈之象:肝脈弦,心脈鈎,脾脈代,肺脈毛,腎脈石,是謂五臟之脈"。

按:本篇論述各種代脈,提出了"脈來五十投而不止者,五臟皆受氣,即無病"之生理觀,和脈來歇止多少與預後有關之病理觀。這是十分可貴的臨床經驗總結,説明了古人對病理生理作了認真的觀察和分析。

歇止脈,多見於氣血虛弱或氣血瘀滯之人,但也見於正常人,尤其是青春期或情緒波動之人,可偶見一分鐘不超過三次之歇止脈,不影響正常生理。因此,對於出現歇止脈之人的死亡日期及季節之判斷,不能絶對,只能説明發作越頻則預後越差的一般規律。

診百病死生決第七

提要：本篇主要討論內、外、婦等科二十多種急、慢性疾病的死生脈象及其預後。

診傷寒，熱盛，脈浮大者，生；沉小者，死。

傷寒，已得汗，脈沉小者，生；浮大者，死。

溫病，三四日以下，不得汗，脈大疾者，生；脈細小難得者，死不治。

溫病，穰穰[1]大熱，其脈細小者，死。《千金》穰穰作時行。

溫病，下利，腹中痛甚者，死不治。

溫病，汗不出，出不至足者，死；厥逆汗出，脈堅疆急者，生；虛緩者，死。

〔1〕穰穰（ráng ráng 禳禳）　豐盛貌。《詩·商頌·那》：“自天降康，豐年穰穰。”此言熱勢之盛。

溫[1]病，二三日，身體熱，腹滿，頭痛，食飲如故，脈直而疾者，八日死。四五日，頭痛，腹痛[2]而吐，脈來細強，十二日死。八九日，頭不疼，身不痛，目不赤，色不變，而反利，脈來牒牒[3]，按之不彈手，時大，心下堅，十七日死。

熱病，七八日，脈不軟—作喘。不散—作數。者，當瘖[4]。瘖後三日，溫汗[5]不出者，死。

熱病，七八日，其脈微細，小便不利，加暴口燥，脈代，舌焦乾黑者，死。

〔1〕溫　《千金》卷二十八第十五作“熱”，可參。

〔2〕痛　周本、朱本俱作"滿"，可參。

〔3〕牒牒(dié dié 諜諜)　重疊貌。比喻脈搏疾速，一動未了，又復再動。牒，通"疊"，《說文通訓定聲》："牒，假借爲疊"。

〔4〕瘖(yīn 音)聲啞。《說文·疒部》："瘖，不能言也。"

〔5〕温(yùn 韵)汗　汗液蘊積。温，通"蘊"。《荀子·榮辱》："其沍長矣，其温厚矣。"

熱病，未得汗，脈盛躁疾，得汗者，生；不得汗者，難差。

熱病，已得汗，脈靜安者，生；脈躁者，難治。

熱病[1]，已得汗，常大熱不去者，亦死。大，一作專。

熱病，已得汗，熱未去，脈微躁者，慎不得刺治。

熱病，發熱，熱甚者，其脈陰陽皆竭，慎勿刺。不汗出，必下利。

〔1〕熱病　《千金》卷二十八第十五此上有"熱病，脈躁盛而不得汗者，此陽之極也，十死不治。熱病，已得汗，脈常躁盛，陰氣之極也，亦死"三十五字，可參。

診人被風，不仁痿厥其脈虛者，生；堅急疾者，死。

診癲病，虛則可治，實則死。

癲疾，脈實堅者，生；脈沉細小者，死。

癲疾，脈搏大滑者，久久[1]自已。其脈沉小急實，不可治；小堅急，赤不可療。

診頭痛、目痛、久視[2]無所見者，死。久視，一作卒視。

診人心腹積聚，其脈堅強急者，生；虛弱者，死。又實強者，生；沉者，死。其脈大，腹大脹，四肢逆冷，其人脈形長者，死。腹脹滿，便血，脈大時絕，極下血，脈小疾者，死。

心腹痛，痛[3]不得急，脈細小遲者，生；堅大疾者,死。

〔1〕久久 《素問·通評虛實論》及《甲乙》卷十一第二俱作"久"一字,可參。

〔2〕久視 此下句末有小字注:"久視,一作卒視。"按文義當是。卒視,驟然視物不明也。卒,通"猝"。

〔3〕痛 周本無,可參。

腸澼,便血,身熱則死,寒則生。

腸澼,下白沫,脈沉則生,浮則死。

腸澼,下膿血,脈懸絕則死,滑大則生。

腸澼之屬,身熱,脈不懸絕,滑大者,生;懸濇者,死。以臟期[1]之。

腸澼,下膿血,脈沉小流連[2]者,生;數疾且大,有熱者,死。

腸澼,筋攣,其脈小細安靜者,生;浮大緊者,死。

洞洩,食不化,不得留[3],下膿血,脈微小遲[4]者,生;緊急者,死。

洩注,脈緩時小結者,生;浮大數者,死。

蜃蝕陰疷[5],其脈虛小者,生;緊急者,死。

〔1〕期 察也。《素問·五運行大論》:"隨氣所在,期於左右。"

〔2〕流連 水流動貌。此指脈氣流動不絕。

〔3〕不得留 《千金》卷二十八第十五無此三字,可參。

〔4〕遲 原作"連",文義不屬,據吳本、周本改。

〔5〕蜃(nì匿)蝕陰疷(gāng肛) 蟲蝕肛門之病。猶言肛瘻之類。蜃,咬人之蟲。《廣雅·釋蟲》:"蜃,䗢蝝也。"《説文·虫部》:"蝝,齧人飛蟲也。"疷,《玉篇·病部》:"下病也。"

欬嗽,脈沉緊者,死;浮直者,生;浮軟者,生;小沉伏匿者,死。

欬嗽，羸瘦，脈形堅大者，死。

欬[1]，脱形，發熱，脈小堅急者，死；肌瘦下[2]_{一本云}不。脱形，熱不去者，死。

欬而嘔，腹脹且洩，其脈弦急欲絶者，死。

吐血、衄血、脈滑小弱者，生；實大者，死。

汗出若衄，其脈小滑者，生；大躁者，死。

唾血，脈緊強者，死；滑者，生。

吐血而欬，上氣，其脈數，有熱，不得臥者，死。

上氣，脈數者，死。謂其形損故也。

上氣，喘息低昂，其脈滑，手足温者，生；脈濇，四肢寒者，死。

上氣，面浮腫，肩息，其脈大，不可治，加利必死。一作又甚。

上氣，注液[3]，其脈虛寧寧[4]伏匿者，生；堅強[5]者死。

〔1〕欬　周本、朱本此下倶有"嗽"字，義勝。

〔2〕下　據文義似當作"不"。

〔3〕注液　痰液聚留。注，聚也。《周禮·天官》："及弊田，令禽注於虞中。"疏："注，猶聚也。"液，此指痰液。

〔4〕寧寧　《千金翼》卷二十五第七作"慢"字，可參。

〔5〕堅強　《千金翼》卷二十五第七作"牢弦"，可參。

寒氣上攻，脈實而順滑者，生；實而逆濇則死。《太素》云：寒氣暴上，脈滿實何如？曰：實而滑則生，實而逆則死矣。其形盡滿何如？曰：舉形盡滿者，脈急大堅，尺滿而不應，如是者，順則生，逆則死。何謂順則生，逆則死？曰：所謂順者，手足温也；謂逆者，手足寒也。

痟癉，脈實大，病久可治；脈懸小堅急[1]，病久不可治。

消渴，脈數大者，生；細小浮短者，死。

消渴，脈沉小者，生；實堅大者，死。

水病，脈洪大者，可治；微細者，不可治。

水病，脹閉，其脈浮大軟者，生；沉細虛小者，死。

水病，腹大如鼓，脈實者，生；虛者，死。

卒中惡，吐血數升，脈沉數細者，死；浮大疾快者，生。

卒中惡，腹大，四肢滿，脈大而緩者，生；緊大而浮者，死；緊細而微者，亦生。

〔1〕小堅急　《素問·通評虛實論》無"急"字；《甲乙》卷十一第六作"絕小堅"，可參。

病瘤，腰脊強急、瘈瘲者，皆不可治。

寒熱，瘈瘲，其脈代、絕者，死。

金瘡，血出太多，其脈虛細者，生；數實大者，死。

金瘡出血、脈沉小者，生；浮大者，死。

斫瘡，出血一二石，脈來大，二十日死。

斫刺俱有，病多，少血，出不自止斷者，其血〔1〕止，脈來大者，七日死；滑細者，生。

從高頓仆，內有血，腹脹滿，其脈堅強者，生；小弱者，死。

人爲百藥所中傷，脈浮濇而疾者，生；微細者，死；洪大而遲者，生。《千金》遲作速。

〔1〕血　原作"脈"，據錢本改。

人病甚而脈不調者，難差。

人病甚而脈洪者，易差。

人內外俱虛，身體冷而汗出，微嘔而煩擾，手足厥逆,體不得安静者,死。

脈實滿,手足寒,頭熱,春秋生,冬夏死。

老人脈微,陽羸陰强[1]者,生;脈焱大[2]加息一作如急。者,死。陰弱陽强,脈至而代,奇一作寄。月而死。

〔1〕陽羸陰强　指寸脈弱,尺脈强。與下"陰弱陽强"相反。

〔2〕脈焱(yàn 彦)大　脈象瞬間浮大無根,如火花之迅發迅消。焱,《説文・火部》:"火華也"。

尺脈濇而堅,爲血實氣虚也。其發病腹痛、逆滿、氣上行,此爲婦人胞中絶傷,有惡血,久成結瘕。得病以冬時,黍穄[1]赤而死。

尺脈細而微者,血氣俱不足,細而來有力者,是穀氣不充,病得節輒動,棗葉生而死。此病秋時得之。

左手寸口脈偏動,乍大乍小,不齊,從寸口至關,關至尺,三部之位,處處動摇,各異不同,其人病仲夏,得之此脈,桃花落而死。花,一作葉。

右手寸口脈偏沉伏,乍小乍大,朝來浮大,暮夜沉伏。浮大即太過,上出魚際;沉伏即下不至關中。往來無常,時時復來者,榆葉枯落而死。葉,一作英。

右手尺部,脈三十動一止,有頃更還二十動一止,乍動乍疏,連連相因,不與息數相應,其人雖食穀猶不愈,蘩草[2]生而死。

左手尺部,脈四十動而一止,止而復來,來逆,如循直木,如循張弓弦,緼緼然[3],如兩人共引一索,至立冬死。《千金》作至立春而死。

〔1〕黍穄(shǔ jì 屬濟)　禾稼之屬。黍,《説文・禾部》:"禾屬而粘者也。"穄,《説文注》:"此謂黍之不粘者也"。

〔2〕蘩(fán 煩)草 一指白蒿,二指款冬。二義皆通。《爾雅·釋草》:"蘩之醜,秋爲蒿。"《説文·艸部》:"蘩,白蒿也。"《正字通》:"蘇,蘩本字。"《爾雅·釋草》郝懿行疏:"蘩者……即款冬也。"

〔3〕緪緪(gēng gēng 更更)然 繃緊貌。緪,緊也。《淮南子·繆稱》:"治國譬若張瑟,大絃緪則小弦絶矣。"

按:本篇重點討論外感熱病、内科雜病、外科創傷、婦科病症和藥物中毒等將近三十種疾患的死生脈證。其中還論及了不同虛實表現之血分、氣分病症,以及脈形變異、脈律失常之證候及預後。爲後世提供了寶貴經驗,如"診頭痛目痛,卒視無所見者,死"、"上氣,面浮腫,肩息,其脈大,不可治,加利必死"、"病瘡,腰脊强急,瘈瘲者,皆不可治"、"寒熱,瘈瘲,其脈代絶者,死"等,都比較切合臨床實際,對有關疾病的預後判斷,有着重要指導意義。

至於死期之推斷,或日數,或季節,皆不可拘泥。其提出之所以然,有待探討。

診三部脈虛實决死生第八

提要:本篇主要論述兩手寸口三部脈象之虛實等病理變化,以判斷各種疾病之生死預後。

三部脈調而和者,生。

三部脈廢[1]者,死。

三部脈虛,其人長病得之,死。虛而濇,長病亦死,虛而滑亦死,虛而緩亦死,虛而弦急,癲病亦死。

三部脈實而大,長病得之,死。實而滑,長病得之,生;卒病得之,死。實而緩亦生,實而緊亦生。實而緊急,癲癇可治。

三部脈强，非稱其人病，便死。

三部脈羸，非其人一作脈。得之，死。

三部脈麤，長病得之，死；卒病得之，生。

三部脈細而軟，長病得之，生；細而數亦生；微而緊亦生。

三部脈大而數，長病得之，生；卒病得之，死。

三部脈微而伏，長病得之，死。

三部脈軟，一作濡。長病得之，不治自愈；治之，死。卒病得之，生。

三部脈浮而結，長病得之，死；浮而滑，長病亦死；浮而數，長病風得之，生；卒病得之，死。

〔1〕廢　衰敗也。《三國志·吳主傳》："達見廢興。"

三部脈芤，長病得之，生；卒病得之，死。

三部脈弦而數，長病得之，生；卒病得之，死。

三部脈革，長病得之，死；卒病得之，生。

三部脈堅而數，如銀釵股，蠱毒病，必死；數而軟，蠱毒病得之，生。

三部脈潎潎如羹上肥，長病得之，死；卒病得之，生。

三部脈連連如蜘蛛絲，長病得之，死；卒病得之，生。

三部脈如霹靂長病得之，死。三十日死〔1〕。

三部脈如弓弦〔2〕，長病得之，死。

三部脈累累如貫珠，長病得之，死。

三部脈如水淹然〔3〕流，長病不治自愈，治之反死。一云：如水流者，長病七十日死；如水不流者，長病不治自愈。

三部脈如屋漏，長病十日死。《千金》云：十四日死。

三部脈如雀啄，長病七日死。

三部脈如釜中湯沸，朝得暮死，夜半得日中死，日中得夜半死。

三部脈急，切腹間，病又婉轉腹痛，針上下差。

〔1〕三十日死　《千金》卷二十八第十六無，可參。

〔2〕弓弦　《千金》卷二十八第十六作"角弓"，可參。

〔3〕淹然　遲緩貌。淹，遲也。賈誼《鵬鳥賦》："淹速之度分，語予其期。"

按：本篇以脈與脈之間是否協調和緩、脈率與脈律是否調勻、脈與證是否相應等關係爲主要依據，論述寸口三部脈象虛實之病理變化，以判斷生死預後，這是十分寶貴的理論和經驗。至於"不治自愈，治之死"、"治之反死"，是強調正氣存復的重要作用。經適當調攝，正氣存復，則有自愈可能；若治療失當，調攝不妥，正氣耗失，反而預後不佳。這些觀點與方法，均足資後世借鑒。

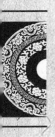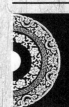

脈經卷第五

朝散大夫守光禄卿直秘閣判登聞檢院上護軍臣林億等類次

張仲景論脈第一

提要：本篇以平脈爲總綱，論述人體內榮衛氣血正常循行的情況。指出變化相乘，陰陽相干，便會出現相應的病脈，故可據以審察邪之所在，判斷臟腑的病變。

問曰[1]：脈有三部，陰陽相乘。榮衛氣血[2]，在人體躬[3]，《千金》作而行人躬。呼吸出入，上下於中，因息游布，津液流通。隨時動作，傚象形容，春弦秋浮，冬沉夏洪。察色觀脈，大小不同，一時之間，變無經常，尺寸參差，或短或長。上下乖錯，或存或亡。病輒改易，進退低昂。心迷意惑，動[4]失紀綱，願爲縷陳，令得分明。

〔1〕問曰　此二字原脱。據黃本、周本及上下文例補，與《傷寒》卷一第二相合。

〔2〕氣血　《傷寒》卷一第二此二字互乙，可參。

〔3〕躬　《廣韻》卷一東：“躬，身也。”

〔4〕動　往往，常常。《漢書·食貨志》：“又動欲慕古，不度時宜。”

師曰：子之所問，道之根源。脈有三部，尺寸及關。榮衛流行，不失衡銓[1]，腎沉心洪，肺浮肝弦，此自經常,不失銖分[2]。出入昇降,漏刻周旋,水下二刻,臣億等詳水下二刻,疑。檢舊本如此。脈一周身,旋[3]復寸口,虛實見焉。變化相乘,陰陽相干。風則浮虛,寒則緊弦[4],沉潛水滀[5],支飲急弦,動弦[6]爲痛,數洪[7]熱煩。設有不應,知變所緣。三部不同,病各異端。太過可怪,不及亦然,邪不空見,終必有奸[8],審察表裏,三焦別分,知邪所舍,消息診看,料度腑臟,獨見若神。爲子條記,傳與賢人。

〔1〕衡銓(quán 全)　秤量物體輕重之器具。衡,秤桿;銓,秤錘。此喻法度。

〔2〕銖(zhū 朱)分　古代重量單位。漢制以十黍爲一銖,六銖爲一分,二十四銖爲一兩。此喻細微。

〔3〕旋　《傷寒》卷一第二及《千金翼》卷二十五第二俱作"當",可參。

〔4〕緊弦　《傷寒》卷一第二及《千金翼》卷二十五第二俱作"牢堅"可參。

〔5〕水滀　此泛指水飲停聚體內所致的疾患。滀,水聚也。《廣韻》卷五屋韻:"滀,水聚。"

〔6〕弦　《傷寒》卷一第二作"則";《千金翼》卷二十五第二作"即",可參。

〔7〕洪　《傷寒》卷一第二作"則";《千金翼》卷二十五第二作"即",可參。

〔8〕奸　亂也。《玉篇·女部》:"奸,亂也。"此爲病變之意。

按:本篇出自《傷寒論·平脈法》。闡明脈搏與榮衛氣血的循行密切相關,并且受到四時季節的影響,故平脈亦有春弦、秋浮、冬沉、夏洪的變化。一旦發生病變,由於陰陽的偏盛偏衰,影響榮衛氣血的正常循行,可引起脈象發生相應的變化,所謂有其病必有其脈。此即以常衡變,憑脈辨證之理。但亦有脈證不相

符的,尤當詳察寸關尺三部,窮究其緣由,辨別表裏、三焦、臟腑
的不同病變,以獲得正確的診斷。

扁鵲陰陽脈法第二

提要:本篇論述三陰三陽的平脈及病脈。并從陰陽表裏相
乘的病機出發,列舉多種病證以說明之。

脈,平旦曰太陽,日中曰陽明,晡時曰少陽,黃昏曰
少陰,夜半曰太陰,雞鳴曰厥陰,是三陰三陽時也。

少陽之脈,乍小乍大,乍長乍短,動搖六分[1]。王
十一月甲子夜半,正月、二月甲子王。

太陽之脈,洪大以長,其來浮於筋上,動搖九分。三
月、四月甲子王。

陽明之脈,浮大以短,動搖三分。大前小後[2],狀
如科斗,其至跳。五月、六月甲子王。

少陰之脈緊細[3],動搖六分。王五月甲子日中,七
月、八月甲子王。

太陰之脈,緊細[4]以長,乘[5]於筋上,動搖九分。
九月、十月甲子王。

厥陰之脈,沉短以緊,動搖三分。十一月、十二月甲
子王。

〔1〕動搖六分　謂脈搏動的幅度達到六成。動搖,此指脈的搏動。
六分,猶六成。

〔2〕大前小後　此言寸脈大尺脈小。大、小,指脈體的粗大與細小。
前、後,指關前與關後,即寸與尺部。

〔3〕緊細　《難經·七難》此下有"而微"二字。據上下文例,此處
疑脫。

〔4〕細　《難經·七難》作"大",可參。

〔5〕乘　《韻會》:"乘,載也。"此指脈搏搏動的部位。

　　厥陰之脈急弦,動搖至六分已上。病遲脈[1]寒,少腹痛引腰,形[2]喘者死。脈緩者可治,刺足厥陰入五分。

　　少陽之脈,乍短乍長,乍大乍小,動搖至六分已上。病頭痛,脇下滿,嘔可治,擾即死。一作偏可治,偏即死。刺兩季肋端足少陽也,入七分。

　　陽明之脈,洪大以浮,其來滑而跳,大前細後,狀如科斗,動搖至三分已上。病眩頭痛,腹滿痛,嘔可治,擾即死。刺臍上四寸、臍下三寸,各六分。

〔1〕遲脈　黃本、周本有小字注:"袁校云:遲脈二字疑衍。"依文義,此二字疑衍。

〔2〕形　現也。蕭統《文選序》:"情動於中而形於言。"

　　從二月至八月,陽脈在表;從八月至正月,陽脈在裏。附[1]陽脈強,附陰脈弱。至[2]即驚,實則痫瘛。細而沉,不痫瘛即泄,泄即煩,煩即渴,渴即腹滿,滿即擾,擾即腸澼,澼即脈代,乍至乍不至。大而沉即欬,欬即上氣,上氣甚則肩息,肩息甚則口舌血出,血出甚即鼻血出。

〔1〕附　《廣雅·釋詁一》:"附,益也。"此有偏盛之意。

〔2〕至　極也。此指極度偏盛。

　　變出寸口,陰陽表裏,以互相乘。如風有道,陰脈乘陽也。寸口中,前後溢者,行風。寸口中,外實內不滿者,三風四溫[1]。寸口者,勞風。勞風者,大病亦發,駃行汗出亦發。軟風者,上下微微扶骨,是其診也。表緩腹內急者,軟風也。猥雷實夾[2]者,飄風。從陰趨陽者,風邪。一來調,一來速,鬼邪也。陰緩陽急者,表有風來入臟也。陰急者,風已抱[3]陽入腹。

〔1〕三風四溫　言或患風證,或患溫證。三、四,表不定之詞,或者之意。

〔2〕猥(wěi 委)雷實夾　謂脈勢突然增強,有如巨雷轟鳴,脈管壁充實有力。猥,猝然。《廣雅·釋言》:"猥,頓也,頓亦猝也。"夾,左右相持。《儀禮·既夕禮記》:"圉人夾牽之。"注:"在左右曰夾。"此指兩側脈管壁。

〔3〕風已抱(pāo 拋)陽　謂風邪已離開肌表。抱,通"拋",棄也,離棄之意。《集韻》卷三爻:"拋,棄也。或作摽、𢫦、抱。"

上逯逯,下宛宛[1],不能至陽,流飲也。上下血微,陰強者,爲漏僻[2];陽強者,酒僻也。傴偷不過[3],微反陽,澹漿[4]也。陰扶骨絕[5]者,從寸口前頓趣[6]於陰,汗水也。來調四布者,欲病水也。

〔1〕上逯逯(lù lù 録録),下宛宛　指寸部脈來遲緩,尺部脈氣深伏。逯逯,遲緩貌。宛宛,伏藏貌。

〔2〕僻　通"癖",《本草綱目》:"狼毒……除脅下積僻。"

〔3〕傴(yǔ 宇)偷不過　謂脈勢既不過弱亦不過強。傴,曲背也。此有弱小之意。偷,盜也。此有強暴之意。

〔4〕澹(dàn 淡)漿　痰飲之古稱。《素問·氣厥論》:"水氣客於大腸,疾行則鳴濯濯如囊裹漿,水之病也。"

〔5〕陰扶骨絕　尺脈重按近骨仍微細欲絕。陰,此指尺部。扶,近也。絕,指脈微細欲絕。

〔6〕趣　急速也。《史記·項羽本紀》:"若不趣降漢,漢今虜若,若非漢敵也。"

陰脈不偷,陽脈傷,復少津。寸口中,後大前兑,至陽而實者,僻食。小過陽[1],一分者,七日僻;二分者,十日僻;三分者,十五日僻;四分者,二十日僻;四分中伏不過[2]者,半歲僻。

〔1〕小過陽　謂細小之病脈出現於寸關部。小,指脈細小。過,過失也。此指病脈。《素問‧脈要精微論》:"經脈未盛,絡脈調勻,氣血未亂,故乃可診有過之脈。"王冰注:"過,謂異於常候也。"

〔2〕中伏不過　謂脈氣不甚深伏。中,《說文‧卜部》:"內也。"此指脈位深沉。

敦敦[1]不至胃陰[2]一分,飲餔餌[3]僻也。外勾[4]者,久僻也。內卷[5]者,十日以還。外強內弱者,裏大核也。并浮而弦者,汁核。并浮緊而數,如沉,病暑食粥。一作微。有內緊而伏,麥飯若餅。寸口脈倚陽,緊細以微,瓜菜皮也;若倚如緊,薺藏菜也。賾賾[6]無數,生肉僻也;附陽者,炙肉僻也。小倚生[7],浮大如故,生麥豆也。

〔1〕敦敦　獨處不移貌。《詩‧豳風‧東山》"敦彼獨宿。"箋:"敦敦然獨宿於車下。"集傳云:"敦……獨處不移之貌。"

〔2〕胃陰　指右關脈沉。本書卷二第二云:"右手關上脈陽實者,足陽明經也。"陰,此指沉取之脈。

〔3〕餔餌(bǔ ěr 哺耳)　糖也。《集韻》卷七莫"餔,餔餌也。"《集韻》卷三唐:"餔……或作餹。"

〔4〕外勾　指脈浮取現鈎象。外,此指浮取之脈。勾,同"鈎"。

〔5〕內卷　指脈沉取堅實有力。內,此指沉取之脈。卷,通"捲"。《說文‧手部》:"捲,氣勢也。"段玉裁注:"謂作氣有勢也。"

〔6〕賾賾(zé zé 責責)　幽深貌。《集韻》卷九麥:"賾……幽深難見也。"此喻脈氣深伏難尋。

〔7〕小倚生　謂脈初按時偏於細小。生,初始也。《孟子‧離婁》:"舜生於諸馮。"注:"生,始也。"

按:本篇將一歲中的十二個月及一日中的十二個時辰,分別與脈的浮沉、急緩、洪大、細小、長短、緊弦等不同變化相配,定爲三陰三陽之平脈及其病脈,以說明臨證時應隨月份與時辰的演變,審察其脈象之正常與否。但亦不應拘泥,而宜四診合參以辨之。本篇所述三陰三陽及其旺脈,在十二個月與十二個時辰當令的次序,與《素問》診要經終論及平人氣象論、《難經》七難,以及《傷寒論》第九、一九三、二七二、二七五、二九一、三二八諸條有不同之處,可能爲古代醫學家的不同見解,宜互相參考,以作進一步研究、探討。

扁鵲脈法第三

提要:本篇論述診脈的要訣,在於知其常,察其變;并要結合"視色聽聲,觀病之所在",以期作出正確的診斷。

扁鵲曰:人一息脈二至謂平脈,體形無苦。人一息脈三至謂病脈。一息四至謂痺者,脫脈氣,其眼睛青者,死。人一息脈五至以上,死不可治也。都一作聲。息病[1]脈來動,取極五至,病有六七至也[2]。

〔1〕都息病　指嚴重發作的喘息病。都,有盛大之意。《廣雅·釋詁一》:"都,大也。"又,《小爾雅·廣言》:"都,盛也。"此喻喘息氣粗壅盛。

〔2〕也　黃本、周本此下俱有小字注:"袁校云:疑有闕文。"

扁鵲曰:平和之氣,不緩不急,不滑不濇,不存不亡,不短不長,不俛不仰,不從不橫,此謂平脈。腎一作緊。受如此,一作剛。身無苦也[1]。

〔1〕腎受如此,身無苦也　黃本、周本此下俱有小字注:"後八字疑衍。"可參。

扁鵲曰:脈氣弦急,病在肝。少食多厭,裏急多言,頭眩目痛,腹滿,筋攣,癲疾[1]上氣,少腹積堅,時時唾血,咽喉中乾。相病之法,視色聽聲,觀病之所在,候脈要訣豈不微[2]乎?脈浮如數,無熱者,風也。

若浮如數,而有熱者,氣也。脈洪大者,又兩乳房動,脈復數,加有寒熱,此傷寒病也。若羸長病,如脈浮溢寸口,復有微熱,此疰氣病[3]也。如復欬又多熱,乍劇乍差,難治也;又療無劇者,易差;不欬者,易治也[4]。

〔1〕癲疾　此指頭部疾患。癲,通"顛"。

〔2〕微　深奧也。劉禹錫《天論》:"其理微。"

〔3〕疰(zhù 注)氣病　疰,通"注"。《釋名·釋疾病》:"注病,一人死,一人復得,氣相灌注也。"

〔4〕也　黃本、周本此下有小字注:"袁校云:疑有闕文。"可參。

按:本篇引用《扁鵲脈法》以強調診脈的重要性。要掌握診脈的方法,首先必須辨別平脈和病脈。同時指出脈診還需與望診、聞診等法結合起來,根據患者的不同症狀表現綜合辨證,以辨別病情的輕重緩急、預後好壞。如此就能知常達變,執簡馭繁,爲正確治疗打下基礎。

扁鵲華佗察聲色要訣第四

提要:本篇論述運用望診和聞診相結合的方法,以審察病人精、氣、神的盛衰,藉以分析病情的輕重緩急,判斷預後的吉凶,并預測死期的遠近。

病人五臟已奪,神明不守,聲嘶者,死。

病人循衣縫,譫言者,不可治。

病人陰陽俱絕,掣衣撮空,妄言者,死。

病人妄語[1]錯亂及不能語者,不治;熱病者,可治。

病人陰陽俱絕,失音不能言者,三日半死。

〔1〕語　錢本、周本等俱作"言",可參。

病人兩目眥有黃色起者，其病方愈。

病人面黃目青者，不死；青如草滋[1]，死。

病人面黃目赤者，不死；赤如衃血，死。

病人面黃目白者，不死；白如枯骨，死。

病人面黃目黑者，不死；黑如炲[2]，死。

病人面目俱等者，不死。

病人面黑目青者，不死。

病人面青目白者，死。

病人面黑目白者，不死[3]。

〔1〕草滋　草蓆也，其色青中帶白。滋，通"兹"。張志聰《素問集注·五臟生成篇》注："兹，蓐席也。兹草者，死草之色，青而帶白也。"

〔2〕炲（tái 台）　煙塵·其中黑中帶黃，晦暗無光。張志聰《素問集注·五臟生成篇》注："炲音台，煙塵也，黑而滯黃。"

〔3〕病人面黑目白者，不死　涉後文"病人面黑目白者，八日死"與此義反，且《千金》卷二十八第十無此文，全句疑衍。

病人面赤目青者，六日死。

病人面黃目青者，九日必死，是謂亂經。飲酒當風邪入胃經，膽氣妄泄，目則爲青。雖有天救，不可復生。

病人面赤目白者，十日死。憂恚思慮，心氣內索[1]，面色反好，急求棺槨。

病人面白目黑者，死[2]。此謂榮華已去，血脈空索。

病人面黑目白者，八日死。腎氣內傷，病因留積。

病人面青目黃者，五日死。

〔1〕索　盡也。《書經·牧誓》："惟家之索。"注："索，盡也。"

〔2〕死　《中藏經》卷中第四十九此上有"十日"二字,可參。

病人著床,心痛短氣,脾竭內傷,百日復愈。能起傍徨,因坐於地,其立[1]倚床,能治此者,可謂神良。

病人面無精光,若土色,不受飲食者,四日死。

病人目無精光及牙齒黑色者,不治。

病人耳目鼻口有黑色起,入於口者,必死。

病人耳目及顴頰赤者,死在五日中。

病人黑色出於額,上髮際,下直鼻脊兩顴上者,亦死在五日中。

病人黑氣[2]出天中,下至年上、顴上者,死。

病人及健人黑色若白色起,入目及鼻口者[3],死在三日中。

病人及健人面忽如馬肝色,望之如青,近之如黑者,死。

〔1〕立　原作"亡",形近之誤,據吳本、錢本、周本等改,與《千金》卷二十八第十相合。

〔2〕氣　朱本及《儒門事親》卷十四扁鵲華佗察聲色定死生訣要俱作"色",義勝,與本篇篇名及上下句例合。

〔3〕者　原脫,據上下文例及《千金》卷二十八第十、《儒門事親》卷十四扁鵲華佗察聲色定生死訣要補。

病人面黑,目直視,惡風者,死。

病人面黑,唇青者,死。

病人面青,唇黑者,死。

病人面黑,兩脅下滿,不能自轉反者,死。

病人目回回[1]直視,肩息者,一日死。

病人頭目久痛,卒視無所見者,死。

病人陰結[2]陽絕，目精脫，恍惚者，死。

病人陰陽絕竭，目眶陷者，死。

病人眉系傾[3]者，七日死。

〔1〕目回回　目視昏亂貌。《文選·楊雄賦》："耳駭目回。"注："目回回，目視昏亂不清貌。"

〔2〕陰結　此指陰寒凝結所引起的便秘。《傷寒》卷一第一："其脈沉而遲，不能食，身體重，大便反硬，名曰陰結也。"成無己注："爲陰氣結固，陽不得而雜之，是名陰結。"

〔3〕眉系傾　眉系，錢本、周本等俱作"目系"，可參。眉系傾，謂目精偏斜，呈上視或斜視之狀。

病人口如魚口，不能復閉，而氣出多不反者，死。

病人口張者，三日死。

病人脣青，人中反者[1]，三日死。

病人脣反，人中滿者，死。

病人脣口忽乾[2]者，不治。

病人脣腫齒焦者，死。

病人陰陽俱竭，其齒如熟小豆，其脈駛者，死。

病人齒忽變黑者，十三[3]日死。

病人舌卷卵縮者，必死。

病人汗出不流，舌卷黑者，死。

〔1〕者　原脫，據黄本、周本及上下文例補，與《中藏經》卷中第四十九、《千金》卷二十八第十相合。

〔2〕忽乾　《中藏經》卷中第四十九作"乍乾黑"三字，可參。

〔3〕十三　《中藏經》卷中第四十九作"三十"，可參。

病人髮直者，十五日死。

病人髮如乾麻，善怒[1]者，死。

病人髮與眉衝起者，死。

病人爪甲青[2]者,死。

病人爪甲白者,不治[3]。

病人手足爪甲下肉黑者,八日死。

〔1〕善怒 《中藏經》卷中第四十九作"喜怒不調"四字,可參。

〔2〕青 《中藏經》卷中第四十九此下有"黑"字,可參。

〔3〕治 原作"活",形近之誤,據吳本、廣本及周本等改,與《千金》卷二十八第十相合。

病人榮衛竭絕,面[1]浮腫者,死。

病人卒腫,其面蒼黑者,死。

病人手掌腫,無文者,死。

病人臍腫,反出者,死。

病人陰囊莖俱腫者,死。

病人脈絕,口張足腫者[2],五日死。

病人足跌腫,嘔吐頭重者,死。

病人足跌上腫,兩膝大如斗者,十日死。

病人臥,遺屎[3]不覺者,死[4]。

病人尸臭者,不可治。

〔1〕面 《中藏經》卷中第四十九此下有"目"字,可參。

〔2〕者 原脱,據黃本、周本及上下文例補,與《千金》卷二十八第十相合。

〔3〕屎 《中藏經》卷中第四十九作"尿",可參。

〔4〕死 《中藏經》卷中第四十九此上有"五六日"三字,可參。

肝病皮白[1],肺之日庚辛死。

心病目黑,腎之日壬癸。

脾病唇青,肝之日甲乙死。

肺病頰赤目腫,心之日丙丁死。

腎病面腫唇黃,脾之日戊己死。

〔1〕皮白　原作"皮黑"，於義不合，據黃本、周本改，與《千金》卷二十八第十相合。

青欲如蒼璧之澤[1]，不欲如藍。

赤欲如帛裹朱，不欲如赭。

白欲如鵝羽，不欲如鹽。

黑欲如[2]重漆，不欲如炭。

黃欲如羅裹雄黃，不欲如黃土。

〔1〕蒼璧之澤　指青而明潤之色。蒼璧，青玉也。澤，明潤也。張介賓《類經》六卷精明五色："蒼璧之澤，青而明潤。"

〔2〕如　原脫，據黃本、周本及上下文例補，與《素問·脈要精微論》、《千金》卷二十八第十相合。

目色赤者病在心，白在肺，黑在腎，黃在脾，青在肝。黃色不可名者，病胸中。

診目病[1]，赤脈從上下者，太陽病也；從下上者，陽明病也；從外入內者，少陽病也。

診寒熱瘰癧，目中有赤脈，從上下至瞳子，見一脈，一歲死；見一脈半，一歲半死；見二脈，二歲死；見二脈半，二歲半死；見三脈，三歲死。

〔1〕病　《靈樞·論疾診尺》作"痛"，可參。

診齲齒痛，按其陽明之脈，來[1]有過者獨熱，在右右熱，在左左熱，在上上熱，在下下熱。

診血脈者[2]，多赤多熱，多青多痛，多黑爲久痹，多赤、多黑、多青皆見者，寒熱身痛。面色微黃，齒垢黃，爪甲上黃，黃疸也。安臥，小便[3]黃赤。脈小而濇者，不嗜食。

〔1〕來　此字與上下文義不屬，疑衍。

〔2〕脈者　原作"者脈"，文義難通，據黃本、周本乙轉，與《靈樞·

論疾診尺》相合。

〔3〕小便 原作“少”，文義不屬，據錢本及《靈樞·論疾診尺》、《甲乙經》卷十一第六改。

按：本篇所論亦散見於《素問》、《靈樞》、《中藏經》、《千金》等書，并爲張子和《儒門事親·扁鵲華佗察聲色定死生訣要》所引録。雖文字稍有出入，然其旨意不失。詳論望診、聞診之要訣，足爲後世所效法。其中尤爲强調望診貴在有神，而辨别五色善惡的關鍵：若明潤含蓄者，爲精氣未衰，屬善候；若枯暗不潤或顏色外露者，爲精氣衰敗，則預後不良。至於五臟所病之死期判斷，則屬五行生克學説的範疇，有待進一步從臨床實踐中觀察、研究。

扁鵲診諸反逆死脈要訣第五

提要：本篇首列諸死脈之象，以示脈有胃氣則生，無胃氣則死之理。繼而論述脈與證的關係，脈證相符者生，不相符者死。并提出了某些奇病的脈象，分析其病機及預後，對死期作出預測。

扁鵲曰：夫相死脈之氣，如群鳥之聚，一馬之馭系水交馳之狀，如懸石之落。出筋之上，藏筋之下，堅關之裏，不在榮衛，伺候交射[1]，不可知也[2]。

〔1〕射 測度也。《吕氏春秋·重言》：“有鳥止於南方之阜，三年不動，不飛，不鳴，是何鳥也？王射之。”

〔2〕也 黄本、周本此下俱有小字注：“疑有闕文。”可參。

脈病人不病，脈來如屋漏、雀啄者，死。屋漏者，其來既絶而止，時時復起，而不相連屬也。雀啄者，脈來甚數而疾，絶止復頓來也。又經言：得病七八日，脈如屋漏、雀啄者，死。

脈彈人手如黍米也。脈來如彈石，去如解索者，死。彈石者，辟辟急也。解索者，動數而隨散亂，無復次緒也。

脈困[1]，病人脈如蝦之游，如魚之翔者，死。蝦游者，苒苒而起，尋復退沒，不知所在，久乃復起，起輒遲而沒去速者是也。魚翔者，似魚不行，而但掉尾動，頭身搖而久住者是也。

脈如懸薄[2]卷索者，死。脈如轉豆者，死。脈如偃刀者，死。脈湧湧不去者，死。脈忽去忽來，暫止復來者，死。脈中侈[3]者，死。脈分絕者，死。上下分散也。

〔1〕脈困　脈象逆亂。《廣韻》卷四慁："困，亂也……病之甚也。"此指脈氣逆亂而出現種種反映病情危重的怪脈。

〔2〕薄　《禮記・曲禮上》："帷薄之外。"釋文："薄，簾也。"

〔3〕侈　大也。《集韻》卷三紙："侈……一曰大也。"

脈有表無裏[1]者，死。經名曰結，去[2]即死。何謂結？脈在指下如麻子動搖，屬腎，名曰結，去[3]死近也。脈五來一止，不復增減者，死。經名曰代。何謂代？脈五來一止也。脈七來是人一息，半時不復增減，亦名曰代，正[4]死無疑。

〔1〕脈有表無裏　謂寸、尺部有脈而關部無脈。本書卷四第一："寸、尺爲表，關爲裏。兩頭有脈，關中絕不至也。"

〔2〕去　黃本、周本俱作"云"，義長。

〔3〕去　離也。《廣韻》卷四御："去，離也。"

〔4〕正　必定。《廣韻》卷四勁："正，定也。"

經言：病或有死，或有不治自愈，或有連年月而不已。其死生存亡，可切脈而知之耶？然，可具知也。設病者若閉目不欲見人者，脈當得肝脈弦[1]急而長，反得肺脈浮短而濇者，死也。病若開目而渴，心下牢者，脈當得緊實而數，反得沉滑[2]而微者，死。病若吐血，復鼽

127

衄[3]者,脈當得沉細,而反浮大牢者,死。病若讝言妄語,身當有熱,脈當洪大,而反手足四逆[4],脈反沉細微者,死。病若大腹而泄,脈當微細[5]而濇,反得緊大而滑者,死。此之謂也。

〔1〕弦　《難經·十七難》作"强",可參。

〔2〕滑　《難經·十七難》作"濇",可參。

〔3〕衄衄(qiú nǜ 求女)　鼻出涕血。《素問·金匱真言論》:"春不衄衄。"王冰注:"衄,謂鼻中水出。衄,謂鼻中血出。"

〔4〕四逆　《難經·十七難》作"厥逆",義勝。

〔5〕微細　周本、黃本此二字俱互乙。

經言:形脈與病相反者,死。奈何? 然:病若頭痛目痛,脈反短濇者,死。

病若腹痛,脈反浮大而長者,死。

病若腹滿而喘,脈反滑利而沉者,死。

病若四肢厥逆,脈反浮大而短者,死。

病若耳聾,脈反浮大而濇者,死。《千金翼》云:脈大者生,沉遲細者難治。

病若目肮肮[1],脈反大而緩者,死。

〔1〕目肮肮(huāng huāng 荒荒)　《中藏經》卷中第四十八作"腦痛"二字,可參。

左有病而右痛,右有病而左痛,下有病而上痛,上有病而下痛,此爲逆,逆者死,不可治。脈來沉之絕濡,浮之不止推手者,半月死。一作半日。脈來微細而絕者,人病當死。

人病脈不病者,生;脈病人不病者,死。

人病尸厥,呼之不應,脈絕者,死。脈當大反小者,死。

肥人脈細小，如絲欲絶者，死。

羸人得躁脈者，死。

人身濇而脈來往滑者，死。

人身滑而脈來往濇者，死。

人身小而脈來往大者，死。

人身短而脈來往長者，死。

人身長而脈來往短者，死。

人身大而脈來往小者，死。

尺脈不應寸，時如馳，半日死。《千金》云：尺脈上應寸口太遲者，半日死。

肝脾俱至，則穀不化。肝多[1]即死。

肺肝俱至，則癰疽，四肢重。肺多即死。

心肺俱至，則痺，消渴，懈怠。心多即死。

腎心俱至，則難以言，九竅不通，四肢不舉。腎多即死。

脾腎俱至，則五臟敗壞。脾多即死。

肝心俱至，則熱甚瘭瘀，汗不出，妄見邪。

肝腎俱至，則疝瘕，少腹痛，婦人月使不來。

〔1〕肝多　謂肝脈太過。多，超出也。此爲太過之意。《公羊傳·宣公十五年》：“什一者，天下之中正也。多乎什一，大桀小桀。”

肝滿、腎滿、肺滿皆實，則爲腫。肺之雍，喘而兩胠[1]滿。肝雍，兩胠滿，臥則驚，不得小便。腎雍，脚[2]下至少腹滿，脛有大小，髀腨[3]大跛，易偏枯。

〔1〕胠（qū祛）　腋下脇上的部位。《集韻》卷五語：“胠，腋下。”又，《素問·欬論》：“肝欬之狀……兩胠下滿。”王冰注：“胠，亦

脇也。"

〔2〕脚 《甲乙》卷十一第八及《太素》卷十五俱作"胻"。《素問·大奇論》新校正云:"按《甲乙經》脚下作胻下,脚當作胻,不得言脚下至少腹也。"此説有理,"脚"疑爲"胻"字之誤。

〔3〕髀胻(bì héng 閉衡) 即大、小腿。《説文·骨部》:"髀,股也。"又,《説文·肉部》:"胻,脛耑也。"段玉裁注:"耑,猶頭也。脛近膝者曰胻。"

心脈滿大,癇瘛筋攣。肝脈小急,癇瘛筋攣。肝脈鶩[1]暴,有所驚駭,脈不至若瘖,不治自已。腎脈小急,肝脈小急,心脈小急,不鼓皆爲瘕。

〔1〕鶩(wù 務) 疾奔也。此爲急疾之意。《玉篇·馬部》:"鶩,奔也,疾也。"

腎肝并沉爲石水,并浮爲風水,并虚爲死,并小弦欲驚。腎脈大急沉,肝脈大急沉,皆爲疝。心脈搏[1]滑急爲心疝,肺脈沉搏爲肺疝。

〔1〕搏 謂搏觸鼓指。《素問·陰陽別論》:"陰搏陽別。"王冰注:"搏,謂搏觸於手也。"

脾脈外鼓[1],沉爲腸澼,久自已。肝脈小緩爲腸澼,易治。腎脈小搏沉,爲腸澼下血,血[2]温身熱者死。心肝澼亦下血,二臟同病者可治[3],其脈小沉濇者爲腸澼,其身熱者死,熱見七日死。

〔1〕外鼓 謂脈浮動鼓指。姚止庵《素問經注節解·大奇論》注:"外鼓,即浮動之意。"

〔2〕血 原脱,據《素問·大奇論》補。

〔3〕二臟同病者可治 二臟,指心與肝。心肝同病,木火相生爲順,故尚屬可治。馬蒔《素問注證發微·大奇論》注:"然二臟同病,則本火相生,其病可治。"

胃脈沉鼓濇,胃外鼓大,心脈小緊[1]急,皆膈偏枯,男子發左,女子發右,不瘖舌轉,可治,三十日起。其順者瘖,三歲起。年不滿二十者,三歲死。

〔1〕緊 《素問·大奇論》作"堅",可參。

脈至而搏,血衄身有熱者死。脈來如懸鈎浮[1],爲熱[2]。脈至如喘[3],名曰氣厥。氣厥者,不知與人言。《素問》、《甲乙》作暴厥。脈至如數,使人暴驚,三四日自已。

〔1〕如懸鈎浮 謂脈來如懸空無根,呈現微鈎而浮。丹波元簡《素問識·大奇論》注:"懸,乃懸空無根之象;鈎浮,乃陽盛陰虛之候。不似脈弦强而搏擊於指,此乃亡血家之常脈。"

〔2〕熱 《素問·大奇論》作"常脈"二字,可參。

〔3〕喘 湍疾也。《釋名·釋疾病》:"喘,湍也,湍疾也。"

脈至浮合[1],浮合如數,一息十至、十至以上,是爲經氣予不足也,微見[2]九十日死。脈至如火新然[3],是心精之予奪也,草乾而死。脈至如散葉[4],是肝氣予虛也,木葉落而死。木葉落作棗華。脈至如省客,省客者,脈塞而鼓[5],是腎氣予不足也,懸去棗華而死[6]。脈至如泥丸,是胃經予不足也,榆莢落而死。《素問》莢作葉。脈至如橫格[7],是膽氣予不足也,禾熟而死。脈至如弦縷[8],是胞[9]精予不足也,病善言,下霜而死;不言,可治。脈至如交漆[10],交漆者,左右傍至也,微見四[11]十日死。《甲乙》作交棘。脈至如涌泉,浮鼓肌中,是太陽氣予不足也,少氣,味韭英[12]而死。脈至如委土[13]《素問》作頹土。之狀,按之不得,是肌氣[14]予不足也,五色先見黑,白壘一作蔂。發死。脈至如懸雍,懸雍者,浮揣切之益大,是十二俞之予不足也,水凝而死。脈至如偃刀,偃刀者,浮之小急也,按之堅大急,五臟菀熟[15],寒熱獨并於腎也,如此其人不得坐,立春而死。脈至如丸滑不直手[16],不直手者,按之不可得也,是大腸氣予不足也,棗葉生而死。脈至如舂者,令人善恐,不欲坐臥,行立常聽,是小腸氣予不足也,季秋而死。

〔1〕浮合 謂如波浪之後浪合於前浪。喻脈來浮泛無序。張介賓《類經》六卷諸經脈證死期:"浮合,如浮波之合,後以催前,泛泛無常也。"

〔2〕微見 始見也。張介賓《類經》六卷諸經脈證死期"微見,始見也。言初見此脈,便可期九十日而死。"

〔3〕如火新然 此喻脈來銳而無根,瞬即消失。新,初也。《廣雅·釋言》:"新,初也。"然,通"燃"。

〔4〕如散葉 如落葉隨風飄散。喻脈來浮泛無根。張介賓《類經》六卷諸經脈證死期:"如散葉者,浮泛無根也。"

〔5〕脈塞而鼓 謂脈時而閉塞不至,時而搏擊鼓指。張介賓《類經》六卷諸經脈證死期:"塞者,或無而止。鼓者,或有而搏。"

〔6〕懸去棗華而死 謂於棗樹花開至花落之時會死亡。華,花也。張介賓《類經》六卷諸經脈證死期:"懸者,華之開。去者,華之落。言於棗華開落之時,火王而水敗,腎虛者死也。"

〔7〕如橫格 如橫木梗據。此喻脈長而堅硬。張介賓《類經》六卷諸經脈證死期"橫格,如橫木之格於指下,長而且堅。"

〔8〕如弦縷 此喻脈象弦急細小。張介賓《類經》六卷諸經脈證死期:"弦縷者,如弦之急,如縷之細,真元虧損之脈也。"

〔9〕胞 其説不一。張介賓《類經》六卷諸經脈證死期:"胞,子宫也,命門元陽之所聚也。"姑從之。

〔10〕如交漆 如絞濾漆汁,艱濇不暢,四面流散。喻脈來艱濇,纏綿不清。交,通"絞。"

〔11〕四 《素問·大奇論》作"三",可參。

〔12〕味韭英　謂能吃到韭菜花的時節。味,嚐也。英,花也。韭英,即韭菜花。

〔13〕如委土　如傾棄的朽土般鬆軟不實。喻脈象虛大無力,按之即不可得。《廣雅·釋詁二》:"委,棄也。"

〔14〕肌氣　指脾氣。張介賓《類經》六卷諸經脈證死期注:"肌氣即脾氣,脾主肌肉也。"

〔15〕菀(yù 育)熟　菀,通"鬱"。菀熟,即鬱熱。《素問·大奇論》王冰注:"菀,積也;熟,熱也。"

〔16〕如丸滑不直手　謂如按彈丸,短小而滑,按之不可得。張介賓《類經》六卷諸經脈證死期:"如丸,短而小也。直,當也。言滑小無根而不勝按也。"

問曰:嘗以春二月中,脈一病人,其脈反沉。師記言:到秋當死。其病反愈,到七月復病,因往脈之,其脈續沉。復記言:至冬死。

問曰:二月中得沉脈,何以故處[1]之至秋死也? 師曰:二月之時,其脈自當濡弱而弦,得沉脈,到秋自沉,脈見浮即死,故知到秋當死也。七月之時,脈復得沉,何以處之至冬當死? 師曰:沉脈屬腎,真臟脈也,非時妄見。經言:王、相、囚、死。冬脈本王脈,不再見,故知至冬當死也。然後至冬復病,正[2]以冬至日死,故知爲諦。華佗傚此。

〔1〕處　斷定也。《廣韻》卷三語:"處,定也。"

〔2〕正　原作"王"形近之誤,據錢本、周本等改。

按:本篇內容多取自《素問》平人氣象論、大奇論及《難經·十七難》等,集中討論了多種異常脈象和特殊的病證,并對各種脈象所主病證的病情、病位及預後作了闡述。這些都給中醫臨床醫學,特別是診斷學的研究提供了寶貴的資料。其中提到的多種死脈,乃屬無胃、無神、無根之脈,故主死證。

死脈之中，大致可歸併爲五類：一是體徵與脈象相反，如身大脈小等。二是脈與證相反，如脈病人不病等。三是五行相尅，如肝脾俱至，肝多即死等。四是真臟脈出現，氣機衰竭，如屋漏、魚翔之屬。五是氣機昇降出入逆亂，如脈至如涌泉、胃脈沉鼓濇等。但依據死脈而推測死期，現在還難以解釋，有待進一步研究。

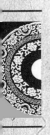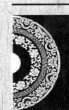

脈經卷第六

朝散大夫守光祿卿直秘閣判登聞檢院上護軍臣林億等類次

肝足厥陰經病證第一

提要：本篇主要論述肝的病理變化、傳變規律、脈證表現及預後治則，并闡明了足厥陰肝經及其別絡的循行起止和發病情況。

肝氣虛，則恐；實，則怒。肝氣虛，則夢見園苑[1]生草，得其時，則夢伏樹下不敢起。肝氣盛，則夢怒。厥氣[2]客於肝，則夢山林樹木。

病在肝，平旦慧[3]，下晡甚，夜半靜。

病先發於肝者，頭[4]目眩，脇痛支滿；一[5]日之脾，閉塞不通，身痛體重；二[6]日之胃，而腹脹；三日之腎，少腹腰脊[7]痛，脛痠；十[8]日不已，死。冬日入[9]，夏早食。

〔1〕苑　原作"苑"，誤字，據錢本、黃本改。

〔2〕厥氣　此指乘虛逆犯臟腑之邪氣。厥，逆也。張志聰《靈樞集注·淫邪發夢》注："厥氣者，虛氣厥逆於臟腑之間。"

〔3〕慧　精神清爽。《素問·臟氣法時論》王冰注："平旦木旺之時，故爽慧。"

〔4〕頭　《甲乙》卷六第十此下有"痛"字，可參。

〔5〕一 《素問·標本病傳論》、《靈樞·病傳》俱作"三",可參。

〔6〕二 《素問·標本病傳論》、《靈樞·病傳》、《甲乙》卷六第十俱作"五",可參。

〔7〕脊 原作"脊",誤字,據廣本、錢本改。

〔8〕十 《素問·標本病傳論》、《靈樞·病傳》、《甲乙》卷六第十作"三",可參。

〔9〕入 《甲乙》卷六第十作"中"。

肝脈搏[1]堅而長,色不青,當病墜墮若搏,因血在脅下,令人喘逆。若耎而散,其色澤者,當病溢飲。溢飲者,渴[2]暴多飲,而溢—作易。入肌皮腸胃之外也。

肝脈沉之而急,浮之亦然,苦脅下痛,有氣支滿,引少腹而痛,時小便難,苦目眩頭痛,腰背痛,足爲逆寒,時瘈,女人月使[3]不來,時亡[4]時有,得之少時有所墜墮。

青,脈之至也,長而左右彈[5],診曰[6]:有積氣在心下,支肤,名曰肝痺。得之寒濕,與疝同法。腰痛,足清,頭痛。

〔1〕搏 《甲乙》卷四第一中、《太素》卷十五五臟脈診俱作"揣"。下同。

〔2〕渴 原作"濕",文義不屬,據吳本、錢本、周本改,與《素問·脈要精微論》、《千金》卷十一第一相合。

〔3〕使 黄本、周本俱作"信";《千金》卷十一第一作"事",可參。

〔4〕亡 錢本、黄本等俱作"無",可參。

〔5〕長而左右彈 《甲乙》卷四第一下"而"字下有"弦"字,可參。長而左右彈,張介賓《類經》六卷能合脈色可以萬全:"言兩手俱長而弦强也。彈,搏擊之義。"

〔6〕診曰 《素問·五臟生成》、《甲乙》卷四第一下、《太素》卷十五色脈診、《千金》卷十一第一俱無此二字。據後各篇文例,此二字疑衍。

肝中風者,頭目瞤[1],兩脅痛,行常傴,令人嗜甘如阻婦[2]狀。

肝中寒者，其人洗洗[3]惡寒，翕翕發熱[4]，面翕然赤[5]，漐漐[6]有汗，胸中煩熱。

肝中寒者，其人兩臂不舉，舌本又作大。燥，善太息，胸中痛，不得轉側，時盜汗，欬，食已吐其汁。

肝主胸中喘，怒罵，其脈沉，胸中必窒[7]，欲令人推按之，有熱，鼻窒。

〔1〕瞤(rún)　動。《素問·氣交變大論》："筋骨併僻，肉瞤瘛。"張志聰注："瞤，動也。"

〔2〕阻婦　此指孕婦。阻，隔也、止也。凡婦人姙娠，有子阻隔於中，月經止而不來，故稱之爲"阻婦"。

〔3〕洗洗　洗，《說文通訓定聲，屯部》："假借爲洒。"洗洗，猶"洒洒"，寒慄貌。《素問·診要經終論》："令人洒洒時寒。"

〔4〕翕翕發熱　翕，習也。《論語·八佾》："翕如也。"皇疏："翕，習也。"翕翕，猶"習習"，舒和貌。《詩·邶風·谷風》："習習谷風，以陰以雨。"傳："習習，和舒貌。"此言發熱和緩。

〔5〕面翕然赤　面部紅赤均勻。翕然，和諧貌。《史記·太史公自序》："天下翕然，大安殷富。"此有均勻之意。

〔6〕漐漐(zhí zhí 執執)　汗微出貌。漐，《集韻》卷十緝："汗出貌。"

〔7〕必窒　必，原作"義"，文義不屬，據錢本、黃本改。窒，閉塞也。《說文·穴部》："窒，塞也。"

凡有所墜墮，惡血留內，若有所大怒，氣上而不能下，積於左脅下，則傷肝。肝傷者，其人脫肉，又臥口欲得張，時時手足青，目瞑，瞳人痛，此爲肝臟傷所致也。

肝脹者，脅下滿而痛引少腹。

肝水者，其人腹大，不能自轉側，而脅下腹中痛，時時津液微生，小便續通。

肺乘肝，即爲癰腫；心乘肝，必吐利。

肝著者，其病人常欲蹈其胸上，先未苦時，但欲飲熱。

肝之積，名曰肥氣，在左脇下，如覆杯，有頭足，如龜鼈狀。久久不愈，發欬逆，痎瘧，連歲月不已。以季夏戊己日得之，何也？肺病傳肝，肝當傳脾，脾適以季夏王，王者不受邪，肝復欲還肺，肺不肯受，因留結爲積，故知肥氣以季夏[1]得之。

〔1〕季夏　《難經·五十六難》此下有"戊己日"三字，詳上文間有此三字，故在此亦似應有此三字。下同理。

肝病，其色青，手足拘急，脇下苦滿，或時眩冒，其脈弦[1]長，此爲可治。宜服防風竹瀝湯、秦艽散。春當刺大敦，夏刺行間，冬刺曲泉，皆補之；季夏刺太衝，秋刺中郄，皆瀉之。又當灸期門百壯：背第九椎[2]五十壯。

肝病者，必兩脇下痛引少[3]腹，令人善怒。虛則目䀮䀮無所見，耳無所聞，善恐，如人將捕之。若欲治之，當取其經。

足厥陰與少陽氣逆，則頭目痛，耳聾不聰，頰腫，取血者[4]。

邪在肝，則兩脇中痛，寒中，惡血在內，胻善瘈，節時腫。取之行間以引脇下，補三里以溫胃中，取血脈以散惡血，取耳間青脈以[5]去其瘈。

〔1〕弦　原作"眩"，文義不屬，據廣本、錢本、周本改，與《千金》卷十一第一相合。

〔2〕背第九椎　指背部第九椎棘突下左右旁開一寸的肝俞穴。本書卷三第一云："肝俞在背第九椎。"

〔3〕少　錢本、周本等俱作"小"。下同。

〔4〕血者　一指淺表絡脈充血之處。《素問·臟氣法時論》王冰注："脈中血滿，獨異於常，乃氣逆之診，隨其左右，有則刺之。"一謂刺之使出血。馬蒔《素問注證發微》注："取其兩經以出血而已。"二説互補。

〔5〕以　原作"已"，據錢本、黃本、周本及上文例改，與《靈樞·五邪》、《千金》卷十一第一相合。

　　足厥陰之脈，起於大指聚毛之際，上循足跗上廉，去內踝一寸，上踝八寸，交出太陰之後，上膕內廉，循股[1]，入陰毛中，環陰器，抵[2]少腹，俠[3]胃，屬肝，絡膽，上貫膈，布脅肋，循喉嚨之後，上入頑顙[4]，連目系，上出額，與督脈會於巔。其支者，從目系下頰裏，環脣內。其支者，復從肝別貫膈，上注肺中。是動[5]則病腰痛，不可以俛仰，丈夫㿉疝，婦人少腹腫，甚則嗌乾，面塵脫色。是主肝所生病者，胸滿，嘔逆，洞[6]泄，狐疝，遺溺，閉癃。盛者，則寸口大一倍於人迎；虛者，則寸口反小於人迎也[7]。

〔1〕股　《靈樞·經脈》此下有"陰"字；《太素》卷八首篇作"陰股"二字，可參。

〔2〕抵　《素問·診要經終論》王冰注所引此上有"上"字，可參。

〔3〕俠　通"挾"。《漢書·叔孫通傳》："殿下郎中俠陛。"注："俠，與挾同。"

〔4〕頑顙（háng sǎng 航嗓）咽後壁上的後鼻道。楊上善《太素》卷八首篇注："喉嚨上孔名頑顙。"

〔5〕是動　因外邪侵犯經脈所發生的病證叫"是動"。張志聰《靈樞集注·經脈》注："是動者，病在三陰三陽之氣，而動見於人迎氣口……所生者，謂十二經脈乃臟腑之所生，臟腑之病外見於經證也。夫是動者，病因於外；所生者，病因於內。"

〔6〕洞　《靈樞·經脈》作"飧"，可參。

〔7〕也　原脱，據錢本、周本及以下各篇文例補，與《靈樞·經脈》、《千金》卷十一第一相合。

足厥陰之别,名曰蠡溝,去内踝上[1]五寸,别走少陽。其别者,循經上睾,結於莖。其病氣逆,則睾腫卒疝。實則挺長,熱;虛則暴癢。取之所别。

肝病,胸滿脇脹,善恚怒,叫呼,身體有熱,而復惡寒,四肢不舉,面目白,身體滑。其脈當弦長而急,今反短濇;其色當青,而反白者,此是金之刻木,爲大逆,十死不治。

〔1〕上 《靈樞·經脈》、《太素》卷九十五絡脈、《聖濟總錄》卷一百九十一俱無,與下各篇"去腕"、"去踝"之例合。

膽足少陽經病證第二

提要:本篇主要論述膽的病理變化,并闡明了足少陽膽經的循行起止及發病情況。

膽病者,善太息,口苦,嘔宿汁,心澹澹[1],恐[2],如人將捕之,嗌中介介然,數唾。候在足少陽之本末[3],亦見其脈之陷下者,灸之;其寒熱,刺陽陵泉。善嘔,有苦汁,長太息,心中澹澹,善悲恐,如人將捕之[4]。邪在膽,逆在胃,膽溢[5]則口苦,胃氣逆則嘔苦汁,故曰嘔膽。刺三里,以下胃氣逆;刺足少陽血絡,以閉膽[6];却調其虛實,以去其邪也。

膽脹者,脇下痛脹,口苦,太[7]息。

厥氣客於膽,則夢鬬[8]訟。

〔1〕澹澹(dàn dàn 淡淡) 犹"憺憺",悸動不安貌。丹波元簡《靈樞識·邪氣臟腑病形》注:"澹,與憺同,爲跳動貌。

〔2〕恐 《甲乙》卷九第五此上有"善"字,可參。

〔3〕本末 此指經脈起止之處。楊上善《太素》卷十一腑病合俞注:

"足少陽本在竅陰之間,標在窗籠,即本末也。"

〔4〕善悲恐,如人將捕之 《甲乙》卷九第五無此二十字。此二十字與上文大同,疑爲重文。

〔5〕溢 原作"液",文義不屬,據黄本、周本改。又,錢本及《甲乙》卷九俱作"液泄"二字,可參。

〔6〕膽 《靈樞·四時氣》此下有"逆"字,可參。

〔7〕太 《靈樞·脹論》此上有"善"字;《甲乙》卷八第三、《太素》卷二十九脹論此上俱有"好"字,可參。

〔8〕鬭 原作"鬪",誤字。錢本、周本等俱作"鬭",廣本及《千金》卷十二第一俱作"鬬"。鬭鬬俱爲"鬥"的異體字,故據錢本等改。

足少陽之脈,起於目兌眥,上抵頭角,下耳後,循頸,行手少陽之脈前,至肩上,却交〔1〕手少陽之後,入缺盆。其支者,從耳後入耳中,出走耳前,至目〔2〕兌眥後。其支者,别目〔3〕兌眥,下大迎,合手少陽於頔〔4〕,一本云:别兌眥,上迎手少陽於顚。下加頰車,下頸,合缺盆,以下胸中,貫膈,絡肝,屬膽,循脇裏,出氣街,繞毛際,横入髀厭〔5〕中。其直者,從缺盆下腋,循胸中,過季脇,下合髀厭中,以下循髀陽〔6〕,出膝外廉,下外輔骨〔7〕之前,直下抵絶骨之端〔8〕,下出外踝之前,循足跗上,出小指次指之端。其支者,跗〔9〕上入大指之間,循大指歧内,出其端,還貫入爪甲,出三毛。是動則病口苦,善太息,心脇痛,不能反側,甚則面微塵,體無膏澤,足外反熱,是爲陽厥。是主骨所生病者,頭角痛〔10〕,頷痛,目兌眥痛,缺盆中腫痛,腋下腫〔11〕,馬刀挾癭,汗出,振寒,瘧,胸中、脇肋、髀、膝外至胻、絶骨、外踝前、及諸節皆痛,小指次不用。盛者,則人迎大一倍於寸口;虚者,則人迎反小於寸口也。

〔1〕交 《甲乙》卷二第一上、《太素》卷八首篇、《千金》卷十一第一此下俱有"出"字,可參。

〔2〕目 原脱,據《靈樞·經脈》、《甲乙》卷二第一上補。

〔3〕目 原脱,據《素問·刺腰痛》王冰注引、《太素》卷八首篇及《十四經發揮》卷中補。

〔4〕於頔(zhuō桌) 《靈樞·經脈》"於"字上有"抵"字,可參。頔,目眶下部,即顴骨部。張介賓《類經》七卷十二經脈:"目下曰頔。"

〔5〕髀厭 即髀樞,指股部外上方。楊上善《太素》卷八首篇:"股外髀樞,名曰髀厭也。"

〔6〕髀陽 大腿外側。張介賓《類經》七卷十二經脈:"髀陽,髀之外側也。"

〔7〕外輔骨 膝下外側之高骨。張介賓《類經》七卷十二經脈:"輔骨,膝下兩旁高骨也。"

〔8〕絶骨之端 絶骨,在足外踝直上三寸許,腓骨之凹陷處,腓骨至此似乎斷絶,故名"絶骨"。張介賓《類經》七卷十二經脈:"外踝上骨際曰絶骨。絶骨之端,陽輔穴也。"

〔9〕跗 《靈樞·經脈》、《甲乙》卷二第一、《太素》卷八首篇、《千金》卷十一第一此上俱有"别"字,可參。

〔10〕角痛 原作"痛角",據錢本、黃本、周本乙轉。

〔11〕腫 錢本、黃本等此下俱有"痛"字,可參。

心手少陰經病證第三

提要:本篇主要論述心的病理變化、傳變規律、脈證表現及預後治則,并闡明了"手少陰之脈獨無輸"的道理,指出手厥陰心包經與其别絡的循行起止及其發病情況。

心氣虛,則悲不已;實,則笑不休。心氣虛,則夢救火,陽[1]物,得其時,則夢燔灼。心氣盛,則夢喜笑及恐畏。

厥氣客於心,則夢丘山煙火。

病在心,日中慧,夜半甚,平旦靜。

病先發於心者,心痛;一日之肺,喘欬;三[2]日之肝,脅痛支滿;五日之脾,閉塞不通,身痛體重;三日不已,死。冬夜半,夏日中。

〔1〕陽　黃本、周本作“傷”,可參。

〔2〕三　《素問·標本病傳論》新校正引《甲乙》文作“五”,可參。

心脈搏堅而長,當病舌卷不能言。其耎而散者。當病消渴,自已。

心脈沉之小而緊,浮之不喘,苦心下聚氣而痛,食不下,喜咽唾,時手足熱,煩滿,時忘,不樂,喜太息,得之憂思。

赤,脈之至也,喘而堅,診曰:有積氣在中,時害於食,名曰心痺。得之外疾,思慮而心虛,故邪從之。

心脈急,名曰心疝,少腹當有形。其以心爲牡臟[1],小腸爲之使,故少腹當有形。

〔1〕牡臟　牡,雄性禽獸。雄性屬陽,故“牡臟”指屬陽之臟。高世栻《素問直解·五臟生成》注:“陽中之陽,心也,故心爲牡臟。”

邪哭[1]使魂魄不安者,血氣少也。血氣少者,屬於心。心氣虛者,其人即畏,一作衰。合目欲眠,夢遠行而精神離散,魂魄妄行。陰氣衰者即爲癲,陽氣衰者即爲狂[2]。五臟者,魂魄之宅舍,精神之所依託也。魂魄飛揚者,其五臟空虛也,即邪神居之,神靈所使,鬼而下之,脈短而微,其臟不足,則魂魄不安。魂屬於肝,魄屬於肺。肺主津液,即爲涕泣。肺氣衰者,即爲泣出。肝氣衰者,魂則不安。肝主善怒,其聲呼。

〔1〕邪哭　徐彬《金匱要略論注·五臟風寒積聚病》、沈明宗《金匱要略編注》俱認爲"哭"恐是"人"字之誤，可參。邪哭，謂神志失常之哭泣。尤怡《金匱要略心典》注："邪哭者，悲傷哭泣，如邪所憑。"

〔2〕陰氣衰者即爲癲，陽氣衰者即爲狂　《難經·二十難》云："重陽者狂，重陰者癲。"本書卷一第十所引與之同。而此與之相反，疑爲陰、陽或癲、狂互換。

心中風者，翕翕發熱，不能起，心中飢而欲食[1]，食則嘔[2]。

心中寒者，其人病心如噉蒜狀[3]。劇者，心痛徹背，背痛徹心，如蠱注[4]。其脈浮者，自吐乃愈。

愁憂思慮則傷心，心傷則苦驚，喜忘，善怒。心傷者，其人勞倦即頭面赤而下重，心中痛徹背，自發煩熱，當臍跳[5]手，其脈弦，此爲心臟傷所致也。

心脹者，煩心，短氣，臥不安。

心水者，其人身體重[6]一作腫。而少氣，不得臥，煩而躁，其陰大腫。

腎乘心，必癃。

〔1〕而欲食　《中藏經》卷上第二十四作"不能食"，可參。

〔2〕嘔　《金匱·五臟風寒積聚病》此下有"吐"字，可參。

〔3〕噉(dàn旦)蒜狀　《千金》卷十三第一"蒜"字下有"薑"字，可參。噉，同"啖"，食也。《說文·口部》："啖，噍啖也。一曰噉。"噉蒜狀，陳念祖《金匱要略箋注·五臟風寒積聚病》："其人苦心中懊憹無奈，似痛非痛，其麻辣如噉蒜狀。"

〔4〕蠱注　錢本、黃本等俱作"蠱注"。《病源》卷二十四蠱注候："常氣力羸憊，骨節沉重，發則心腹煩懊而痛，令人所食之物亦變化爲蠱，漸侵食腑臟盡而死。死則病流注染著旁人，故謂之蠱注。"

〔5〕跳　原作"挑"，文義不屬，據錢本、黃本、周本改。與《金匱·五臟風寒積聚病》、《千金》卷十三第一相合。

〔6〕重 《千金》卷十三第一作"腫",可參。

真心痛,手足清至節,心痛甚,旦發夕死,夕發旦死。

心腹痛,懊憹,發作腫聚,往[1]來上下行,痛有休作,心腹中熱,苦渴,涎出者,是蚘咬也。以手聚按[2]而堅持之,毋令得移,以大針刺之,久持之,蟲不動,乃出針。腸中有蟲蚘咬,皆不可取以小針。

心之積,名曰伏梁,起於臍上,上至心[3],大如臂。久久不愈,病煩心,心痛。以秋庚辛日得之,何也?腎病傳心,心當傳肺,肺適以秋王,王者不受邪,心復欲還腎,腎不肯受,因留結爲積,故知伏梁以秋[4]得之。

〔1〕往 《中藏經》卷上第二十四此上有"氣"字,可參。

〔2〕按 原脱,據《靈樞・厥病》、《甲乙》卷九第二、《太素》卷二十六厥心痛補。

〔3〕心 《難經・五十六難》、《甲乙》卷八第二此下有"下"字,可參。

〔4〕秋 《難經・五十六難》此下有"庚辛日"三字。

心病,其色赤,心痛,短氣,手掌煩熱,或啼笑罵詈,悲思愁慮,面赤身熱,其脈實大而數,此爲可治。春當刺中衝,夏刺勞宮,季夏刺太陵,皆補之;秋刺間使,冬刺曲澤,皆瀉之。此是手厥陰心包絡[1]經。又當灸巨闕五十壯,背第五椎[2]百壯。

心病者,胸內痛,脅支滿,兩脅下痛,膺背肩甲間痛,兩臂內痛。虛則胸腹大,脅下與腰背相引而痛。取其經,手少陰、太陽,舌下血者。其變病[3],刺郄中[4]血者。

邪在心,則病心痛,善悲,時眩仆,視有餘不足而調之[5]其俞。

〔1〕絡 原作"胳",於義不合,據錢本、黃本、周本改。

〔2〕背第五椎 指背部第五椎棘突下左右旁開一寸半的心俞穴。本書卷三第二云:"心俞在背第五椎。"

〔3〕變病 謂病情已經發生變化。姚止庵《素問經注節解·臟氣法時論》注:"變病,謂與初起之病不同也。"

〔4〕郄中 此指委中穴。丹波元簡《素問識·臟氣法時論》注:"據《刺腰痛論》,郄中即委中。《刺瘧論》:太陽瘧刺郄中。《甲乙》作膕中。王引《黃帝中誥圖經》云:委中之主。古法以委中爲郄中也。"

〔5〕之 黃本、周本及《甲乙》卷九第五俱無。此字疑衍。

黃帝曰:手少陰之脈獨無俞,何也? 岐伯曰:少陰者,心脈也。心者,五臟六腑之大主也。心爲帝王,精神之所舍,其臟堅固,邪不能客。客之則傷心,心傷則神去,神去則身死矣。故諸邪在於心者,皆在心之包絡。包絡者,心主之脈也,故少陰無俞焉。少陰無俞,心不病乎? 對曰:其外經腑[1]病,臟不病,故獨取其經於掌後兌骨之端也。

〔1〕腑 《靈樞·邪客》、《太素》卷九脈行同異俱無;《甲乙》卷三第二十六作"脈",可參。

手心主之脈,起於胸中,出屬心包,下膈,歷絡三焦。其支者,循胸,出脇,下腋三寸,上抵腋[1],下循臑內,行太陰少陰之間,入肘中,下[2]臂,行兩筋之間,入掌中,循中指出其端。其支者,別掌中,循小指次指[3]出其端。是動則病手心熱,肘臂攣急,腋腫,甚則胸脇支滿,心中澹澹大動,面目赤黃,善[4]笑不休。是主脈所生病者,煩心,心痛,掌中熱。盛者,則寸口大一倍於人迎;虛者,則寸口反小於人迎也。

〔1〕腋 《素問·臟氣法時論》王冰注引、《甲乙》卷二第一上、《太素》卷八首篇、《十四經發揮》卷中此下俱有"下"字,可參。

〔2〕下 《素問·臟氣法時論》王冰注引、《甲乙》卷二第一上此下有"循"字,可參。

〔3〕小指次指 此指無名指。張介賓《類經》七卷十二經脈:"小指次指,謂小指之次指,即無名指也。"

〔4〕善 《靈樞·經脈》、《甲乙》卷二第一上俱作"喜",可參。

手心主之別,名曰內關,去腕二寸,出於兩筋間[1],循經以上,繫於心包,絡心系。氣[2]實則心痛,虛則爲煩心。取之兩筋間。

心病,煩悶,少氣,大熱,熱上盪心,嘔吐,欬逆,狂語,汗出如珠,身體厥冷。其脈當浮,今反沉濡而滑;其色當赤,而反黑者,此是水之刻火,爲大逆,十死不治。

〔1〕間 《太素》卷九十五絡脈楊注引《明堂經》文此下有"別走少陽"四字。據前後文例,此四字疑爲脫文。

〔2〕氣 《靈樞·經脈》、《甲乙》卷二第一下、《太素》卷九十五絡脈俱無,可參。

按:本篇題爲"心手少陰經脈病證",然而在論述經脈的循行起止及發病時,却并未提及手少陰心經,而是從《靈樞·邪客》篇"手少陰之脈獨無腧",心不受邪,"諸邪之在於心者,皆在心之包絡"的觀點出發,闡述了手厥陰心包絡經及其絡脈的循行起止和發病情況。據《靈樞·本輸》所載,五臟五腧,六腑六腧,而心之腧則實爲手厥陰心包絡之腧,獨手少陰經無腧,本篇引《靈樞·邪客》所述,以闡明"少陰獨無腧"的道理,指出心爲"五臟六腑之大主",不能受邪,一旦受邪則死。一般所謂邪氣犯心的,都不過是侵犯了心包而已。所以一般治療心病都取手厥陰心包絡經的穴位,故"少陰獨無腧"。然而心不受邪就不等於手少陰經脈沒有病,所以又指出取神門穴以治療手少陰經脈的病變。對於心不受邪,心包代心受邪之說,後世得到了溫病學家的繼承和發揚。

手少陰之腧,至魏晉醫學家皇甫謐才在《甲乙經》作了補充,以少衝爲井、少府爲滎、神門爲腧、靈道爲經、少海爲合,十二經之腧始全,填補了這一空白,是對《内經》理論的發展。

小腸手太陽經病證第四

提要:本篇主要論述小腸的病理變化,并闡明了手太陽小腸經的循行起止及發病情況。

小腸病者,少腹痛,腰脊控睪而痛,時窘之後[1],復耳前熱。若寒甚,獨肩上熱,及手小指次指之間熱。若脈陷者,此其候也。

少腹控睪,引腰脊,上衝心[2],邪在小腸者[3],連睪系,屬於脊,貫肝肺,絡心系。氣盛則厥逆,上衝腸胃,動肝肺,散於肓,結於厭[4],一作齊。故取之肓原[5]以散之,刺太陰以與之,取厥陰以下之,取巨虛下廉以去之,按其所過之經以調之。

〔1〕時窘之後 原脱"後"字,據《靈樞·邪氣臟腑病形》、《甲乙》卷九第八、《太素》卷十一腑病合輸補。窘,迫也、急也。《説文·穴部》:"窘,迫也。"《廣雅·釋詁一》:"窘,急也。"之,往也。後,指大便。《素問·脈解》:"得後與氣則快然如衰。"馬蒔注:"後者,圊也。"總言時而腹中窘迫,而欲去大便。

〔2〕心 《甲乙》卷九第八此下有"肺"字,可參。

〔3〕者 《甲乙》卷九第八作"也",此下并重"小腸者"三字,義勝。此處疑有脱文。

〔4〕厭 《靈樞·四時氣》、《千金》卷十四第一俱作"臍",可參。

〔5〕肓原 即氣海穴,爲十二原穴之一。《靈樞·九針十二原》:"肓之原出於脖胦。"馬蒔注:"一名下氣海,一名下肓,在臍下一寸半宛宛中,男子生氣之海。"

小腸有寒，其人下重[1]，便膿；有熱，必痔。

小腸有宿食，常暮發熱，明日復止。

小腸脹者，少腹䐜脹，引腹[2]而痛。

厥氣客於小腸，則夢[3]聚邑[4]街衢[5]。

〔1〕下重　此指肛門有重墜感。尤怡《金匱要略心典‧五臟風寒積聚病》注：“謂腹中重而下墜。小腸有寒者，能腐而不能化，故下重。”

〔2〕腹　《靈樞‧脹論》作“腰”，可參。

〔3〕夢　《病源》卷四虛勞喜夢候此下有“游”字，可參。

〔4〕聚邑　聚，指村落；邑，指城市。《史記‧五帝本紀》：“一年而所居成聚，二年成邑，三年成都。”

〔5〕街衢(qú 渠)　《靈樞‧淫邪發夢》“街”作“衝”。街衢，四通八達的道路。《說文‧行部》：“街，四通道也。”《爾雅‧釋宮》：“四達謂之衢。”

　　手太陽之脈，起之[1]於小指之端，循手外側[2]，上腕，出踝中，直上，循臂骨[3]下廉，出肘內側兩骨之間，上循臑外後廉，出肩解[4]，繞肩甲，交肩上，入缺盆，向腋[5]，絡心，循咽，下膈，抵胃，屬小腸。其支者，從缺盆循頸上頰，至目兌眥，卻入耳中。其支者，別頰，上䪼，抵鼻，至目內眥，斜絡於顴。是動則病嗌痛，頷腫，不可以顧，肩似拔，臑似折。是主液所生病者，耳聾，目黃，頰頷腫，頸、肩、臑、肘、臂外後廉痛。盛者，則人迎大再倍於寸口；虛者，則人迎反小於寸口也。

〔1〕之　錢本、周本及《靈樞‧經脈》、《甲乙》卷二第一上、《太素》卷八首篇俱無，與前後文例相合。此字疑衍。

〔2〕手外側　即小指側。楊上善《太素》卷八首篇：“人之垂手，大指著身之側，名手內側；小指之後，名手外側。”

〔3〕臂骨　《太素》卷八首篇“骨”字上有“下”字，楊上善注：“臂有二骨，垂手之時，內箱前骨名爲上骨，外箱後骨名爲下骨。”故“臂骨”此指

尺骨而言。

〔4〕肩解　指肩關節後骨縫。張介賓《類經》七卷十二經脈："肩後骨縫曰肩解，即肩貞穴也。"

〔5〕向腋　《靈樞・經脈》、《太素》卷八首篇俱無。此二字疑衍。

脾足太陰經病證第五

提要：本篇主要論述脾的病理變化、傳變規律、脈證表現及預後治則，并闡明了足太陰脾經及其別絡的循行起止和發病情況。

脾氣虛，則四肢不用，五臟不安；實，則腹脹，涇溲[1]不利。

脾氣虛，則夢飲食不足，得其時，則夢築垣蓋屋。脾氣盛，則夢歌樂，體重，手足不舉。

厥氣客於脾，則夢丘陵大澤，壞屋風雨。

病在脾，日昳[2]慧，平旦甚，日中持[3]，下晡静[4]。

病先發於脾，閉塞不通，身痛體重；一日之胃，而腹脹；二日之腎，少腹腰脊痛，脛痠；三日之膀胱，背胛筋痛，小便閉；十日不已，死。冬人定，夏晏食。

〔1〕涇溲　指大、小便。《素問・調經論》王冰注："涇，大便；溲，小便也。"

〔2〕昳　原作"眣"，當爲"昳"之壞字，據廣本、錢本、周本等改，與《素問・臟氣法時論》、《千金》卷十五上第一相合。

〔3〕日中持　《素問・臟氣法時論》無此三字，王冰注云："一本或云日中持者，謬也。"據前後文例，此三字疑衍。

〔4〕下晡静　丹波元簡《素問識・臟氣法時論》注："據前後文例，當是云日中静。"可參。

脾脈搏堅而長，其色黃，當病少氣。其軟而散，色不澤者，當病足骭[1]腫，若水狀。

脾脈沉之而濡，浮之而虛，苦腹脹，煩滿，胃中有熱，不嗜食，食而不化，大便難，四肢苦痺，時不仁，得之房內。月使不來，來而頻併[2]。

黃，脈之至也，大而虛，有積氣在腹中，有厥氣，名曰厥疝[3]。女子同法，得之疾使四肢[4]，汗出當風。

〔1〕骭（gàn 干）　脚脛。《爾雅·釋訓》："骭瘍爲微。"注："骭，脚脛也。"

〔2〕頻併　繁多也。此指月經妄行而量多。

〔3〕厥疝　其餘四臟本條俱以臟名痺，惟此不合，疑爲"脾痺"之誤，或此下脫"脾痺"二字。厥疝，《病源》卷二十七疝候："厥逆心痛，足寒，諸飲食吐不下，名曰厥疝也。"

〔4〕疾使四肢　四肢急促用力。吳崑《素問吳注·五臟生成》注："脾主四肢，胃主四末。疾使四肢，則勞而汗易出。"

寸口脈弦而滑，弦則爲痛，滑則爲實。痛即爲急，實即爲踊[1]，痛踊[2]相搏，即胸脅搶急。

趺陽脈浮而濇，浮即胃氣微，濇即脾氣衰，微衰相搏，即呼吸不得，此爲脾家失度。

寸口脈雙緊，即爲入，其氣不出，無表有裏，心下痞堅。

趺陽脈微而濇，微即無胃氣，濇即傷脾，寒在於膈，而反下之，寒積不消，胃微脾傷，穀氣不行，食已自噫，寒在胸膈，上虛下實，穀氣不通，爲秘[3]塞之病。

寸口脈緩而遲，緩則爲陽，衛氣長[4]；遲則爲陰，榮氣促。榮衛俱和，剛柔相得，三焦相承[5]，其氣必強。

〔1〕踊　《説文·足部》："跳也。"

〔2〕踊　依上文例，此當爲"實"字，疑誤。

〔3〕秘　廣本作“閉”，可參。

〔4〕衞氣長　原作“其氣長”。黃本、周本俱作“衞氣長”，與下文“榮氣促”爲對文，此下續云“榮衞俱和”，可見“其”爲“衞”字之誤，故據改。長，充盛也。《呂氏春秋·知度》：“此神農之所以長也。”注：“長，猶盛也。”

〔5〕承　順從也。《詩·大雅》：“子孫繩繩，萬民靡不承。”

趺陽脈滑而緊，滑即胃氣實，緊即脾氣傷。得食而不消者，此脾不治也。能食而腹不滿，此爲胃氣有餘。腹滿而不能食，心下如飢，此爲胃氣不行，心氣虛也。得食而滿者，此爲脾家不治。

脾中風者，翕翕發熱，形如醉人，腹中煩重，皮肉[1]瞤瞤而短氣也。

凡有所擊仆，若醉飽入房，汗出當風，則傷脾。脾傷則中[2]氣，陰陽離别，陽不從陰，故以三分[3]候死生。

〔1〕肉　《金匱·五臟風寒積聚病》作“目”，可參。

〔2〕中(zhòng 仲)　損傷。《後漢書·王允傳》：“以事中允。”李賢注：“中，傷也。”

〔3〕三分　此指寸、關、尺三部脈。

脾氣弱，病利，下白腸垢，大便堅，不能更衣，汗出不止，名曰脾氣弱。或五液注下，青、黃、赤、白、黑。

病人鼻下平者，胃病也；微赤者，病發癰；微黑者，有熱；青者，有寒；白者，不治。脣黑者，胃先病；微燥而渴者，可治；不渴者，不可治。臍反出者，此爲脾先落。一云先終。

脾脹者，善噦，四肢急，體重不能衣[1]。一作收[2]。

脾水者，其人腹大，四肢苦重，津液不生，但苦少氣，小便難。

趺陽脈浮而濇，浮則胃氣强，濇則小便數，浮濇相搏，大便則堅，其脾爲約。脾約者，其人大便堅，小便利而反不渴。

〔1〕衣　《靈樞·脈論》此上有"勝"字，可參。

〔2〕收　原作"枚"，文義不屬。黃本、周本此下有校注云："枚，疑收字之譌。"《千金》卷十五上第一作"收"，據改。

凡人病脈以[1]解，而反暮微煩者，人見病者差[2]安，而强與穀，脾胃氣尚弱，不能消穀，故令微煩。損穀則愈。

脾之積，名曰痞氣，在胃管，覆大如盤。久久不愈，病四肢不收，黃癉，食飲不爲肌膚。以冬壬癸日得之，何也？肝病傳脾，脾當傳腎，腎適以冬王，王者不受邪，脾復欲還肝，肝不肯受，因留結爲積，故知痞氣以冬[3]得之。

〔1〕以　錢本、黃本等俱作"已"。以，通"已"。《禮記·內則》："由命士以上。"釋文："以，本作已。"

〔2〕差（chà 权）　稍微。《後漢書·光武帝紀》："今軍士屯田，粮儲差積。"

〔3〕冬　《難經·五十六難》此下有"壬癸日"三字。

脾病，其色黃，飲食不消，腹苦脹滿，體重節痛，大便不利，其脈微緩而長，此爲可治。宜服平胃圓、瀉脾圓、茱萸圓、附子湯。春當刺隱白，冬刺陰陵泉，皆瀉之；夏刺大都，季夏刺公孫，秋刺商丘，皆補之。又當灸章門五十壯，背第十一椎[1]百壯。

脾病者，必身重，苦飢，足痿不收。《素問》作善飢[2]，肉痿，足不收。行善瘈，脚下痛。虛則腹脹，腸鳴，溏[3]泄，食不化。取其經，足太陰、陽明、少陰血者。

　　邪在脾胃[4]，肌肉痛。陽氣有餘，陰氣不足，則熱中，善飢；陽氣不足，陰氣有餘，則寒中，腸鳴腹痛；陰陽俱有餘，若俱不足，則有寒有熱。皆調其三里。

　　〔1〕背第十一椎　指背部第十一椎棘突下旁開一寸半的脾俞穴。本書卷三第三云："脾俞在背第十一椎。"

　　〔2〕飢　原作"肌"，文義不屬，據錢本、黃本、周本改，與《素問·氣交變大論》引《臟氣法時論》文、《甲乙》卷六第九相合。

　　〔3〕溏　《素問·臟氣法時論》、《甲乙》卷六第九、《千金》卷十五上第一俱作"飧"，可參。

　　〔4〕胃　黃本、周本俱作"則"，連下讀，可參。

　　足太陰之脈，起於大指之端，循指内側白肉際，過核骨[1]後，上内踝刚廉，上腨[2]内，循骱骨後，交出厥陰之前，上循膝股内前廉，入腹，屬脾，絡胃，上膈，俠咽，連舌本，散舌下。其支者，復從胃別上膈，注心中。是動則病舌本强，食則嘔，一作吐。胃管痛，腹脹，善噫，得後與氣[3]，則快然而衰，身體皆重。是主脾所生病者，舌本痛，體不能動搖，食不下，煩心，心下急痛，寒瘧，溏，瘕，泄，水閉，黃疸，好臥[4]，不能食肉[5]，唇青，强立股膝内痛[6]厥，足大指不用。盛者，則寸口大三倍於人迎；虛者，則寸口反小於人迎也[7]。

　　〔1〕核骨　指足大趾本節後内側凸起之骨，因其形圓如核，故稱"核骨"。《醫宗金鑒·正骨心法要旨》："足五趾骨：大指本節後内側圓骨努突者，一名核骨。"

　　〔2〕腨　指小腿腓腸肌部。楊上善《太素》卷八首篇注："脛後腓腸名爲腨。"

　　〔3〕得後與氣　謂得解大便與排矢氣。張介賓《類經》十四卷十二經病："後謂大便，氣謂轉矢氣。"

　　〔4〕好臥　《靈樞·經脈》、《太素》卷八首篇俱作"不能臥"三字，

可參。

〔5〕肉 《甲乙》卷二第一上無,可參。

〔6〕痛 《靈樞·經脈》、《太素》卷八首篇俱作"腫";《甲乙》卷二第一上作"腫痛"二字,可參。

〔7〕也 原脱,據錢本、黃本等及前後文例補,與《靈樞·經脈》相合。

足太陰之別,名曰公孫,去本節後一寸,別走陽明。其別者,入絡腸胃。厥氣上逆,則霍亂。實則腹[1]中切痛;虛則膨脹。取之所別。

脾病,其色黃,體青,失溲,直視,唇反張,爪田青,飲食吐逆,體垂節痛,四肢不舉。其脈當浮大而緩,今反弦急,其色當黃,今反青,此是木之刻土,爲大逆,十死不治。

〔1〕腹 《靈樞·經脈》、《甲乙》卷四第一下俱作"腸",可參。

胃足陽明經病證第六

提要:本篇主要論述胃的病理變化、傳變規律、脈證表現,并闡明了足陽明胃經的循行起止及發病情況。

胃病者,腹脹,胃管當心而痛,上支兩脇,膈咽不通,飲食不下,取[1]三里。

飲食不下,隔塞不通,邪在胃管。在上管,則抑而刺[2]之;在下管,則散而去之[3]。

胃脈搏堅而長,其色赤,當病折髀[4]。其耎而散者,當病食痺,髀痛。

胃中有癖,食冷物者,痛,不能食;食熱即能食。

胃脹者,腹滿,胃管痛,鼻聞焦臭,妨於食,大便難。

診得胃脈，病形何如？曰：胃[5]實則脹，虛則洩。

病先發於胃，脹滿；五日之腎，少腹腰脊痛，脛痠；三日之膀胱，背胛筋痛，小便閉；五日上之脾[6]，閉塞不通，身痛體重；《靈樞》云：上之心。六[7]日不已，死。冬夜半後[8]，夏日昳。六日一作三日。

〔1〕取　《千金》卷十六第一此上有“下”字，可參。

〔2〕刺　《靈樞·四時氣》、《甲乙》卷九第七俱作“下”，可參。

〔3〕之　原脫，據錢本、黃本等及上文例補，與《靈樞·四時氣》、《甲乙》卷九第七、《千金》卷十六第一相合。

〔4〕折髀　謂股部疼痛如折。《素問·脈要精微論》王冰注：“胃陽明脈從氣衝下髀，抵伏兔，故病則髀如折也，痺痛也。”

〔5〕胃　《素問·脈要精微論》、《千金》卷十六第一此下俱有“脈”字，義長，疑脫。

〔6〕脾　《靈樞·病傳》、《甲乙》卷六第十俱作“心”；《千金》卷十六第一作“心脾”二字，可參。

〔7〕六　《靈樞·病傳》作“二”；《千金》卷十六第一作“三”，可參。

〔8〕後　《靈樞·病傳》、《甲乙》卷六第十俱無，與前後文例合，故此字疑衍。

脈浮而芤，浮則爲陽，芤則爲陰，浮芤相搏，胃氣生熱，其陽則絕。

趺陽脈浮者，胃氣虛也。趺陽脈浮大者，此胃家微，虛煩，圊[1]必日再行。芤而有胃氣者，脈浮之大而耎，微按之芤，故知芤而有胃氣也。

趺陽脈數者，胃中有熱，即消穀引食。趺陽脈澀者，胃中有寒，水穀不化。趺陽脈麤麤而浮者，其病難治。趺陽脈浮遲者，故久病。趺陽脈虛，則遺溺；實，則失氣。

動作頭痛重，熱氣朝[2]者，屬胃。

厥氣客於胃，則夢飲食。

〔1〕圊（qīng青）廁所。《廣雅·釋宮》：“圊，厠也。”此指大便。

〔2〕熱氣朝　謂發熱有定時，有如潮汐。朝，通“潮”。《漢書·枚乘傳》：“不如朝夕之池。”注：“吳以海水朝夕爲池也。”“朝夕”即“潮汐”。

足陽明之脈，起於鼻，交頞[1]中，旁約[2]太陽之脈，下循鼻外，入上齒中，還出俠口，環脣，下交承漿，却循頤[3]後下廉，出大迎，循頰車，上耳前，過客主人，循髮際，至額顱。其支者，從大迎前下人迎，循喉嚨，入缺盆，下膈，屬胃，絡[4]脾。其直者，從缺盆下乳內廉，下俠臍，入氣街中。其支者，起胃下口，循腹裏，下至氣街中而合，以下髀關，抵伏菟，下入膝臏中，下循胻外廉，下足跗，入中指內間。其支者，下膝三寸而別，以下入中指外間。其支者，別跗上，入大指間，出其端。是動則病悽悽然振寒，善伸，數欠，顏黑，病至惡[5]人與火，聞木音則惕然而驚，心動，欲獨閉户牖而處，甚則欲上高而歌，棄衣而走，賁嚮[6]腹脹，是爲骭厥[7]。是主血血一作胃。所生病者，狂，瘧，一作瘨。温淫汗出，鼽衄，口喎，脣緊[8]，頸腫，喉痺，大腹水腫，膝臏痛[9]，循膺、乳、街[10]、股、伏菟、骭外廉、足跗上皆痛，中指不用。氣盛，則身以前皆熱，其有餘於胃，則消穀善飢，溺色黃[11]。氣不足，則身以前皆寒慄，胃中寒，則脹滿。盛者，則人迎大三倍於寸口；虛者，則人迎反小於寸口也。

〔1〕頞（è呃）　鼻梁上端凹陷處，即鼻根部。《説文·頁部》：“頞，鼻莖也。”

〔2〕約　《靈樞·經脈》作“納”，可參。約，纏束也。《詩·小雅》：“約之閣閣。”疏：“謂以繩纏束之。”王惟一《銅人針灸腧穴圖經》注：“足太陽起於目眦（清明穴），而陽明旁行約之。”

〔3〕頤（yí夷）　指口角之後，腮之下，當地倉穴處。張介賓《類經》

七卷十二經脈："腮下爲頷,頷中爲頤。"

〔4〕絡　原作"結",文義不屬,據廣本、錢本、周本等改,與《靈樞·經脈》、《甲乙》卷二第一上、《太素》卷八首篇、《千金》卷十六第一相合。

〔5〕惡　原作"譺",據吳本、錢本、周本等改,與《靈樞·經脈》、《甲乙》卷二第一上、《太素》卷八首篇相合。又,錢本、周本等此上并有"則"字,義勝,疑脱。

〔6〕賁嚮　嚮,通"響"。《荀子·勸學》:"君子如響矣。"楊倞注:"嚮與響同,如響應聲。"賁嚮,指腸中雷鳴奔響。張介賓《類經》十四卷十二經病:"賁響,腸胃雷鳴也。"賁,同"奔"。

〔7〕骭厥　張介賓《類經》十四卷十二經病:"骭,足脛也。陽明之脈自膝臏下脛骨外廉,故爲脛骭厥逆。"

〔8〕緊　《靈樞·經脈》、《太素》卷八首篇俱作"胗",可參。

〔9〕痛　《靈樞·經脈》、《甲乙》卷二第一上、《太素》卷八首篇、《千金》卷十六第一此上俱有"腫"字,可參。

〔10〕街　《靈樞·經脈》、《甲乙》卷二第一上俱作"氣街"二字,可參。

〔11〕黃　《太素》卷八首篇作"變",可參。

肺手太陰經病證第七

提要:本篇主要論述肺的病理變化、傳變規律、脈證表現及預後治則,并闡明了手太陰肺經及其別絡的循行起止和發病情況。

肺氣虛,則鼻息利[1]少氣;實,則喘喝,胸憑[2]仰息。肺氣虛,則夢見白物,見人斬血藉藉[3],得其時,則夢見丘戰。肺氣盛,則夢恐懼,哭泣。厥氣客於肺,則夢飛揚,見金鐵之器[4]奇物。

病在肺,下晡慧,日中甚,夜半静。

病先發於肺,喘欬;三日之肝,脇痛支滿;一日之脾,閉塞不通，身痛體重；五日之胃，腹脹；十日不已，死。冬日入，夏日出。

肺脈搏堅而長，當病唾[5]血。其濡而散者，當病漏[6]汗，漏，一作灌。至令[7]不復散發[8]。

〔1〕鼻息利　《靈樞·本神》作"鼻塞不利"四字，可參。

〔2〕憑　《靈樞·本神》作"盈"，可參。《文選·西京賦》薛注："憑，滿也。"

〔3〕藉藉　《素問·方盛衰論》作"借借"，可參。藉藉，交橫雜亂貌。《漢書·司馬相如傳》上林賦："它它藉藉，填阬滿谷。"注："言交橫也。"

〔4〕器　《甲乙》卷六第八此下有"及"字，義長，疑脫。

〔5〕唾　錢本、黃本等俱作"吐"，可參。

〔6〕漏　《素問·脈要精微論》、《甲乙》卷四第一中、《太素》卷十五五臟脈診俱作"灌"，可參。

〔7〕令　原作"今"，文義不屬，據《素問·脈要精微論》、《甲乙》卷四第一中、《太素》卷十五五臟脈診改。

〔8〕散發　喜多村直寬《素問札記》云："散發二字疑衍。"可參。

肺脈沉之而數，浮之而喘，苦洗洗寒熱，腹滿，腸中熱，小便赤，肩背痛，從腰已上汗出。得之房內，汗出當風。

白，脈之至也，喘而浮大，上虛下實，驚，有積氣在胸中，喘而虛，名曰肺痺，寒熱，得之困醉而使內也。

肺中風者，口燥而喘，身運而重，冒而腫脹[1]。

肺中寒者，其人吐濁涕。

形寒寒飲則傷肺，以其兩寒相感，中外皆傷，故氣逆而上行。肺傷者，其人勞倦則欬唾血。其脈細緊浮數，皆吐血，此爲躁擾嗔怒得之，肺傷氣擁[2]所致。

〔1〕身運而重，冒而腫脹　《醫宗金鑒》卷二十第十一按："身運而

重,當是頭運而身重;冒而腫脹,當是冒風而腫脹。始與文義相合,此必傳寫之訛可知。"此説可參。運,通"暈"。《周禮》保章氏注:"日月薄食運珥。"釋文:"運,本作暈。"

〔2〕擁　猶壅也。《後漢書·蓋勳傳》:"上甚聰明,但擁蔽於左右耳。"

肺脹者,虛而滿[1]喘,刻逆倚息,目如脱狀,其脈浮。

肺水者,其人身體重[2]而小便難,時時大便鴨溏。

肝乘肺,必作虛滿[3]。

脈臾而弱,弱反在關,臾反在顛[4];浮反在上,弱反在下。浮則爲陽,弱則血不足。必弱爲虛,浮弱自別,浮則自出,弱則爲入。浮則爲出不入,此爲有表無裏;弱則爲入不出,此爲無表有裏。陽出極汗,齊腰而還,此爲無表有裏,故名曰厥陽[5]。在當汗出不汗出。

趺陽脈浮緩,少陽微緊,微爲血虛,緊爲微寒,此爲鼠乳[6],其病屬肺。

〔1〕而滿　《靈樞·脹論》、《甲乙》卷八第三此二字俱互乙,義長。

〔2〕身體重　《金匱·水氣病》作"身腫"二字;《千金》卷十七第一作"身體腫",可參。

〔3〕滿　原脱,據黃本、周本補。

〔4〕顛　《方言·六》:"上也。"此指寸部脈。

〔5〕厥陽　指厥逆孤行之陽。《金匱·臟腑經絡先後脈證并治》:"問曰:經云厥陽獨行,何謂也。師曰:此爲有陽無陰,故稱厥陽。"

〔6〕鼠乳　疣之古名。《病源》卷三十一鼠乳候:"鼠乳者,身面忽生肉,如鼠乳之狀,謂之鼠乳也。此亦是風邪搏於肌肉而變生也。"

肺之積,名曰息賁,在右脇下,覆大如杯。久久不愈,病洒洒寒熱,氣逆喘欬,發肺癰。以春甲乙日得之,何也? 心病傳肺,肺當傳肝,肝適以春王,王者不受邪,肺復欲還心,心不肯受,因留結爲積,故知息賁以春[1]

得之。

肺病，其色白，身體但寒無熱，時時欬，其脈微遲，爲可治。宜服五味子大補湯、瀉肺散。春當刺少商，夏刺魚際，皆瀉之；季夏刺太淵，秋刺經渠，冬刺尺澤，皆補之。又當灸膻中百壯，背第三椎[2]二十五壯。

〔1〕春　《難經·五十六難》此下有"甲乙日"三字。

〔2〕背第三椎　指背部第三椎棘突下旁開一寸半的肺俞穴。本書卷三第四云："肺俞在背第三椎。"

肺病者，必喘欬，逆氣，肩息，背痛，汗出，尻、陰、股[1]、膝攣、髀、腨、胻、足皆痛。虛則少氣，不能報息[2]，耳聾，嗌乾。取其經手太陰，足太陽之外、厥陰內、少陰血者。

邪在肺，則皮膚痛，發寒熱，上氣，氣喘，汗出，欬動肩背。取之膺中外俞[3]，背第三椎[4]之傍，以手痛[5]按之，快然，乃刺之；取之缺盆中[6]以越之。

〔1〕股　原作"服"，誤字，據廣本、錢本等改。與《素問·臟氣法時論》、《甲乙》卷六第九、《千金》卷十七第一相合。

〔2〕不能報息　指呼吸氣短難以接續。張介賓《類經》十四卷五臟虛實病刺："報，復也。不能報息，謂呼吸氣短，難於接續也。"

〔3〕膺中外俞　指鎖骨下窩外側的中府、雲門等穴。張志聰《靈樞集注·五邪》注："膺中外俞，肺脈所出之中府、雲門處。"

〔4〕椎　《太素》卷二十二五臟刺此下有"五椎"二字，可參。

〔5〕痛　黃本、周本此下有校注云："案，痛當作重。"《靈樞·五邪》、《甲乙》卷九第三、《太素》卷二十二五臟刺俱作"疾"，可參。痛，極也。《管子·七臣七主》："姦臣痛言人情以驚主。"注："痛，其極之辭。"此處有"極力"之意。

〔6〕缺盆中　指兩側缺盆中間的天突穴。《靈樞·本輸》："缺盆中，任脈也，名曰天突。"

手太陰之脈，起於中焦，下絡大腸，還循胃口，上膈，屬肺，從肺系橫出腋下，下循臑內，行少陰、心主之前，下肘中，後循臂內上骨下廉[1]，入寸口，上魚，循魚際，出大指之端。其支者，從腕後直出[2]次指內廉，出其端。是動則病肺脹滿，膨脹而喘欬，缺盆中痛，甚則交兩手而瞀[3]，是為臂厥。是主肺所生病者，欬，上氣喘喝，煩心，胸滿，臑臂內前廉痛[4]，掌中熱。氣盛有餘，則肩背痛風，汗出[5]，小便數而欠[6]；氣虛，則肩背痛寒，少氣不足以息，溺色變，卒遺失無度。盛者，則寸口大三倍於人迎；虛者，則寸口反小於人迎也。

〔1〕上骨下廉　此指橈骨莖突下緣。張介賓《類經》七十二經脈："骨，掌後高骨也；下廉，骨下側也。"

〔2〕出　原脫，據《靈樞・經脈》、《甲乙》卷二第一上、《太素》卷八首篇補。

〔3〕瞀　垂目俯視。《説文・目部》："瞀，低目謹視也。"

〔4〕痛　《靈樞・經脈》、《甲乙》卷二第一上、《太素》卷八首篇此下俱有"厥"字，可參。

〔5〕汗出　《靈樞・經脈》、《甲乙》卷二第一上此下俱有"中風"二字；《太素》卷八首篇此下有"中風不浹"四字，可參。

〔6〕欠　少也。《集韻》卷八驗："欠，一曰不足也。"

手太陰之別，名曰列缺，起於腕上[1]一云腕上。分間，別走陽明。其別者，並太陰之經，直入掌中，散入於魚際。其[2]實則手兌[3]掌熱[4]；虛則欠欬[5]，小便遺數。取之去腕一寸半。

肺病，身當有熱，欬嗽，短氣，唾出膿血。其脈當短濇，今反浮大，其色當白，而反赤者，此是火之刻金，為大逆，十死不治。

〔1〕腕上　原作"腋下"。十五絡脈皆從其絡穴別出,手太陰之別爲列缺,列缺在腕上一寸半,故當以"腕上"爲是,據原校及《靈樞·經脈》、《甲乙》卷二第一下改。

〔2〕其　《靈樞·經脈》、《甲乙》卷二第一下此下有"病"字,義勝,疑脱。

〔3〕兑　《甲乙》卷二第一下此下有"骨"字,義長,疑脱。

〔4〕熱　原作"起",文義不屬,據《靈樞·經脈》、《甲乙》卷二第一下、《太素》卷九十五絡脈改。

〔5〕欬　錢本、周本等及《靈樞·經脈》、《甲乙》卷二第一下俱作"欬",可參。

大腸手陽明經病證第八

提要:本篇主要論述大腸的病理變化,并闡明手陽明大腸經的循行起止及發病情況。

大腸病者,腸中切痛而鳴濯濯[1],冬日重感於寒則泄,當臍而痛,不能久立。與胃同候,取巨虛上廉。

腸中雷鳴,氣上衝胸,喘,不能久立,邪在大腸。刺肓之原、巨虛上廉、三里。

大腸有寒,鶩[2]溏;有熱,便腸垢。

大腸有宿食,寒慄發熱,有時如瘧狀。

大腸脹者,腸鳴而痛,寒[3]則泄,食不化。

厥氣客於大腸,則夢田野。

〔1〕濯濯(zhuó zhuó 濁濁)　水聲。《素問·氣厥論》:"水氣客於大腸,疾行則鳴濯濯。"楊上善《太素》卷十一腑病合俞注:"濯,腸中水聲也。"

〔2〕鶩　《金匱·五臟風寒積聚病》此上有"多"字,可參。

〔3〕痛,寒　《靈樞·脹論》、《甲乙》卷八第三俱作"痛濯濯,冬日重

感於寒"九字。此處疑有脫漏。

手陽明之脈,起於大指次指[1]之端外側,循指上廉,出合谷兩骨之間,上入兩筋之中,循臂上廉,上入肘外廉,循臑外前廉,上肩,出髃骨[2]之前廉,上出柱骨之會上[3],下入缺盆,絡肺,下膈,屬大腸。其支者,從缺盆直入上頸,貫頰,入下齒縫中,還出俠口,交人中,左之右,右之左,上俠鼻孔。是動則病齒痛,頸[4]腫。是主津[5]所生病者,目黃,口乾,鼽衄,喉痺,肩前臑痛,大指次指痛不用。氣盛有餘,則當脈所過者熱腫;虛,則寒慄不復。盛者,則人迎大三倍於寸口;虛者,則人迎反小於寸口也。

〔1〕大指次指　即食指。馬蒔《靈樞注證發微·經脈》注:"大指次指者,手大指之次指,即第二指,名食指也。"

〔2〕髃骨　肩胛骨上部與鎖骨、肱骨相連接的地方,當肩髃穴處。楊上善《太素》卷八首篇注:"髃,音隅,角也。兩肩端高骨,即肩角也。"

〔3〕柱骨之會上　柱骨,肩背上隆起之頸骨,即第七頸椎棘突,爲大椎穴處。諸陽脈皆會於大椎,故稱"會上"。張介賓《類經》七卷十二經脈:"肩背之上,頸項之根,爲天柱骨。六陽皆會於督脈之大椎,是爲會上。"

〔4〕頸　《靈樞·經脈》作"頸";《甲乙》卷二第一上、《千金》卷十八第一俱作"頰",可參。

〔5〕津　《靈樞·經脈》、《甲乙》卷二第一上此下俱有"液"字,可參。

腎足少陰經病證第九

提要:本篇主要論述腎的病理變化、傳變規律、脈證表現及預後治則,幷闡明足少陰腎經及其別絡的循行起止和發病情況。

　　腎氣虛，則厥逆；實，則脹滿，四肢正黑[1]。腎氣虛，則夢見舟船溺人，得其時，夢伏水中，若有畏怖。腎氣盛，則夢腰脊兩解不相屬。厥氣客於腎，則夢臨淵，没居水中。

　　病在腎，夜半慧，日乘[2]四季甚[3]，下晡靜。

　　病先發於腎，少腹腰脊痛，胻痠；三[4]日之膀胱，背膂筋痛，小便閉；二[5]日上之心，心痛；三日之小腸，脹；四[6]日不已，死。冬大晨[7]，夏晏晡。

　　〔1〕四肢正黑　《靈樞‧本神》、《甲乙》卷一第一、《太素》卷六首篇俱作“五臟不安”，可參。

　　〔2〕日乘　《素問‧臟氣法時論》、《中藏經》卷中第三十俱無此二字，可參。

　　〔3〕四季甚　甚，原作“其”，當爲“甚”之壞字，據廣本、錢本、周本等改，與《素問‧臟氣法時論》、《甲乙》卷六第十、《中藏經》卷中第三十、《千金》卷十九第一相合。四季，此指辰、未、戌、丑四個時辰。高世栻《素問直解》注：“四季，乃辰、戌、丑、未，土王之時，土尅水，故四季甚。”

　　〔4〕三　《千金》卷十九第一作“一”，可參。

　　〔5〕二　《靈樞‧病傳》、《甲乙》卷六第十俱作“三”，可參。

　　〔6〕四　《靈樞‧病傳》、《素問‧標本病傳論》、《甲乙》卷六第十俱作“三”，可參。

　　〔7〕大晨　晨，原作“食”，形近之訛，據《靈樞‧病傳》、《素問‧標本病傳論》、《甲乙》卷六第十、《千金》卷十九第一改。大晨，天大亮之時。《素問‧標本病傳論》王冰注：“大晨，謂寅後九刻大明之時也。”

　　腎脈摶堅而長，其色黄而赤，當病折腰。其耎而散者，當病少血[1]。

　　腎脈沉之大而堅，浮之大而緊，苦手足骨腫，厥，而陰不興,腰脊痛,少腹腫,心下有水氣,時脹閉,時泄。得之浴水中,身未乾而合房内,及勞倦發之。

黑,脈之至也,上堅而大[2],有積氣在少腹與陰,名曰腎痺。得之沐浴清[3]水而卧。

〔1〕血 《素問·脈要精微論》此下有"至令不復也"五字;《甲乙》卷四第一中此下有"至令不復"四字。此下疑有脱誤。

〔2〕上堅而大 張琦《素問釋義·五臟生成篇》云:"上字疑衍,王氏以寸口釋之,非也。堅而大,沉實之診,陰凝之象也。"考前各篇文例,此條諸脈俱不言上下,只叙脈象,故張説似是。

〔3〕清 冷也。《素問·五臟生成篇》:"腰痛,足清,頭痛。"

凡有所用力舉重,若入房過度,汗出如浴水,則傷腎。

腎脹者,腹滿引背,央央然[1],腰髀[2]痛。

腎水者,其人腹大,臍腫,腰重痛,不得溺,陰下濕如牛鼻頭汗,其足逆寒,大便反堅[3]。

腎著之爲病,從腰以下冷[4],腰重如帶五千錢。

腎著之病,其人身體重,腰中冷如冰狀,一作如水洗狀。一作如坐水中,形如水狀。反不渴,小便自利,食飲如故,是其證也。病屬下焦。從身勞汗出,衣裏冷濕故[5],久久得之。

〔1〕央央然 張介賓《類經》十六卷臟腑諸脹:"央央然,困苦貌。"

〔2〕髀 《中藏經》卷中第三十作"痺";《千金》卷十九第一此下有"并"字。可參。

〔3〕大便反堅 《金匱·水氣病》作"面反瘦"三字,可參。

〔4〕冷 《金匱·五臟風寒積聚病》此下有"痛"字,可參。

〔5〕故 《金匱·五臟風寒積聚病》無,可參。

腎之積,名曰奔豚,發於少腹,上至心下,如豚奔走之狀，上下無時。久久不愈，病喘逆，骨痿，少氣。以夏丙丁日得之，何也？脾病傳腎，腎當傳心，心適以夏王，王者不受邪，腎復欲還脾，脾不肯受，因留結爲積，故知奔豚以夏[1]得之。

水流夜疾，何以故？師曰：土休[2]，故流疾而有聲。人亦應之，人夜臥則脾不動搖，脈爲之數疾也。

腎病，其色黑，其氣虛弱，吸吸[3]少氣，兩耳苦聾，腰痛，時時失精，飲食減少，膝以下清，其脈沉滑而遲，此爲可治。宜服内補散、建中湯、腎氣圓、地黃煎。春當刺涌泉，秋刺伏留，冬刺陰谷，皆補之；夏刺然谷，季夏刺大溪，皆瀉之。又當灸京門五十壯，背刺第十四椎[4]百壯。

〔1〕夏 《難經·五十六難》此下有"丙丁日"三字。

〔2〕土休 五行用事爲王，王之所生曰相，相之所尅爲休。夜屬水王，水王則木相，木相則土休。

〔3〕吸吸 呼吸難於接續貌。《靈樞·癲狂》："少氣，身漯漯也，言吸吸也。"馬蒔注："言吸吸然而無所接續。"

〔4〕第十四椎 指背部第十四椎棘突下，左右旁開一寸半的腎俞穴。本書卷三第五云："腎俞在背第十四椎。"

腎病者，必腹大，脛腫痛，喘欬，身重，寢汗出，憎風。虛即胸中痛，大腹、小腹痛，清厥[1]，意不樂。取其經，足少陰、太陽血者。

邪在腎，則骨痛，陰痹[2]。陰痹者，按之而不得，腹脹，腰痛，大便難，肩背、頸項强痛，時眩。取之涌泉、崑侖，視有血者盡取之。

〔1〕清厥 手足清冷而氣逆。《素問·臟氣法時論》王冰注："清，謂氣清冷；厥，謂氣逆也。"

〔2〕陰痹　指寒濕陰邪偏盛之痹證。馬蒔《靈樞注證發微·五邪》注:"陰痹者,痛無定所,按之而不可得,即《痹論》之所謂以寒勝者爲痛痹也。"

足少陰之脈,起於小指之下,斜趣[1]足心,出然骨之下,循內踝之後,別入跟中,以上腨內,出膕中[2]內廉,上股內後廉,貫脊,屬腎,絡膀胱。其直者,從腎上貫肝膈,入肺中,循喉嚨,俠舌本。其支者,從肺出絡心,注胸中。是動則病飢而不欲食,面黑如炭色,一作地色。欬唾則有血,喉鳴而喘,坐而欲起,目肮肮無所見,心懸若飢狀,氣不足則善恐,心惕惕若人將捕之,是爲骨厥[3]。一作痿。是主腎所生病者,口熱,舌乾,咽腫,上氣,嗌乾及痛,煩心,心痛,黃疸,腸澼,脊、股內後廉痛,痿厥,嗜臥,足下熱而痛。灸則强食而生肉[4],一作肉。緩帶被髮,大杖重履而步[5]。盛者,則寸口大再倍於人迎;虛者,則寸口反小於人迎也。

〔1〕趣　通"趨",向也。

〔2〕中　《靈樞·經脈》、《太素》卷八首篇俱無,可參。

〔3〕骨厥　錢本、黃本等俱作"腎厥"。腎主骨,故足少陰腎經氣厥逆而出現的證候,稱之爲"骨厥"。張介賓《類經》十四卷十二經病:"厥逆在骨,腎主骨也。"

〔4〕肉　原作"害",文義不屬,據原校及《靈樞·經脈》、《甲乙》卷二第一上改。

〔5〕灸則强食而生肉……大杖重履而步　此十七字與本卷各篇文例俱不合,疑爲錯簡,或爲後人所增,誤混入正文。然今存古經皆有見載,或其誤已久,姑依其舊,存疑待考。

足少陰之別,名曰大鍾,當踝後繞跟,別走大陽。其別者,并經上走於心包,下貫腰脊。其病氣逆則煩悶,實則閉癃,虛則腰痛,取之所別。

腎病，手足逆冷，面赤目黃，小便不禁，骨節煩疼，少腹結痛，氣衝於心。其脈當沉細而滑，今反浮大；其色當黑，而反黃，此是土之刻水，爲大逆，十死不治。

膀胱足太陽經病證第十

提要：本篇主要論述膀胱的病理變化，并闡明了足太陽膀胱經的循行起止及發病情況。

膀胱病者，少腹偏腫而痛，以手按之，則欲小便而不得，肩上熱。若脈陷，足小指外側及[1]脛踝後皆熱。若脈陷者[2]，取委中。

膀胱脹者，少腹滿而氣癃。

病先發於膀胱者，背䯒筋痛，小便閉；五日之腎，少腹[3]、腰脊痛，脛痠；一日之小腸，脹[4]；一[5]日之脾[6]，閉塞不通，身痛體重；二日不已，死。冬雞鳴，夏下晡。一云日夕。

厥氣客於膀胱，則夢遊行。

〔1〕及　原作“反”，文義不屬，據錢本、周本等改，與《靈樞・邪氣臟腑形》、《甲乙》卷九第九、《太素》卷十一腑病合俞、《千金》卷二十第一相合。

〔2〕若脈陷者　《甲乙》卷九第九無“若脈陷”三字，“者”字連上讀，可參。

〔3〕腹　《素問・標本病傳論》、《甲乙》卷六第十此下俱有“脹”字，可參。

〔4〕脹　《素問・標本病傳論》此上有“腹”字，可參。

〔5〕一　《甲乙》卷六第十作“二”，可參。

〔6〕脾　《靈樞・病傳》作“心”，可參。

足太陽之脈，起於目內眥，上額，交巔上。其支者，從巔至耳上角。其直者，從巔入絡腦，還出別下項，循肩髃[1]內，俠脊，抵腰中，入循膂，絡腎，屬膀胱。其支者，從腰中下會於後陰[2]，下貫臀，入膕中。其支者，從髃[1]內，左右別，下貫胂[3]，一作肺[4]。過髀樞，循髀外後廉，過[5]一本下合。膕中，以下貫腨內，出外踝之後，循京骨，至小指[6]外側。是動則病衝頭痛，目似脫，項似拔，脊痛，腰似折，髀不可以曲，膕如結，腨如列[7]，是爲踝厥。是主筋所生病者，痔，瘧，狂，顛疾，頭腦頂痛，目黃，淚出，鼽衄，項、背、腰、尻、膕、腨、脚皆痛，小指不用。盛者，則人迎大再倍於寸口；虛者，則人迎反小於寸口也。

〔1〕髃　原作"髆"，於義不合，據《靈樞·經脈》、《太素》卷八首篇改。髃，《説文·骨部》："肩甲也。"

〔2〕會於後陰　《靈樞·經脈》作"挾脊"二字，可參。

〔3〕胂(shèn甚)　原作"髖"，文義不屬，據《素問·厥論》王冰注引、《素問·三部九候論》新校正引《甲乙》文、《太素》卷八首篇、《千金》卷二十第一、《圖經》卷二改。胂，脊柱兩側高起的肌肉。楊上善《太素》卷八首篇注："胂，俠脊肉也。"

〔4〕肺　錢本作"胇"。黃本、周本作"胂"，義長。

〔5〕過　錢本、黃本、周本及《靈樞·經脈》、《甲乙》卷二第一上、《太素》卷八首篇、《千金》卷二十第一俱作"下合"二字，義長。

〔6〕指　《素問·厥論》王冰注引此下有"之端"二字；《三因方》、《圖經》卷二、《讀素問鈔》、《十四經發揮》、《東醫寶鑒》此下俱有"端"字，義長。

〔7〕列　《説文·刀部》："分解也。"

三焦手少陽經病證第十一

提要:本篇主要論述三焦的病理變化,并闡明了手少陽三焦經脈的循行起止及發病情況。

三焦病者,腹脹氣滿,小腹尤堅,不得小便,窘急,溢則爲水,留則爲脹。候在足太陽之外大絡,在太陽、少陽之間,赤[1]見於脈。取委陽。

少腹病腫[2],不得小便,邪在三焦約[3]。取太陽[4]大絡,視其絡[5]脈與厥陰小絡結而血者。腫上及胃管,取三里。

三焦脹者,氣滿於皮膚[6],殼殼然而不堅[7],不疼。

熱在上焦,因欬,爲肺痿,熱在中焦,因腹[8]堅;熱在下焦,因溺血。

〔1〕赤　錢本、周本等及《靈樞·邪氣臟腑病形》、《甲乙》卷九第九、《太素》卷十一腑病合輸、《千金》卷二十第四俱作"亦",可參。

〔2〕病腫　《靈樞·四時氣》作"痛腫";《甲乙》卷九第九、《千金》卷二十第四俱作"腫痛",可參。

〔3〕邪在三焦約　楊上善《太素》卷二十三雜刺注:"邪在三焦,約而不通。"

〔4〕太陽　《甲乙》卷九第九、《太素》卷二十三雜刺此上俱有"足"字,可參。

〔5〕絡　原作"結",形近之誤,據《靈樞·四時氣》、《太素》卷二十三雜刺改。

〔6〕皮膚　《靈樞·脹論》、《甲乙》卷八第三、《太素》卷二十九脹論此下俱有"中"字,可參。

〔7〕殼殼然而不堅　原脫"不"字,據《甲乙》卷八第三、《太素》卷二十九脹論、《千金》卷二十第四補。殼殼然,中空不實貌。楊上善《太素》

注:"殼殼,似實而不堅也。"

〔8〕腹 原脱,據錢本、黃本、周本補。

手少陽之脈,起於小指次指之端,上出兩指之間,循手表腕[1],出臂外兩骨之間,上貫肘,循臑外,上肩,而交出足少陽之後,入缺盆,布[2]膻中,散絡心包,下膈,徧[3]屬三焦。其支者,從膻中上出缺盆,上項,俠[4]耳後,直上出耳上角,以屈下頰[5],至䪼。其支者,從耳後入耳中,出走耳前,過客主人前,交頰。至目兑眥。是動則病耳聾,輝輝焞焞[6],嗌腫,喉痺。是主氣所生病者,汗出,目兑眥痛,頰腫[7],耳後、肩、臑、肘、臂外皆痛,小指次指不用。盛者,則人迎大一[8]倍於寸口;虛者,則人迎反小於寸口也。

〔1〕手表腕 手腕背側當陽池穴處。張介賓《類經》七卷十二經脈:"手表腕,陽池也。"

〔2〕布 原作"交",文義不屬,據《靈樞·經脈》、《甲乙》卷二第一上、《太素》卷八首篇改。

〔3〕徧 同"遍",遍及也。《詩·邶風·北門》:"我入自外,室人交徧讁我。"釋文:"徧,古遍字。"

〔4〕俠 《靈樞·經脈》作"繫";《太素》卷八首篇作"係"。可參。

〔5〕頰 原作"額",文義不屬。據黃本、周本校注及《靈樞·經脈》、《太素》卷八首篇、《圖經》卷二改。

〔6〕輝輝焞焞 《靈樞·經脈》、《甲乙》卷二第一上、《太素》卷八首篇"輝輝"俱作"渾渾"。輝,通"渾";焞,通"沌"。輝輝焞焞,猶"渾渾沌沌",無知貌。《莊子·在宥》:"渾渾沌沌,終身不離。"注:"渾沌無知而任其自復。"此爲耳聾失聰貌。馬蒔《靈樞注證發微·經脈》注:"及其動穴驗病,則爲耳聾,渾渾然,焞焞然,甚覺不聰。"

〔7〕腫 《靈樞·經脈》、《太素》卷八首篇、《十四經發揮》俱作"痛",可參。

〔8〕一 《千金》卷二十第四作"再",可參。

按：本卷共十一篇，以肝、膽、心、小腸、脾、胃、肺、大腸、腎、膀胱、三焦等十一臟腑經脈爲綱，分別討論其病變情況及其經脈的循行起止和發病等。其内容分別引自《素問》的"脈要精微論"、"臟氣法時論"、"五臟生成篇"、"方盛衰論"、"標本病傳論"，《靈樞》的"邪氣臟腑病形"、"本神"、"經脈"、"四時氣"、"五邪"、"脹論"、"淫邪發夢"、"病傳"、"邪客"，《難經·五十六難》，《金匱要略》的"五臟風寒積聚病脈證并治第十一"、"水氣病證并治第十四"等篇。通過分門别類，整理撰集而成。在編排次序上，不是按《靈樞·經脈》的十二經次序，而是以每一組相互表裏的臟腑依次排列，突出了以臟腑爲中心的觀點。説明王叔和極爲重視臟腑學説，把經絡隸屬於臟腑，從而突出臟腑的主要地位，進一步確立以臟腑爲中心、以經絡爲聯繫途徑的人體生理、病理系統。并將心與心包絡合爲一篇，而三焦腑則附於腎之後，與本書卷二第二"今用當以左腎合膀胱，右腎合三焦一之説同義。通過如此處理，就很好地把臟腑學説與經絡學説統一起來，對建立中醫生理病理的系統理論，起到了承前啟後的作用，也爲後世臟腑辨證理論的建立打下了良好的基礎。

本卷從人與天地相應的整體觀念出發，注重結合季節時令來施行針刺。根據《難經·七十四難》"春刺井，夏刺榮，季夏刺俞，秋刺經，冬刺合"的理論，提出五臟病四時針刺的具體取穴法，并補充了五臟俞、募穴的灸法。據本卷第一、二、五、七、九篇所述，歸納成後表（見附表）。從表中可以看出，這裏所取的五俞穴與《靈樞·本俞》所述大部分相同，惟肝病秋刺"中都"，而《靈樞》載肝之經穴爲"中封"；脾病季夏刺"公孫"，而《靈樞》載脾之俞穴爲"太白"。五臟之募穴中，心、肝、脾、腎之募穴與卷三所載相同，惟肺之募穴有異，卷三第四載

173

肺之募穴爲"中府",而本卷第七不灸"中府"而灸"膻中"。其原因何在,尚有待考證。至於心病的四時刺灸法,針刺取手厥陰心包絡經之五俞穴,而灸法則直接取心之俞、募穴。此又有異於他臟。五臟病四時刺法的補瀉原則是凡是臟與時令相符或相生者,則用補法;臟與時令相尅者,則用瀉法。如肝與春令同屬木,肝木與夏火、冬水分別有相生的關係,故肝病在春、夏、冬都用補法;而肝木與季夏土、秋金分別是相尅的關係,故肝病在季夏、秋季都用瀉法。餘類推。由此可以看出,《脈經》對五臟病的四時刺灸法不但指出具體的穴位,提出針刺補瀉法則及艾灸壯數,提倡針法與灸法相互配合使用,而且突出了軀幹取穴與四肢取穴相結合的原則。這些,都是對《內經》、《難經》理論的重大發展和補充,進一步豐富了刺灸療法的內容。

本卷引錄了《靈樞·經脈》中除手少陰心經以外的十一經脈循行及發病的內容。據今本《靈樞》所載,在每一經脈的發病之下尚有"爲此諸病,盛則瀉之,虛則補之,熱則疾之,寒則留之,陷下則灸之,不盛不虛,以經取之"三十三字,《脈經》中俱無,在此錄之供參考。至於各經病變之脈候,則着重於寸口與人迎的脈象對比,其一般規律是:陰經及五臟病,寸口脈大於人迎脈屬實,反之爲虛;陽經及六腑病,人迎脈大於寸口脈屬實,反之爲虛。可能是寸口屬陰主五臟,人迎屬陽主六腑之故。

本卷取材範圍廣,內容非常豐富,通過這樣系統整理,顯得條分縷析,次序井然,便於學習和研究。王氏的這一整理研究方法,包含有樸素的系統思想,是整理、研究中醫古籍的其中一種好方法,給後世予不少啟發,直至今天仍值得我們借鑒和學習。

附表　五臟病四時刺灸表

五臟病	針刺					灸	
	春刺井	夏刺滎	季夏刺俞	秋刺經	冬刺合	募穴	俞穴
肝病	大敦（補）	行間（補）	太衝（瀉）	中郄（瀉）	曲泉（補）	期門（百壯）	肝俞（五十壯）
心病	中衝（補）	勞宮（補）	太陵（補）	間使（瀉）	曲澤（瀉）	巨闕（五十壯）	心俞（百壯）
脾病	隱白（瀉）	大都（補）	公孫（補）	商丘（補）	陰陵泉（瀉）	章門（五十壯）	脾俞（百壯）
肺病	少商（瀉）	魚際（瀉）	太淵（補）	經渠（補）	尺澤（補）	膻中（百壯）	肺俞（二十五壯）
腎病	湧泉（補）	然谷（瀉）	大溪（補）	伏留（補）	陰谷（補）	京門（五十壯）	腎俞（百壯）

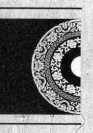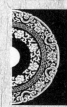

脈經卷第七

朝散大夫守光禄卿直秘閣判登聞檢院上護軍臣林億等類次

病不可發汗證第一

提要:本篇全面論述不可發汗的脈證以及誤汗所致的變證。

少陰病,脈細沉數,病爲在裏,不可發其汗。

脈浮而緊,法當身體疼痛,當以汗解。假令尺中脈遲者,不可發其汗,何以知然,此爲榮氣不足,血微少故也。

少陰病,脈微,一作濡而微弱。不可發其汗,無陽故也。

脈濡而弱,弱反在關,濡反在顛,微反在上,濇反在下。微則陽氣不足,濇則無血。陽氣反微,中風汗出,而反躁煩;濇則無血,厥而且寒。陽微發汗,躁不得眠。

動氣[1]在右,不可發汗。發汗則衄而渴,心若煩,飲即吐水。

動氣在左,不可發汗。發汗則頭眩,汗不止,筋惕肉瞤。

動氣在上,不可發汗。發汗則氣上衝,正在心端。

動氣在下,不可發汗。發汗則無汗,心中大煩,骨節苦疼，目運惡寒，食則反吐，穀不得前。一云穀不消化。

咽中閉塞，不可發汗。發汗則吐血，氣微絶，手足逆冷，欲得踡臥，不能自温。

諸脈數，動微弱，並不可發汗，發汗則大便難，腹中乾，一云小便難，胞中乾。胃燥而煩。其形相象，根本異源。

脈濡而弱，弱反在關，濡反在巓，弦反在上，微反在下。弦爲陽運，微爲陰寒，上實下虚，意欲得温。微弦爲虚，不可發汗，發汗則寒慄，不能自還。刻者則劇，數吐涎沫，咽中必乾，小便不利，心中飢煩，晬時[2]而發，其形似瘧，有寒無熱，虚而寒慄。欬而發汗，踡而苦滿，滿，一作心痛。腹中腹堅。

厥[3]，不可發汗，發汗則聲亂，咽嘶，舌萎，穀不得前。

諸逆發汗，微者難愈，劇者言亂，睛眩者死，命將難全。

〔1〕動氣　此指臍周的搏動。《醫宗金鑒》卷十五辨不可汗病脈證篇注："動氣者，築築然氣跳動也。臍之上下左右，四臟之位也，不安其位，故動也。"

〔2〕晬（zuì 最）時　一周時，即一晝夜。《靈樞·上膈》："下膈者，食晬時乃出。"張志聰注："晬時，周時也。"

〔3〕厥　《傷寒》卷七第十五此下有"脈緊"二字，可參。

太陽病，得之八九日，如瘧狀，發熱而惡寒，熱多寒少，其人不嘔，清便續自可，一日再三發，其脈微而惡寒，此爲陰陽俱虚，不可復發汗也。

太陽病，發熱惡寒，熱多寒少，脈微弱，則無陽也，不可復發其汗。咽乾燥者，不可發汗。

亡血家，不可攻其表，汗出則寒慄而振。

衄家，不可攻其表，汗出必額陷，脈上促急而緊，直視而不能眴，不得眠。

汗家，重發其汗，必恍惚心亂，小便已陰疼，可與禹餘粮圓。

淋家，不可發汗，發其汗，必便血。

瘡家，雖身疼痛，不可攻其表，汗出則痓[1]。一作痙，下同。

[1] 痓 義同"痙"，指以項背強直爲主的病證。

冬時發其汗，必吐利，口中爛，生瘡。

下利清穀，不可攻其表，汗出必脹滿。

欬而小便利，若失小便，不可攻其表。汗出則厥逆冷。汗出多極，發其汗，亦堅。

傷寒一二日至四五日，厥者必發熱，前厥者後必熱，厥深者熱亦深，厥微者熱亦微。厥應下之，而反發其汗，必口傷爛赤。病人脈數，數爲有熱，當清穀引食。反吐者，醫發其汗，陽微，膈氣虛，脈則爲數，數爲客陽，不能消穀，胃中虛冷，故令吐也。

傷寒四五日，其脈沉，煩而喘滿。脈沉者，病爲在裏，反發其汗，津液越出，大便爲難，表虛裏實，久則譫語。

傷寒頭痛，翕翕發熱，形象中風，常微汗出，又自嘔者，下之益煩，心懊憹如飢；發汗則致痓，身強難以屈伸；熏之則發黃，不得小便，久則發欬唾。

太陽病，發其汗，因致痓。

傷寒脈弦細，頭痛而反發熱，此屬少陽，少陽不可發其汗。

太陽與少陽併病，頭項强痛，或眩冒，時如結胸，心下痞堅者，不可發其汗[1]。

少陰病，欬而下利，譫語者，此被火氣劫故也。小便必難，以强責少陰汗也。

少陰病，但厥無汗，而强發之，必動其血，未知從何道出，或從口鼻，或從目出—本作耳目。者，是爲下厥上竭[2]，爲難治。

傷寒有五，皆熱病之類也，同病異名，同脈異經。病雖俱傷於風，其人自有痼疾，則不得同法。其人素傷於風，因復傷於熱，風熱相薄，則發風溫，四肢不收，頭痛身熱，常汗出不解，治在少陰、厥陰，不可發汗，汗出譫言獨語，內煩，躁擾不得臥，善驚，目亂無精，治之復發其汗，如此者醫殺之也。

傷寒濕溫，其人常傷於濕，因而中暍，濕熱相薄，則發濕溫，病若兩脛逆冷，腹滿叉[3]胸，頭目痛，若妄言，治在足太陰，不可發汗，汗出必不能言，耳聾、不知痛所在，身青，面色變，名曰重暍，如此者，死。醫殺之也。右二首出《醫律》。

〔1〕不可發其汗　《傷寒》卷四第七此句上有"當刺大椎第一間、肺俞、肝俞，慎"等十二字；下有"發汗則譫語不止，當刺期門"等十七字，可參。

〔2〕下厥上竭　下厥，謂下焦陽虛而引起厥逆。上竭，謂陰血上出而耗竭。張錫駒《傷寒直解》卷五辨少陰脈證篇注："此論少陰生陽衰於下，而直陰竭於上也。"張志聰《傷寒論集注》卷四辨少陰病脈證篇注："此生氣厥於下，血出竭於上，是名下厥上竭。"

〔3〕叉　原作"义"，文義不屬，據周本改。下同。

　　按：本篇出自《傷寒》卷三第六、卷四第七、卷七第十五等篇，系統討論了不可發汗的各種脈證。要而言之，凡陰陽氣血衰弱者不可發汗，臟氣衰弱者不可發汗，陰血津液已傷不可發汗，病已入裏不可發汗，爲濕邪、濕熱所傷者不可發汗。這些病證如果誤發其汗，則又引起種種不同的變證。然而《傷寒論》所説的"發汗"，主要是指用麻黄湯、桂枝湯之類辛溫發汗，故上述禁忌證亦主要對辛溫發汗而言。後世對陰陽氣血虚弱而又挾表證者，採用溫陽解表、滋陰解表、益氣解表、養血解表等法扶正祛邪，對裏證兼表證者採用表裏雙解，對溫邪在表者採用辛凉解表，濕熱在表者採用化濕清熱透表等等，大大擴展了汗法的運用範圍，這是在《傷寒論》基礎上的重大發展。

　　同時，我們對原文也要靈活理解，如"冬時發其汗，必吐利，口中爛，生瘡。"應解爲冬天陽氣在裏，若誤汗則容易引起文中所載的變證。同樣，"咽乾燥者，不可發汗。"也應解爲陰虛陽亢，津液無以上承而致咽喉乾燥者忌汗。總之，要觸類旁通，舉一反三，切忌死搬硬套，拘執不化。

病可發汗證第二

　　提要：本篇全面論述各種可發汗的脈證及其治療。

　　大法，春夏宜發汗。

　　凡發汗，欲令手足皆周至，漐漐一時間益佳，但不欲如水流離。若病不解，當重發汗。汗多則亡陽，陽虛不得重發汗也。

　　凡服湯藥發汗，中病便止，不必盡劑也。

　　凡云可發汗而無湯者，圓散亦可用，要以汗出爲解，然不如湯隨證良。

太陽病，外證未解，其脈浮弱，當以汗解，宜桂枝湯。

太陽病，脈浮而數者，可發其汗，屬桂枝湯證。

陽明病，脈遲，汗出多，微惡寒，表爲未解，可發其汗，屬桂枝湯證。

夫病脈浮大，問病者，言但便[1]堅耳。設利者爲虛，大逆。堅爲實，汗出而解，何以故？脈浮，當以汗解。

傷寒，其脈不弦緊而弱，弱者必渴，被火必譫語。弱者發熱脈浮，解之，當汗出愈。

病者煩熱，汗出即解。復如瘧狀，日晡所發熱，此屬陽明。脈[2]浮虛者，當發其汗，屬桂枝湯證。

病常自汗出，此爲榮氣和，榮氣和而外不解，此衛不和也。榮行脈中，爲陰，主内；衛行脈外，爲陽，主外。復發其汗，衛和則愈，屬桂枝湯證。

病人臟無他病，時發熱自汗出，而不愈，此衛氣不和也。先其時發汗即愈，屬桂枝湯證。

〔1〕便　原脱，據《傷寒》卷七第十六補。

〔2〕脈　《傷寒》卷五第八此上有"脈實者，宜下之"六字。據文義此六字疑脱。

脈浮而緊，浮則爲風，緊則爲寒，風則傷衛，寒則傷榮，榮衛俱病，骨節煩疼，可發其汗，宜麻黃湯。

太陽病不解，熱結膀胱，其人如狂，血必自下，下者即愈。其外未解者，尚未可攻，當先解其外，屬桂枝湯證。

太陽病，下之，微喘者，表未解故也，屬桂枝加厚朴杏子湯證。

傷寒，脈浮緊，不發其汗，因衄，屬麻黃湯證。

陽明病,脈浮,無汗,其人必喘,發其汗則愈,屬麻黃湯證。

太陰病,脈浮者,可發其汗,屬桂枝湯證。

太陽病,脈浮緊,無汗而發熱,其身疼痛,八九日不解,表候續在,此當發其汗,服湯微除。發煩目瞑,劇者必衂,衂乃解。所以然者,陽氣重故也,屬麻黃湯證。

脈浮者,病在表,可發其汗,屬桂枝湯證。

傷寒不大便六七日,頭痛有熱,與承氣湯,其小便反清[1]一作小便清者。此爲不在裏故,在表也,當發其汗。頭痛者,必衂[2],屬桂枝湯證。

下利後,身體疼痛,清便自調,急當救表,宜桂枝湯。

太陽病,頭痛發熱,汗出惡風,若惡寒,屬桂枝湯證。

太陽中風,陽浮而陰濡弱,浮者熱自發,濡弱者汗自出。嗇嗇惡寒,淅淅惡風,翕翕發熱,鼻鳴乾嘔,屬桂枝湯證。

太陽病,發熱汗出,此爲榮弱衛強,故使汗出,欲救邪風,屬桂枝湯證。

太陽病,下之,氣上撞,可與桂枝湯;不撞,不可與之。

太陽病,初服桂枝湯,而反煩不解者,法當先刺風池、風府,却與桂枝湯則愈。

燒針令其汗,針處被寒,核起而赤者,必發賁豚,氣從少腹上撞心者,灸其核上一壯,與桂枝加桂湯。

〔1〕小便反清　原作"大便反青",於義不合,據《傷寒》卷十第二十二及原校注改。

〔2〕頭痛者,必衄 《傷寒》卷十第二十二無此五字。此五字與上下文義不屬,疑爲錯簡文。

太陽病,項背强几几,反汗出惡風,屬桂枝加葛根湯。

太陽病,項背强几几,無汗惡風,屬葛根湯。

太陽與陽明合病,而自利不嘔者,屬葛根湯證。

太陽與陽明合病,不下利,但嘔,屬葛根加半夏湯。

太陽病,桂枝證,醫反下之,遂利不止,其脈促者,表未解,喘而汗出,屬葛根黄芩黄連湯。

太陽病,頭痛發熱,身體疼,腰痛,骨節疼痛,惡風,無汗而喘,屬麻黄湯證。

太陽與陽明合病,喘而胸滿,不可下也,屬麻黄湯證。

太陽中風,脈浮緊,發熱惡寒,身體疼痛,不汗出而煩躁,頭痛,屬大青龍湯。脈微弱,汗出惡風,不可服之,服之則厥,筋惕肉瞤,此爲逆也。

傷寒脈浮緩,其身不疼,但重,乍有輕時,無少陰證者,大青龍湯發之。

傷寒表不解,心下有水氣,乾嘔,發熱而欬,或渴,或利,或噎,或小便不利,小腹滿,或微喘,屬小青龍湯。

傷寒心下有水氣,欬而微喘,發熱不渴,服湯已而渴者,此寒去爲欲解,屬小青龍湯證。

陽明中風,脈弦浮大而短氣,腹部[1]滿,脇下及心痛,久按之氣不通,一作按之不痛。鼻乾,不得汗,嗜臥,一身及目悉黄,小便難,有潮熱,時時噦,耳前後腫,刺之小

差,外不解,病過十日,脈續浮,與小柴胡湯。但浮無餘
證,與麻黃湯。不溺,腹滿加噦,不治。

太陽病,十日以去,脈浮細,嗜臥,此爲外解。設胸
滿脇痛,與小柴胡湯;脈浮者,屬麻黃湯證。

中風,往來寒熱,傷寒五六日以後,胸脇苦滿,嘿嘿
不欲飲食,煩心喜嘔,或胸中煩而不嘔,或渴,或腹中痛,
或脇下痞堅,或心中悸,小便不利,或不渴,外有微熱,或
欬者,屬小柴胡湯。

傷寒四五日,身體熱,惡風,頸項强,脇下滿,手足温
而渴,屬小柴胡湯證。

傷寒六七日,發熱、微惡寒,支節煩疼,微嘔,心下支
結,外證未去者,屬柴胡桂枝湯。

少陰病,得之二三日,麻黃附子甘草湯微發汗,以二
三日無裏[2]證,故微發汗也。

脈浮,小便不利,微熱,消渴,與五苓散,利小便
發汗。

〔1〕部　原作“都”,文義不屬,當爲形近之訛,據《傷寒》卷五第
八改。

〔2〕裏　原脱,據黄本、周本補。

按:本篇引自《傷寒論》卷二第五、卷三第六、卷五第八、卷
六第十及卷七第十四等篇。遵循《素問・陰陽應象大論》“其有
邪者,漬形以爲汗;其在皮者,汗而發之”之旨,較詳盡地闡述了
宜用汗法的脈證及治療方藥。大體而言,可分桂枝湯、麻黃湯、
大青龍湯、小青龍湯、葛根湯等五大證類。條文還指出運用汗
法,須依據證候,審時度勢,有的可發,有的微發,有的重發,有的
應先其時,有的則宜兼利小便等。這些對臨床實踐有一定指導
意義。不過有些條文還須活看,如“大法,春夏宜發汗。”是指春

夏陽氣在外，邪氣亦在外，故可發汗而言，然而，傷寒屬冬病也，怎可拘泥而不用汗法？總之，應結合客觀證狀表現，用心體會，靈活運用。

病發汗以後證第三

提要：本篇主要論述發汗以後所出現的各種脈證。

二陽并病，太陽初得病時，發其汗，汗先出，復不徹，因轉屬陽明，續自微汗出，不惡寒。若太陽證不罷，不可下，下之爲逆，如此者可小發其汗。設面色緣緣[1]正赤者，陽氣怫鬱在表，當解之，熏之。若發汗不大徹，不足言，陽氣怫鬱不得越。當汗而不汗，其人躁煩，不知痛處，乍在腹中，乍在四肢，按之不可得，其人短氣但坐，汗出而不徹故也，更發其汗即愈。何以知其汗不徹？脈濇故以知之。

未持脈時，病人叉手自冒心，師因教試令欬而不即欬者，此必兩耳無所聞也。所以然者，重發其汗，虛故也。

發汗後，飲水多者必喘，以水灌之亦喘。

發汗後，水藥不得入口爲逆。若更發其汗，必吐下不止。

陽明病，本自汗出，醫復重發其汗，病已差，其人微煩，不了了，此大便堅也，以亡津液，胃中乾燥，故令其堅。當問小便日幾行，若本日三四行，今日再行者，必知大便不久出，今爲小便數少，津液當還入胃中，故知必當大便也。

發汗多，又復發其汗，此爲亡陽，若[2]譫語脈短者，死；脈自和者，不死。

傷寒發其汗，身目爲黃，所以然者，寒濕相搏在裏不解故也。

病人有寒，復發其汗，胃中冷，必吐蚘。

〔1〕緣緣　佈滿貌。魏荔彤《傷寒論本義》卷九併病注：“緣緣者，自淺而深，自一處而滿面之謂。”

〔2〕若　原作“皆”，文義不屬，據黃本、周本改。

太陽病，發其汗，遂漏而不止，其人惡風，小便難，四肢微急，難以屈伸，屬桂枝加附子湯。

服桂枝湯，大汗出，若脈但洪大，與桂枝湯。若其形如瘧，一日再三發[1]，汗出便解，屬桂枝二麻黃一湯。

服桂枝湯，大汗出，大煩渴不解，若脈洪大，屬白虎湯[2]。

傷寒，脈浮，自汗出，小便數，心煩[3]，仲景頻復字作心煩。微惡寒，而脚攣急，反與桂枝，欲攻其表，得之便厥，咽乾，煩躁，吐逆，當作甘草乾薑湯，以復其陽，厥愈足溫，更作芍藥甘草湯與之，其脚即伸，而胃氣不和，譫語，可與承氣湯。重發其汗，復加燒針者，屬四逆湯。

傷寒，發汗已解，半日許復煩，其脈浮數，可復發其汗，屬桂枝湯。

發汗後，身體疼痛，其脈沉遲，屬桂枝加芍藥生薑人參湯。

發汗後，不可更行桂枝湯，汗出而喘，無大熱，可以麻黃杏子甘草石膏湯。

發汗過多以後，其人叉手自冒心，心下悸，而欲得按之,屬桂枝甘草湯。

發汗後,其人臍下悸,欲作賁豚,屬茯苓桂枝甘草大棗湯。

發汗後,腹脹滿,屬厚樸生薑半夏甘草人參湯。

發其汗不解,而反惡寒者,虛故也,屬芍藥甘草附子湯。不惡寒但熱者,實也,當和其胃氣,宜小承氣湯[4]。

〔1〕一日再三發 《傷寒》卷二第四作"日再發者"四字,可參。

〔2〕白虎湯 《傷寒》卷二第四作"白虎加人參湯"六字,可參。

〔3〕心煩 原作"顛復",文義不屬,據《傷寒》卷二第四改。

〔4〕小承氣湯 《傷寒》卷三第六作"調胃承氣湯"五字,可參。

太陽病,發汗,若大汗出,胃中燥[1],煩不得眠,其人欲飲水,當稍飲之,令胃中和則愈。

發汗已,脈浮而數,復煩渴者,屬五苓散。

傷寒,汗出而渴,屬五苓散證;不渴,屬茯苓甘草湯。

太陽病,發其汗,汗出不解,其人發熱,心下悸,頭眩,身瞤而動,振振欲擗地[2],屬真武湯。

傷寒,汗出解之後,胃中不和,心下痞堅,乾噫食臭,脅下有水氣,腹中雷鳴而利,屬生薑瀉心湯。

傷寒發熱,汗出不解後,心中痞堅,嘔而下利,屬大柴胡湯。

太陽病三日,發其汗不解,蒸蒸發熱者,屬於胃也,屬承氣湯。

大汗出,熱不去,內拘急,四肢疼,下利,厥逆而惡寒,屬四逆湯。

發汗多,亡陽譫語者,不可下,與柴胡桂枝湯,和其榮衛,以通津液後自愈。

〔1〕燥　《傷寒》卷三第六此上有“乾”字,可參。

〔2〕振振欲擗地　謂站立不穩,搖搖欲倒。錢潢《傷寒溯源集》卷一第一:“愚謂振振欲擗地,即所謂發汗而動經,身爲振振搖之意,言頭眩而身體瞤動,振振然身不能自持,而欲仆地。”

按:本篇主要引自《傷寒論》卷二第五、卷三第六及卷五第八等篇。所論發汗後出現之情況,歸納起來有四種:一、表仍未解,宜再汗而解之。如二陽并病,後轉屬陽明,見微汗出,不惡寒,可小發其汗,服桂枝湯後,大汗出,若脈但洪大,與桂枝湯等。二轉爲虛證。如見心陽虛,叉手自冒心,心下悸者,宜桂枝甘草湯;脾腎陽虛,厥逆咽乾,煩躁吐逆,脚攣急,先復其陽,用甘草乾薑湯,後復其陰,用芍藥甘草湯等。三、轉爲實證。如服桂枝湯後,大汗出,大煩渴不解,脈洪大,宜白虎湯;太陽病,發其汗不解,蒸蒸發熱者,屬於胃實,宜承氣湯等。四、邪氣入裏。如邪熱入肺,汗出而喘,無大熱,宜麻黃杏子甘草石膏湯;發熱汗出不解,心中痞堅,嘔吐而下利,宜大柴胡湯等。凡此種種,皆爲臨床經驗之總結,頗有指導意義。

病不可吐證第四

提要:本篇主要論述不可吐的病證和誤治後的變證。

太陽病,當惡寒而發熱,令自汗出,反不惡寒發熱,關上脈細而數,此醫吐之過也。若得病一日、二日吐之,腹中飢,口不能食;三日、四日吐之,不喜糜弱,欲食冷食,朝食暮吐,此醫之所致也,此爲小逆。

太陽病,吐之者,但太陽病當惡寒,今反不惡寒,不欲近衣,此爲吐之內煩也。

少陰病,飲食入則吐,心中溫溫欲吐,復不能吐,始得之,手足寒,脈弦遲,此胸中實,不可下[1]。若膈上有寒飲,乾嘔者,不可吐,當溫之[2]。

諸四逆厥者,不可吐[3]之,虛家亦然。

〔1〕下　《傷寒》卷六第十二此下有"當吐之"三字,可參。

〔2〕之　《傷寒》卷六第十二此下有"宜四逆湯"四字,可參。

〔3〕吐　《傷寒》卷六第十二作"下",可參。

按:一般而言,上焦實證,宜吐。故凡膈上有寒飲而乾嘔者,諸四逆者,體虛者,均不宜吐。太陽病,若誤吐後,會導致反不惡寒,不欲近衣,內生煩熱,及反不惡寒,發熱,關脈細數等變證。但原文於變證之後,未列方治,故宜參合臨床見證,隨機應變。

病可吐證第五

提要:本篇主要論述可用吐法的各種病證。

大法,春宜吐。

凡服湯吐,中病便止,不必盡劑也。

病如桂枝證,其頭不痛,項不強,寸口脈微浮,胸中痞堅,氣上撞咽喉,不得息,此為胸有寒,當吐之[1]。

病胸上諸實,胸中鬱鬱而痛,不能食,欲使人按之,而反有濁唾,下利日十餘行,其脈反遲,寸口微滑,此可吐之,吐之利即止。

少陰病,飲食入則吐,心中溫溫欲吐,復不能吐,當遂吐之。

宿食在上管,當吐之。

病者手足厥冷,脈乍緊,邪結在胸中,心下滿而煩,飢不能食,病在胸中,當吐之[2]。

〔1〕、〔2〕之　《傷寒》卷四第七此下有"宜瓜蒂散"四字。可參。

按:吐法之旨,本於《內經》"其高者,因而越之"。故凡病邪在上焦者,諸如邪熱在胸,宿食在上脘及膈上有痰飲等,均宜用吐。篇中所謂"胸中痞堅,氣上撞咽喉"、"胸中鬱鬱而痛"、"心下滿,欲食不能食者"、"胸中溫溫欲吐"等,均是邪在上焦宜用吐法的具體證候。

然而,吐法畢竟易傷胃氣,用之不當,變證堪虞,故應從嚴掌握,不可輕用,所以,文中強調"中病便止,不必盡劑也","無使過之,傷其正也"。

至於"大法,春宜吐",是根據人與自然關係而概言的一般治則。春季生氣上昇,萬物發陳,吐法亦有發陳上昇之意,故春宜吐,也即是順春昇之氣。但不可絕對看待,吐法之所宜,不能局限於春季,應以臨床見證爲主。

病不可下證第六

提要:本篇全面論述不可攻下的各種脈證以及誤下所致的各種變證。

脈濡而弱,弱反在關,濡反在巔,微反在上,濇反在下。微則陽氣不足,濇則無血。陽氣反微,中風汗出,而反躁煩;濇則無血,厥而且寒。陽微不可下,下之則心下痞堅。

動氣在右,不可下。下之則津液內竭,咽燥鼻乾,頭眩心悸。

動氣在左,不可下。下之則腹裏拘急,食不下,動氣反劇,身雖有熱,臥則[1]欲踡。

動氣在上,不可下。下之則掌握熱煩,身浮冷,熱汗自泄,欲[2]水自灌。

動氣在下,不可下。下之則腹滿,卒起頭眩,食則下清穀,心下痞堅。

咽中閉塞,不可下。下之則上輕下重,水漿不下,卧則欲踡,身體急痛,復下利日十數行。

諸外實,不可下。下之則發微熱,亡脈則厥,當臍握[3]熱。

諸虚,不可下。下之則渴,引水者易愈,惡水者劇。

〔1〕則　原作“反”,文義不屬,據《傷寒》卷九第二十改。

〔2〕欲　《傷寒》卷九第二十此下有“得”字,可參。

〔3〕握　黄本、周本俱作“發”,義長。

脈濡而弱,弱反在關,濡反在巔,弦反在上,微反在下。弦爲陽運,微爲陰寒,上實下虚,意欲得温。微弦爲虚,虚者不可下,微則爲欬,欬則吐涎沫。下之欬則止,而利不休,胸中如蟲齧[1],粥入則出,小便不利,兩脇拘急,喘息爲難,頸[2]背相牽,臂則不仁,極寒反汗出,軀冷若冰,眼睛不慧,語言不休,穀氣多入,則爲除中[3],口雖欲言,舌不得前。

脈濡而弱,弱反在關,濡反在巔,浮反在上,數反在下。浮則爲陽虚,數則爲無血,浮則爲虚,數則生熱。浮則爲虚,自汗而惡寒。數則爲痛,振而寒慄。微弱在關,胸下爲急,喘滿汗流[4],不得呼吸。呼吸之中,痛在於脇,振寒相搏,其形如瘧。醫反下之,令脈急數,發熱,狂走見鬼,心下爲痞,小便淋瀝,少腹甚堅,小便血也。

〔1〕齧(niè 聶)　咬也。《靈樞・口問》:“人之自齧舌者,何氣

使然?"

〔2〕頸　黃本、周本俱作"項",可參。

〔3〕除中　胃氣將絶而反能食之病證。成無己《注解傷寒論》卷九第十九注:"陰陽脱者,應不能食,而穀多入者,此爲除中,是胃氣除去也。"

〔4〕喘滿汗流　原作"喘汗"二字,與上下文四字爲句例不合,當爲脱文,據黃本、周本補。

脈濡而緊,濡則陽氣微,緊則榮中寒。陽微衛中風,發熱而惡寒。榮緊胃氣冷,微嘔心内煩。醫以爲大熱,解肌而發汗,亡陽虛煩躁,心下苦痞堅,表裏俱虛竭。卒起而頭眩,客熱在皮膚,悵怏[1]不得眠。不知胃氣冷,緊寒在關元,技巧無所施,汲水灌其身。客熱應時罷,慄慄而振寒,重被而覆之,汗出而冒巔,體惕而又振,小便爲微難。寒氣因水發,清穀不容間,嘔變反腸出,顛倒不得安,手足爲微逆,身冷而内煩。遲欲從後救,安可復追還。

脈浮而大,浮爲氣實,大爲血虛。血虛爲無陰,孤陽獨下陰部,小便難[2],胞中虛,今反小便利而大汗出,法衛家當微,今反更實,津液四射,榮竭血盡,干[3]煩不眠,血薄肉消,而成暴液[4]。醫復以毒藥攻其胃,此爲重虛,客陽去有期,必下如污泥而死。

跌陽脈遲而緩,胃氣如經。跌陽脈浮而數,浮則傷胃,數則動脾,此非本病,醫特下之所爲也。榮衛内陷,其數先微,脈反但浮,其人必堅[5],氣噫而除。何以言之?脾脈本緩,今數脈動脾,其數先微,故知脾氣不治,大便堅,氣噫而除。今脈反浮,其數改微,邪氣獨留,心中則饑,邪熱不殺穀[6],潮熱發渴。數脈當遲緩,脈因前後度數如前，仲景前字作法。病者則饑。數脈不時，則生惡瘡。

〔1〕悵怏（chàng yàng 唱樣） 失志不樂。此有鬱悶不舒之義。

〔2〕難 《傷寒》卷九第二十此上有"當赤而"三字，可參。

〔3〕干 黄本、周本俱作"虚"，義長。

〔4〕暴液 謂火氣煎熬津液。暴，"曝"之本字，晒也。

〔5〕堅 《傷寒》卷一第一作"大便鞕"三字，義勝，此上疑脱"大便"二字。

〔6〕邪熱不殺穀 謂邪熱困脾而不能消化食物。成無已《注解傷寒論》卷一第一注："今脾客邪熱，故氣噦而除，脾能磨消水穀，今邪氣獨留於脾，脾氣不活，心中雖饑，而不能殺穀也。"

脈數者，久數不止，止則邪結，正氣不能復，正氣却結於臟，故邪氣浮之，與皮毛相得。脈數者不可下，下之必煩，利不止。

少陰病，脈微，不可發其汗，無陽故也。陽已虚，尺中弱濇者，復不可下之。

脈浮大，應發其汗，醫反下之，此爲大逆。

脈浮而大，心下反堅，有熱屬臟，攻之，不令發汗〔1〕。屬腑，溲數則堅，汗多即愈，汗少便難。脈遲，尚未可攻。

二陽併病，太陽初得病時，發其汗，汗先出，復不徹，因轉屬陽明，欲自汗出，不惡寒。若太陽證不罷，不可下，下之爲逆。

結胸證，其脈浮大，不可下，下之即死。

太陽與陽明合病，喘而胸滿，不可下之。

太陽與少陽併病，心下痞堅，頸項强而眩，勿下之。

〔1〕不令發汗 原作"不全微汗"，文義不屬，據錢本、黄本、周本改，

與《傷寒》卷一第一相合。

諸四逆厥者，不可下之，虛家亦然。

病欲吐者，不可下之。

太陽病，有外證未解，不可下，下之爲逆[1]。

病發於陽，而反下之，熱入因作結胸；發於陰，而反下之，因作痞。痞脈浮緊[2]而下之，緊反入裏，因作痞。

夫病陽多者熱，下之則堅。

本虛，攻其熱必噦。

無陽陰强而堅，下之必清穀而腹滿。

太陰之爲病，腹滿而吐，食不下，下之益甚，腹時自病，胸下結堅。

厥陰之爲病，消渴，氣上撞，心中疼熱，饑而不欲食，甚者則欲吐，下之不肯止[3]。

少陰病，其人飲食入則吐，心中温温欲吐，復不能吐。始得之，手足寒，脈弦遲，此胸中實，不可下也。

傷寒五六日，不結胸，腹濡，脈虛，復厥者，不可下，下之亡血死[4]。

傷寒，發熱，但頭痛，微汗出。發其汗則不識人；熏之則喘，不得小便，心腹滿；下之則短氣而腹滿，小便難，頭痛背强；加温針則必衄。

〔1〕逆 《傷寒》卷三第六此下有"解外，宜桂枝湯"六字，可參。

〔2〕緊 原作"堅"，字之誤，據錢本、周本及下文例改。

〔3〕甚者則欲吐，下之不肯止 《傷寒》卷六第十二作"食則吐蚘，下之利不止"九字，可參。

〔4〕下之亡血死 《傷寒》卷六第十二作"此爲亡血，下之死"七字，可參。

傷寒，其脈陰陽俱緊，惡寒發熱，則脈欲厥。厥者，脈初來大，漸漸小，更來漸大，是其候也。惡寒甚者，翕翕汗出，喉中痛；熱多者，目赤，睛不慧。醫復發之，咽中則傷；若復下之，則兩目閉，寒多清穀，熱多便膿血；熏之則發黃，熨之則咽燥。小便利者可救。難者必危殆。

傷寒發熱，口中勃勃[1]氣出，頭痛目黃，鼻衄不可制。貪水者必嘔，惡水者厥。下之咽中生瘡。假令手足溫者，下重便膿血。頭痛目黃者，下之目閉。貪水者，下之其脈必厥，其聲嚶[2]，咽喉塞。發其汗則戰慄，陰陽俱虛。惡水者，下之裏冷不嗜食，大便完穀出；發其汗，口中傷，舌上胎滑[3]，煩躁。脈數實，不大便六七日，後必便血，復發其汗，小便即自利。

得病二三日，脈弱，無太陽柴胡證，而煩躁，心下堅。至四日，雖能食，以承氣湯少與微和之，令子安。至六日，與承氣湯一升。不大便六七日，小便少者，雖不大便，但頭堅後溏，未定成其堅，攻之必溏。當須小便利，定堅，乃可攻之。

〔1〕勃勃　旺盛貌。

〔2〕嚶（yīng 嬰）　鳥鳴聲。此指言語含混不清。

〔3〕胎滑　《傷寒》卷九第二十作"白胎"，可參。

臟結無陽證，寒而不熱《傷寒論》云：不往來寒熱。其人反靜，舌上胎滑者，不可攻也。

傷寒嘔多，雖有陽明證，不可攻之。

陽明病，潮熱，微堅[1]，可與承氣湯[2]；不堅，不可與。若不大便六、七日，恐有燥屎，欲知之法可少與小承氣湯，腹中轉失氣者，此爲有燥屎，乃可攻之。若不轉失氣者，此但頭堅後溏，不可攻之，攻之必腹滿不能食。欲飲水者，即噦。其後發熱者，必復堅，以小承氣湯和之。若不轉失氣者，慎不可攻之。

陽明病，身[3]合[4]色赤者，不可攻也。必發熱色黃者，小便不利也。

陽明病，當心下堅滿，不可攻之。攻之，遂利不止者，死；止者愈。

陽明病，自汗出，若發其汗，小便自利，此爲[5]內竭，雖堅不可攻之。當須自欲大便，宜蜜煎導而通之，若土瓜根及豬膽汁，皆可以導。

下利，其脈浮大，此爲虛，以強下之故也。設脈浮革，因爾腸鳴，屬當歸四逆湯。

〔1〕微堅　《傷寒》卷五第八作"大便微鞕"四字。此上疑脫"大便"二字。

〔2〕承氣湯　《傷寒》卷五第八作"大承氣湯"，可參。

〔3〕身　《傷寒》卷五第八作"面"，可參。

〔4〕合　全也，滿也。《舊唐書·陸德明傳》："合朝交歡。"

〔5〕爲　《傷寒》卷五第八此下有"津液"二字，義長。

按：本篇援引《傷寒論》卷一第一、卷三第六、卷四第七、卷五第八、卷六第十一及卷九第二十等篇，詳盡地論述了禁下之脈證。指出：如臍有動氣，脈微，陽微，胃弱，津液損傷，氣血虧耗，表證未罷，邪在裏而胃未實，欲吐，嘔多，咽中閉塞等，凡是內虛、外實，或病勢向上者，均屬不可下之列。若妄攻誤下，就會引起噦、痞、鞕滿、尿血、下利、下血、甚至下如淤泥而死等變證。

爲擴大下法之應用範圍，本篇介紹了潤下法，如蜜煎導、豬膽汁、土瓜根等，治津液內竭，陰血耗傷的便秘證。在此啟迪下，後世對下法的運用又有發展和提高，如劉河間立表裏雙解法，溫病學派的增水行舟法等，使下法的應用更爲廣泛。

病可下證第七

提要:本篇全面論述可用下法的脈證及其治療方藥。

大法,秋宜下。

凡可下者,以湯勝圓散,中病便止,不必盡三服[1]。

陽明病,發熱汗多者,急下之,屬大柴胡湯。

少陰病,得之二三日,口燥咽乾者,急下之,屬承氣湯[2]。

少陰病六七日,腹滿不大便者,急下之,屬承氣湯[3]證。

少陰病,下利清水,色青者,心下必痛,口乾燥者,可下之,屬大柴胡湯、承氣湯證[4]。

下利,三部脈皆平,按其心下堅者,可下之,屬承氣湯證。

陽明與少陽合病而利,脈不負者爲順,負者失也。互相刻賊爲負。

滑而數者,有宿食,當下之,屬大柴胡、承氣湯證[5]。

傷寒後脈沉,沉爲內實,《玉函》云:脈沉實,沉實者,下之。下之解,屬大柴胡湯證。

傷寒六七日,目中不了了,睛不和,無表裏證,大便難,微熱者,此爲實,急下之,屬大柴胡湯、承氣湯證[6]。

〔1〕三服 《傷寒》卷九第二十一作"劑也",可參。

〔2〕、〔3〕承氣湯 《傷寒》卷九第二十一作"大承氣湯",可參。

〔4〕、〔5〕、〔6〕大柴胡湯、承氣湯證 《傷寒》卷五第八作"大承氣湯",可參。

太陽病未解，其脈陰陽俱停[1]，必先振[2]，汗出解。但陽微者，先汗之而解；但陰微者，先下之而解。屬大柴胡湯證[3]。陰微，一作尺實。

脈雙弦遲，心下堅，脈大而緊者，陽中有陰，可下之，屬承氣湯證[4]。

結胸者，項亦強，如柔痓狀，下之即和[5]。

病者無表裏證，發熱七八日，雖脈浮數，可下之，屬大柴胡湯證。

太陽病六七日，表證續在，其脈微沉，反不結胸，其人發狂，此熱在下焦，少腹當堅而滿，小便自利者，下血乃愈。所以然者，以太陽隨經，瘀熱在裏故也，屬抵當湯。

太陽病，身黃，其脈沉結，少腹堅，小便不利，爲無血；小便自利，其人如狂者，血證諦。屬抵當湯證。

傷寒有熱而少腹滿，應小便不利，今反利者，此爲血，當下之，屬抵當圓證。

〔1〕陰陽俱停　指寸關尺三部脈所現同等。成無己《注解傷寒論》卷三第六："陰陽脈俱停，無偏勝者，陰陽氣和也。經曰：寸口關上尺中三處大小浮沉遲數同等，此脈陰陽爲和。"

〔2〕振　《傷寒》卷三第六此下有"慄"字，義長，疑脫。

〔3〕屬大柴胡湯證　《傷寒》卷三第六作"宜謂胃承氣湯主之"八字，可參。

〔4〕屬承氣湯證　《傷寒》卷十第十九作"宜大承氣湯"，可參。

〔5〕下之即和　《傷寒》卷三第六此下有"宜大陷胸丸"五字，可參。

陽明病，發熱而汗出，此爲熱越，不能發黃，但頭汗出，其身無有，齊頸而還，小便不利，渴引水漿，此爲瘀熱在裏，身必發黃，屬茵陳蒿湯。

陽明證,其人喜忘,必有畜血。所以然者,本有久瘀血,故令喜忘,雖堅[1],大便必黑,屬抵當湯證。汗出而譫語者,有躁屎在胃中,此風也。過經乃可下之。下之若早,語言亂,以表虛裏實故也。下之則愈,屬大柴胡湯、承氣湯證[2]。

病者煩熱,汗出即解,復如瘧狀,日晡所發[3]者,屬陽明。脈實者,當下之,屬大柴胡湯、承氣湯證。

陽明病,譫語有潮熱,而反不能食者,必有燥屎五六枚;若能食者,但堅耳,屬承氣湯證。

〔1〕雖堅 《傷寒》卷五第八作“屎雖鞕”三字,義勝,此上疑脫“屎”字。

〔2〕屬大柴胡湯、承氣湯證 《傷寒》卷五第八作“宜大承氣湯”五字,可參。

〔3〕發 《傷寒》卷五第八此下有“熱”字,可參。

太陽中風,下利嘔逆,表解,乃可攻之。其人漐漐汗出,發作有時,頭痛,心下痞堅滿,引脇下痛,嘔則[1]短氣,汗出不惡寒,此爲表解裏未和,屬十棗湯。

太陽病不解,熱結膀胱,其人如狂,血自下,下之即愈。其外未解,尚未可攻,當先解外;外解,小腹急結者,乃可攻之,屬桃人承氣湯。

傷寒七八日,身黃如橘,小便不利,少腹微滿,屬茵陳蒿湯證。

傷寒十餘日,熱結在裏,復往來寒熱,屬大柴胡湯證。

但結胸,無大熱,此爲水結在胸脇,頭微汗出,與大陷胸湯。

傷寒六七日，結胸熱實，其脈沉緊，心下痛，按之如石堅，與大陷胸湯。

〔1〕嘔則 《傷寒》卷四第七作"乾嘔"，可參。

陽明病，其人汗多，津液外出，胃中燥，大便必堅，堅者則譫語，屬承氣湯證〔1〕。

陽明病，不吐下而心煩者，可與承氣湯〔2〕。

陽明病，其脈遲，雖汗出而不惡寒，其體—本作人。必重，短氣腹滿而喘，有潮熱，如此者，其外爲解，可攻其裏。若手足濈然〔3〕汗出者，此大便已堅，屬承氣湯〔4〕；其熱不潮，未可與承氣湯；若腹滿大〔5〕而不大便者，屬小承氣湯，微和胃氣，勿令至大下。

陽明病，譫語，發潮熱，其脈滑疾，如此者，屬承氣湯。因與承氣湯一升，腹中轉失氣者，復與一升；如不轉失氣者，勿更與之。明日又不大便，脈反微澀者，此爲裏虛，爲難治，不可更與承氣湯。

二陽併病，太陽證罷，但發潮熱，手足漐漐汗出，大便難而譫語者，下之愈，屬承氣湯〔6〕證。

病人小便不利，大便乍難乍易，時有微熱，喘冒〔7〕不能臥者，有燥屎也，屬承氣湯〔8〕證。

〔1〕屬承氣湯證 《傷寒》卷五第八作"小承氣湯主之"，可參。

〔2〕承氣湯 《傷寒》卷五第八作"謂胃承氣湯"，可參。

〔3〕濈（jí 輯）然 微汗不輟貌。濈，《通雅》："小雨不輟貌。"此指微汗不輟。

〔4〕承氣湯 《傷寒》卷五第八作"大承氣湯"，可參。

〔5〕腹滿大 《傷寒》卷五第八作"腹大滿"，可參。

〔6〕承氣湯 《傷寒》卷五第八作"大承氣湯"，可參。

〔7〕冒 昏眩。《素問·玉機真臟論》："忽忽眩冒而巔疾。"

〔8〕承氣湯　《傷寒》卷五第八作"大承氣湯"，可參。

按：本篇援引《傷寒》卷三第六、卷四第七、卷五第八及卷十第十九等篇，詳盡地論述了可用下法的脈證。依據《內經》"實者瀉之"的宗旨，介紹了瀉腸胃實熱、攻積逐飲、破瘀逐血、滌痰開結等攻下法。下法的主要目的是通過攻逐病邪而起到瀉熱救津、逐瘀活血、祛邪扶正的作用。必須根據病情輕重，病勢緩急，嚴格掌握攻下的先後次序，如過早攻下，則陽邪內陷；妄下則津灼液涸，變證蜂起。故學者應審時度勢，靈活運用，隨證投方，按病用藥，方能取得上佳效果。

病發汗吐下以後證第八

提要：本篇全面論述汗、吐、下後出現的脈證及其治療。

師曰：病人脈微而濇者，此爲醫所病也。大發其汗，又數大下之。其人亡血，病當惡寒而發熱，無休止時。夏月盛熱而與仲景作欲。著複衣[1]，冬月盛寒而與仲景作欲。裸其體。所以然者，陽微即惡寒，陰弱即發熱，故仲景作醫。發其汗，使陽氣微，又大下之，令陰氣弱。五月之時，陽氣在表，胃中虛冷，以陽氣內微，不能勝冷，故與仲景作欲。著複衣；十一月之時，陽氣在裏，胃中煩熱，以陰氣內弱，不能勝熱，故與仲景作欲。裸其體。又陰脈遲濇，故知亡血。

太陽病三日，已發其汗，吐下、溫針而不解，此爲壞病，桂枝復不中與也。觀其脈證，知犯何逆，隨證而治之。

脈浮數，法當汗出而愈，而下之，則身體重，心悸，不可發其汗,當自汗出而解。所以然者,尺中脈微,此裏虛,須表裏實,津液和,即自汗出愈。

凡病若發汗,若吐,若下,若亡血,無津液而陰陽自和者,必自愈。

〔1〕複衣　夾衣。《釋名·釋衣服》:"有裏曰複,無裏曰單。"

大下後,發汗,其人小便不利,此亡津液,勿治,其小便利,必自愈。

下以後,復發其汗,必振寒,又其脈微細。所以然者,內外俱虛故也。

太陽病,先下而不愈,因復發其汗,表裏俱虛,其人因冒。冒家當汗出自愈。所以然者,汗出表和故也。表和,然後下之。

得病六七日,脈遲浮弱,惡風寒,手足溫。醫再三下之,不能食[1],多,一作食。其人脇下滿[2],面目及身黃,頸項強,小便難,與柴胡湯,後必下重,本[3]渴飲水而嘔,柴胡湯復不中與也。食穀者噦。

太陽病,二三日,終不能臥,但欲起者,心下必結,其脈微弱者,此本寒也。而反下之,利止者,必結胸;未止者,四五日復重下之。此挾熱利也。

太陽病,下之,其脈促,不結胸者,此爲欲解。其脈浮者,必結胸;其脈緊者,必咽痛;其脈弦者,必兩脇拘急;其脈細而數者,頭痛未止;其脈沉而緊者,必欲嘔;其脈沉而滑者,挾熱利;其脈浮而滑者,必下血。

〔1〕食　原作"多",文義不屬,據原校注及《傷寒》卷三第六、《千金翼》卷九第四改。

〔2〕滿　《傷寒》卷三第六、《千金翼》卷九第四此下俱有"痛"字,

可參。

〔3〕本　黃本、周本俱作“大”，可參。

太陽少陽併病，而反下之，成結胸，心下堅，下利不
復止，水漿不肯下，其人必心煩。

脈浮緊，而下之，緊反入裏，則作痞，按之自濡，但氣
痞耳。

傷寒吐下[1]、發汗，虛煩，脈甚微，八九日心下痞
堅，脇下痛，氣上衝咽喉，眩冒，經脈動惕者，久而成痿。

陽明病，不能食，下之不解，其人不能食，攻其熱必
噦。所以然者，胃中虛冷故也。

陽明病，脈遲，食難用飽，飽即發[2]煩頭眩者，必小
便難，此欲作穀疸。雖下之，其腹滿如故耳，所以然者，
脈遲故也。

太陽病，寸緩關浮尺弱，其人發熱而汗出，復惡寒，
不嘔，但心下痞者，此爲醫下之也。

傷寒，大吐大下之，極虛，復極汗者，其人外氣怫鬱，
復與之水，以發其汗，因得噦。所以然者，胃中寒冷
故也。

吐、下、發汗後，其人脈平，而小煩者，以新虛不勝穀
氣故也。

〔1〕下　《傷寒》卷四第七此下有“後”字，可參。

〔2〕發　《傷寒》卷五第八作“微”，可參。

太陽病，醫發其汗，遂發熱而惡寒，復下之，則心下
痞。此表裏俱虛，陰陽氣併竭，無陽則陰獨。復加火針，
因而煩，面色青黃，膚瞤，如此者，爲難治。今色微黃，手
足溫者，易愈。

服桂枝湯，下之，頭項强痛，翕翕發熱，無汗，心下滿微痛，小便不利，屬桂枝去桂加茯苓术[1]湯。

太陽病，先發其汗，不解，而下之，其脈浮者，不愈。浮爲在外，而反下之，故令不愈。今脈浮，故在外，當解其外則愈，屬桂枝湯。

下以後，復發其汗者，則晝日煩躁不眠，夜而安静，不嘔不渴，而無表證，其脈沉微，身無大熱，屬乾薑附子湯。

傷寒吐、下、發汗後，心下逆滿，氣上撞胸，起即頭眩，其脈沉緊，發汗即動經，身爲振摇，屬茯苓桂枝术[1]甘草湯。

發汗、吐、下以後，不解，煩躁，屬茯苓四逆湯。

傷寒發汗、吐、下後，虛煩不得眠，劇者，反覆顛倒，心中懊憹，屬梔子湯[2]；若少氣，梔子甘草湯；若嘔，梔子生薑湯[3]；若腹滿者，梔子厚樸湯。

發汗若下之，煩熱，胸中塞者，屬梔子湯[4]證。

〔1〕术 《傷寒》卷二第五作"白术"二字，可參。

〔2〕梔子湯 《傷寒》卷三第六作"梔子豉湯"，可參。

〔3〕梔子生薑湯 《傷寒》卷三第六作"梔子生薑豉湯"，可參。

〔4〕梔子湯 《傷寒》卷三第六作"梔子豉湯"，可參。

太陽病，過經十餘日，心下溫溫欲吐，而胸中痛，大便反溏，其腹微滿，鬱鬱微煩，先時自極吐下者，與承氣湯[1]。不爾者，不可與。欲嘔，胸中痛，微溏，此非柴胡湯證，以嘔故知極吐下也。

太陽病，重發其汗，而復下之，不大便五六日，舌上燥而渴，日晡所小有潮熱，從心下至少腹堅滿而痛，不可近，屬大陷胸湯。

傷寒五六日，其人已發汗，而復下之，胸脇滿微結，小便不利，渴而不嘔，但頭汗出，往來寒熱，心煩，此爲未解，屬柴胡桂枝乾薑湯。

傷寒汗出，若吐下，解後，心下痞堅，噫氣不除者，屬旋覆代赭湯。

大下以後，不可更行桂枝湯。汗出而喘，無大熱，可以麻黃杏子甘草石膏湯。

傷寒大下後，復發其汗，心下痞，惡寒者，表未解也。不可攻其痞，當先解表，表解，乃攻其痞。解表屬桂枝湯，攻痞屬大黃黃連瀉心湯。

〔1〕承氣湯 《傷寒》卷三第六作"調胃承氣湯"，可參。

傷寒吐下後，七八日不解，熱結在裏，表裏俱熱，時時惡風，大渴，舌上乾燥而煩，欲飲水數升，屬白虎湯[1]。

傷寒吐下後未解，不大便五、六日至十餘日，其人日晡所發潮熱，不惡寒，獨語如見鬼神之狀。若劇者，發則不識人，循衣妄撮，怵惕不安，微喘直視，脈弦者生，濇者死。微者，但發熱譫語，屬承氣湯[2]。若下者，勿復服。

三陽合病，腹滿身重，難以轉側，口不仁，面垢，譫語，遺溺。發汗則譫語，下之則額上生汗，手足厥冷，自汗，屬白虎湯證。

陽明病，其脈浮緊，咽乾口苦，腹滿而喘，發熱汗出，而不惡寒，反偏惡熱，其身體重。發其汗即躁，心憒憒[3]而反譫語，加溫針，必怵惕，又煩躁不得眠；下之，即胃中空虛，客氣動膈，心中懊憹，舌上胎者，屬梔子湯[4]證。

陽明病,下之,其外有熱,手足溫,不結胸,心中懊
憹,若飢不能食,但頭汗出,屬梔子湯證。

陽明病,下之,心中懊憹而煩,胃中有躁屎者,可攻。
其人腹微滿,頭堅後溏者,不可下之。有躁屎者,屬承氣
湯[5]證。

〔1〕屬白虎湯 《傷寒》卷四第七作“白虎加人參湯主之”,可參。

〔2〕承氣湯 《傷寒》卷五第八作“大承氣湯”,可參。

〔3〕憒憒(kuì kuì 潰潰) 昏亂貌。

〔4〕梔子湯 《傷寒》卷五第八作“梔子豉湯”,下條“梔子湯”同,
可參。

〔5〕承氣湯 《傷寒》卷五第八作“大承氣湯”,可參。

太陽病,吐下發汗後,微煩,小便數,大便因堅,可與
小承氣湯和之,則愈。

大汗若大下,而厥冷者,屬四逆湯證。

太陽病,下之,其脈促胸滿者,屬桂枝去芍藥湯。若
微寒,屬桂枝去芍藥加附子湯。

傷寒五六日,大下之,身熱不去,心中結痛者,未欲
解也,屬梔子湯[1]證。

傷寒下後,煩而腹滿,臥起不安,屬梔子厚樸湯。

傷寒,醫以圓藥大下之,身熱不去,微煩,屬梔子乾
薑湯。

傷寒,醫下之,續得下利清穀不止,身體疼痛,急當
救裏;身體疼痛,清便自調,急當救表。救裏宜四逆湯,
救表宜桂枝湯。

太陽病,過經十餘日,反再三下之,後四、五日,柴
胡證續在,先與小柴胡湯。嘔止小安[2],_{嘔止小安,一云嘔}

不止,心下急。其人鬱鬱微煩者,爲未解,與大柴胡湯,下者止。

〔1〕梔子湯 《傷寒》卷三第六作"梔子豉湯",可參。

〔2〕嘔止小安 《傷寒》卷三第六作"嘔不止,心下急"六字,可參。

傷寒,十三日不解,胸脇滿而嘔,日晡所發潮熱,而微利,此本當柴胡湯下之,不得利,今反利者,故知醫以圓藥下之,非其治也。潮熱者,實也,先再服小柴胡湯,以解其外,後屬柴胡加芒消湯。

傷寒十三日,過經而譫語,内有熱也,當以湯下之。小便利者,大便當堅,而反利,其脈調和者,知醫以圓藥下之,非其治也。自利者,其脈當微,厥,今反和者,此爲内實,屬承氣湯證。

傷寒八九日,下之,胸滿煩驚,小便不利,譫語,一身[1]不可轉側,屬柴胡加龍骨牡蠣湯。

火逆下之,因燒針煩躁,屬桂枝甘草龍骨牡蠣湯。

太陽病,脈浮而動數,浮則爲風,數則爲熱,動則爲痛,數則爲虛。頭痛發熱,微盗汗出,而反惡寒,其表未解。醫反下之,動數則遲,頭痛即眩[2],一云膈内拒痛。胃中空虛,客氣動膈,短氣躁煩,心中懊憹,陽氣内陷,心下因堅,則爲結胸,屬大陷胸湯。若不結胸,但頭汗出,其餘無有,齊頸而還,小便不利,身必發黄。屬柴胡梔子湯[3]。

〔1〕身 《傷寒》卷三第六此下有"盡重"二字,可參。

〔2〕頭痛即眩 《傷寒》卷四第七作"膈内拒按",可參。

〔3〕屬柴胡梔子湯 此六字原脱,據黄本、周本補,與前後文例相合。

傷寒五六日，嘔而發熱，柴胡湯證具，而以他藥下之，柴胡證仍在，復與柴胡湯。此雖已下，不爲逆也。必蒸蒸而振，却發熱汗出而解。若心下滿而堅痛者，此爲結胸，屬大陷胸湯。若但滿而不痛者，此爲痞，柴胡復不中與也。屬半夏瀉心湯。

本以下之，故心下痞，與之瀉心[1]，其痞不解，其人渴而口燥，小便不利者，屬五苓散。一方言忍之一日乃愈。

傷寒中風，醫反下之，其人下利日數十行，穀不化，腹中雷鳴，心下痞堅而滿，乾嘔而煩，不能得安。醫見心下痞，爲病不盡，復重下之，其痞益甚，此非結熱，但胃中虛，客氣上逆，故使之堅，屬甘草瀉心湯。

傷寒，服湯藥，而下利不止，心下痞堅，服瀉心湯已。後以他藥下之，利不止，醫以理中與之，利益甚。理中理中焦，此利在下焦，屬赤石脂禹餘粮湯。若不止者，當利其小便。

〔1〕瀉心　《傷寒》卷四第七此下有“湯”字，可參。

太陽病，外證未除，而數下之，遂挾熱而利不止，心下痞堅，表裏不解，屬桂枝人參湯。

傷寒吐後，腹滿者，與承氣湯[1]。

病者無表裏證，發熱七八日，脈雖浮數者，可下之。假令下已，脈數不解，今熱則消穀喜飢，至六七日不大便者，有瘀血，屬抵當湯。若脈數不解，而不止，必夾熱[2]，便膿血。

太陽病，醫反下之，因腹滿時痛，爲屬太陰，屬桂枝加芍藥湯。

大實痛,屬桂枝加大黃湯。

傷寒六七日,其人大下後,脈沉遲,手足厥逆,下部脈不至,咽喉不利,唾[3]膿血,泄利不止,爲難治,屬麻黃升麻湯。

傷寒,本自寒下,醫復吐下之,寒格更遂吐,一本作更逆吐下。食入即出,屬乾薑黃芩黃連人參湯。

〔1〕承氣湯 《傷寒》卷五第八作“調胃承氣湯”,可參。

〔2〕熱 原作“血”,與上下文義不屬,當涉下句“血”字而誤,據《傷寒》卷五第八改。

〔3〕唾 原作“垂”,文義不屬,據宛本改。

按:本篇主要引自《傷寒論》卷一第一、卷三第六、卷四第七及卷五第八等篇。系統討論汗吐下後所出現的各種脈證。其中對誤治後所見的變證,辨析甚詳,概而言之,可出現如下三種情況:一、陰陽兩虛,脈呈微濇,證見先惡寒後發熱,無休止時,夏日盛熱,欲著複衣,冬月盛寒,欲裸其身。二、陽虛,脈見寸口浮大。若寒氣相摶,則爲腸鳴;寒水相摶,陽氣更虛,其人則噎。三、津液耗傷,證見心下痞堅,躁煩,大便秘結等。學者臨床可觀其所變,依證而治之。

病可溫證第九

提要:本篇全面論述可用溫法治療的各種脈證。

大法,冬宜服溫熱藥及灸。

師曰:病發熱頭痛,脈反沉,若不差,身體更疼痛,當救其裏,宜溫藥,四逆湯。

下利,腹滿,身體疼痛,先溫其裏,宜四逆湯。

自利,不渴者,屬太陰,其臟有寒故也,當溫之,宜四逆輩。

少陰病，其人飲食入則吐，心中温温欲吐，復不能吐。始得之，手足寒，脈弦遲[1]。若膈上有寒飲，乾嘔者，不可吐，當温之，宜四逆湯。

少陰病，脈沉者，急當温之，宜四逆湯。

下利，欲食者，就當温之。

下利，脈遲緊，爲痛未欲止，當温之。得冷者滿，而便腸垢。

下利，其脈浮大，此爲虛，以强下之故也。設脈浮革，因爾腸鳴，當温之，宜當歸四逆湯。

少陰病，下利，脈微濇者，即嘔，汗出，必數更衣，反少，當温之[2]。

傷寒，醫下之，續得下利清穀不止，身體疼痛，急當救裏，宜温之，以四逆湯。

〔1〕遲 《傷寒》卷六第十此下有"胸中實，不可下也，當吐之"十字，可參。

〔2〕當温之 《傷寒》卷六第十一作"當温其上，灸之"六字，可參。

按：本篇主要引自《傷寒論》卷六第十、十一，闡述宜用温法的脈證及其治則方藥。簡言之，凡屬裏虛內寒之證，均宜温裏救裏，方以四逆湯爲主，少陰用以扶陽，太陰用以温中，但亦須聯繫時令。

病不可灸證第十

提要：本篇論述不宜用灸法的脈證以及誤治後的變證。

微數之脈，慎不可灸，因火爲邪，則爲煩逆，追虛逐實[1]，血散脈中[2]，火氣雖微，內攻有力，焦骨傷筋[3]，血難復也。

脈浮，當以汗解，而反灸之，邪無從去，因火而盛，病從腰以下必當重而痺，此爲大逆。若欲自解，當先煩，煩乃有汗，隨汗而解。何以知之？脈浮，故知汗出當解。

脈浮，熱甚，而灸之，此爲實，實爲虛治，因火而動，咽燥必唾[4]血。

〔1〕追虛逐實　血本虛，而更用火法，劫傷陰分，是爲“追虛”。熱本實，而更用火法，增加裏熱，是爲“逐實”。

〔2〕血散脈中　指火邪內攻，火熱隨血脈而流散。

〔3〕焦骨傷筋　謂火毒危害極烈，營血爲火所灼，筋骨失去濡養而受損傷。

〔4〕唾　黃本作“吐”，可參。

按：一般而言，熱證、實證及虛中挾實者，均不宜灸。故文中指出凡見脈浮，或脈微數者，慎不可灸。若誤灸之，則會導致煩逆，血散脈中，焦骨傷筋，或腰以下沉重麻痺，及咽燥唾血等證。

然篇中僅提脈象，而未詳列其證候，在治療方面亦僅提汗法，而未列方治，是爲不足之處。

病可灸證第十一

提要：本篇論述可用灸法的脈證及其預後。

燒針令其汗，針處被寒，核起而赤者，必發賁豚。氣從少腹上撞者，灸其核上一壯，一本作各一壯。與桂枝加桂湯。

少陰病，得之一二日，口中和，其背惡寒者，當灸之[1]。

少陰病,其人吐利,手足不逆,反發熱,不死。脈不至[2]者,灸其少陰七壯。

少陰病,下利,脈微濇者,即嘔,汗出,必數更衣,反少,當溫其上,灸之。一云灸厥陰可五十壯[3]。

諸下利,皆可灸足大都五壯,一云七壯。商邱、陰陵泉皆三壯。

下利,手足厥,無脈,灸之不溫[4],反微喘者,死。少陰負[5]趺陽者,爲順也。

傷寒六七日,其脈微,手足厥,煩躁,灸其厥陰。厥不還者,死。

傷寒,脈促,手足厥逆,可灸之,爲可灸少陰、厥陰,主逆[6]。

〔1〕當灸之 《傷寒》卷六第十此下有"附子湯主之"五字,可參。

〔2〕至 黃本作"足",可參。

〔3〕五十壯 朱本作"五七壯",可參。

〔4〕溫 《傷寒》卷六第十此下有"若脈不還"四字,可參。

〔5〕負 背也。此處猶言小於也。

〔6〕逆 黃本、周本此上俱有"四"字,可參。

按:灸法之使用大體是寒可灸、虛可灸,故凡三陰病見脈微濇,口中和,背惡寒,嘔吐,下利,手足厥逆,及發汗後發賁豚氣者,均宜用灸。如灸後手足不轉溫,而反微喘者,是逆候。

病不可刺證第十二

提示:本篇論述不宜針刺的各種情況和脈證。

大怒無刺,大,一作新。已刺無怒。已,一作新。新內[1]

無刺,已刺無内。大勞無刺,大,一作新。已刺無勞。大醉無刺,已刺無醉。大飽無刺、已刺無飽。大飢無刺,已刺無飢。大渴無刺,已刺無渴。無刺大驚,無刺熇熇[2]之熱,無刺漉漉[3]之汗,無刺渾渾之脈。身熱甚,陰陽皆爭者,勿刺也。其可刺者,急取之,不汗則泄。所謂勿刺者,有死徵也。無刺病與脈相逆者。上工刺未生,其次刺未盛,其次刺已衰,粗工逆此,謂之伐形。出《九卷》。

〔1〕内　此指房事。張志聰《靈樞集注·終始》注:"内者,入房也。"

〔2〕熇熇(hè hè 賀賀)　火勢熾盛貌。《詩·大雅·板》:"多將熇熇,不可救藥。"

〔3〕漉漉(lù lù 鹿鹿)　汗出淋漓貌。《素問·脈要精微論》王冰注:"漉漉,言汗大出也。"

按:本篇出自《靈樞·終始》及《靈樞·逆順》。提出不可刺的範圍,舉凡精神、生理處於不正常狀態者,或出現熱盛、汗大出、脈盛大等證者,皆不可刺。同時指出針刺治病也要遵循早期治療的原則。

病可刺證第十三

提要:本篇論述宜用針刺的體徵和症狀,及其針刺的具體方法。

太陽病,頭痛,至七日,自當愈,其經竟故也[1]。若欲作再經者,當針足陽明,使經不傳則愈。

太陽病,初服桂枝湯,而反煩不解者,當刺風池、風府,乃却與桂枝湯則愈。

傷寒,腹滿而譫語,寸口脈浮而緊者,此爲肝乘脾,名縱[2]，當刺期門。

傷寒，發熱，嗇嗇惡寒，其人大渴，欲飲酢漿者，其腹必滿，而自汗出，小便利，其病欲解，此爲肝乘肺，名曰橫[3]，當刺期門。

陽明病，下血而讝語，此爲熱入血室。但頭汗出者，當刺期門，隨其實而瀉之，濈然汗出者則愈。

婦人中風，發熱惡寒，經水適來，得之七八日，熱除，脈遲，身涼，胸脅下滿，如結胸狀，其人讝語，此爲熱入血室，當刺期門，隨其虛實而取之。《平病》云：熱入血室，無犯胃氣及上二[4]焦。與此相反，豈謂藥不謂針耶？

太陽與少陽併病，頭痛，頸項强而眩，時如結胸，心下痞堅，當刺大杼[5]第一間，肺輸、肝輸，慎不可發汗，發汗則讝語，讝語則脈弦。讝語五日不止，當刺期門。

〔1〕其經竟故也　據《素問·熱論》，傷寒日傳一經，至第六日傳至厥陰，六經已行盡，故第七日頭痛當愈。竟，盡也。

〔2〕縱　指尅制所勝之臟。張錫駒《傷寒論直解》卷三辨太陽病脈證篇注：“縱，謂縱勢而往。”

〔3〕橫　指反侮所不勝之臟。張錫駒《傷寒論直解》辨太陽病脈證篇注：“橫，謂橫肆妄行，無復忌憚也。”

〔4〕二　原作“三”，於義不合，據《傷寒》卷四第七、《金匱·婦人雜病》改。

〔5〕大杼　《傷寒》卷四第七、《千金翼》卷九第六俱作“大椎”，可參。

少陰病，下利，便膿血者，可刺。

婦人傷寒[1]，懷身腹滿，不得小便，加從腰以下重，如有水氣狀，懷身七月，太陰當養不養，此心氣實，當刺寫勞宮及關元，小便利[2]則愈。

傷寒，喉痺，刺手少陰。少陰在腕，當小指後動脈是也，針入三分，補之。

問曰：病有汗出而身熱煩滿，煩滿不爲汗解者何？對曰：汗出而身熱者，風也；汗出而煩滿不解者，厥也，病名曰風厥也。太陽主氣，故先受邪，少陰與爲表裏也，得熱則上從之，從之則厥。治之，表裏刺之，飲之湯。

熱病三日，氣口靜，人迎躁者，取之諸陽五十九刺，以寫其熱，而出其汗，實其陰，以補其不足。所謂五十九刺者，兩手外內側各三，凡十二痏[3]；五指間各一，凡八痏；足亦如是；頭入髮一寸傍三分，各三，凡六痏；更入髮三寸，邊各五，凡十痏；耳前後、口下[4]、項中各一，凡六痏；巓上一[5]。

〔1〕寒　《金匱·婦人姙娠病》作"胎"，可參。

〔2〕利　《金匱·婦人姙娠病》此上有"微"字，可參。

〔3〕痏（wěi委）　瘡口、穴。《靈樞·邪氣臟腑病形》："已發針，急按其痏，無令其血出。"

〔4〕口下　《靈樞·熱病》此下有"者各一"三字，可參。

〔5〕巓上一　《靈樞·熱病》此下有"顖會一、髮際一、廉泉一、風池二、天柱二"十五字，可參。

熱病先膚痛，窒鼻充面[1]，取之皮，以第一針[2]五十九。苛菌爲軫—云苛軫。鼻[3]，索皮於肺，不得，索之火。火，心也。

熱病，嗌乾多飲，善驚，卧不能安，取之膚肉，以第六針[4]五十九。目眥赤[5]，索肉於脾，不得，索之木。木，肝也。

熱病而胸脇痛[6]，手足躁，取之筋間，以第四針[7]，針於四達[8]。一作逆。筋辟目浸[9]，索筋於肝，不得，索之金。金，肺也。

熱病數驚，瘈瘲而狂[10]，取之脈，以第四針，急寫有餘者。癲疾，毛髮去，索血一作脈。於心，不得，索之水。水，腎也。

熱病而身重骨痛，耳聾而好瞑，取之骨，以第四針五十九。骨病食齧牙齒[11]，耳清，索骨於腎，無一本作不。得，索之土。土，脾也。

〔1〕充面　指面部浮腫。馬蒔《靈樞注證發微·熱病》注："今熱病之始，腰痛鼻塞，面亦充然而浮。"

〔2〕第一針　指古九針之一的鑱針。

〔3〕苛菌爲軫鼻　指鼻生細密之疹。苛，密也、細也。《漢書·高帝紀上》："父老苦秦苛法久矣。"注："師古曰：苛，細也。"《管子·小匡》："小廉而苛伏。"注："苛，密。"菌，鼻朏也。《方書》："鼻朏，亦謂之瘜菌。"軫，通"疹"。

〔4〕第六針　指古九針之一的圓利針。

〔5〕赤　《靈樞·熱病》作"青"，可參。

〔6〕而胸脇痛　《靈樞·熱病》作"面青腦痛"，可參。

〔7〕第四針　指古九針之一的鋒針。

〔8〕四達　《靈樞·熱病》作"四逆"，可參。

〔9〕筋辟目浸　謂足病痿弱不能行，目流淚不止。辟，通"躄"，足痿也。張介賓《類經》二十一卷諸熱病死生刺法："筋躄者，足不能行也；目浸者，淚出不收也。"

〔10〕狂　黃本、周本俱作"強"，可參。

〔11〕骨病食齧牙齒　《靈樞·熱病》作"骨病不食，齧齒"，可參。全句言骨病齒枯軟，食物腐蝕牙齒。齧，咬也。

熱病，先身澀倚傲[1]，倚傲，《太素》作倚。煩悶，乾唇嗌，取之以第一針五十九。膚[2]脹，口乾，寒汗[3]。

熱病，頭痛，攝攝，一作顳顬。目脈緊[4]，善衄，厥熱也，取之以第三針，視有餘不足。寒熱病[5]。

熱病，體重，腸中熱，取之以第四針，於其輸及下諸指間，索氣於胃絡，得氣也。

熱病，俠臍痛急，胸脅支滿，取之涌泉與太陰、陽明[6]，一云陰陵泉。以第四針，針嗌裏[7]。

熱病而汗且出，及[8]脈順可汗者，取之魚際、太淵、大都、太白。寫之則熱去，補之則汗出。汗出太甚者，取踝[9]上橫文以止之。

熱病七日八日，脈口動，喘而眩者，急刺之。汗且自出，淺刺手大指間。

熱病，先胸脅痛，手足躁，刺足少陽，補手太陰，病甚，爲五十九刺。

熱病，先手臂痛，刺手陽明、太陰而汗出止。

熱病，始於頭首[10]者，刺項太陽而汗出止。

熱病，先身重骨痛，耳聾目瞑，刺足少陰，病甚，爲五十九刺。一云刺少陽。

熱病，先眩冒而熱，胸脅[11]滿，刺足少陰、少陽。

熱病，始足脛者，先取足陽明而汗出。

〔1〕傍教　《靈樞·熱病》作"煩而熱"三字，可參。傍教，猶"旁薄"，布衍貌。

〔2〕膚　《靈樞·熱病》作"腹"，可參。

〔3〕寒汗　《靈樞·熱病》此下有"出"字，義勝。

〔4〕攝目脈緊　黃本"攝"字下有"顬"字；《靈樞·熱病》作"攝顬，目瘰脈痛"六字，可參。攝，通"顬"。攝目脈緊，指顬部與眼睛之間的經脈緊縮。

〔5〕寒熱病　《靈樞·熱病》"病"作"痔"。此三字與上文不屬，

疑衍。

〔6〕太陰陽明　《靈樞·熱病》作"陰陵泉"三字,可参。

〔7〕嗌裏　即廉泉穴。張介賓《類經》二十一卷諸熱病死生刺法:"針嗌裏者,以少陰、太陰之脈俱上絡咽嗌,即下文所謂廉泉也。"

〔8〕及　原作"反",文義不屬,據《靈樞·熱病》改。

〔9〕踝　《靈樞·熱病》此上有"內"字,可参。

〔10〕首　黃本作"手",可参。

〔11〕脇　黃本、周本俱作"膈",可参。

按:本篇主要引自《傷寒論》卷二第五、卷四第七,以及《靈樞·熱病》等。對傷寒、婦人月經病與姙娠病,以及熱病的證候、診斷、治療、預後等,作了系統的闡述。對上述各病的施刺和禁針,特別是對皮毛、肌肉、血脈、筋骨等各種熱病,依照五行相尅關係,在肝、心、脾、肺、腎各經進行的取穴治療,作了詳盡的說明,同時也介紹了五十九個治療熱病的穴位及手法。對指導臨床有一定意義。

但是,其中某些條文,似可兩解:如"……筋辟目浸,索筋於肝"之下,可句讀成:"不得,索之金。金,肺也。"或"不得索之金。金,肺也。"那麼,前者可解爲刺筋治肝而不得效,可取金臟(肺經),補金以制木也。而後者則可解爲刺筋而治肝,但不宜刺屬於金的肺經穴位,因肺金能尅肝木。句讀不同,其義迥異。

病不可水證第十四

提要:本篇論述忌用水療法的脈證以及誤用所致的變證。

發汗後,飲水多者,必喘。以水灌之,亦喘。

傷寒,大吐、大下之,極虛,復極汗者,其人外氣怫鬱,復與之水,以發其汗,因得噦,所以然者,胃中寒冷故也。

陽明病，潮熱，微堅，可與承氣湯[1]。不堅，勿與之，若不大便六七日，恐有燥尿，欲知之法，可[2]與小承氣湯。若腹中不轉失氣者，此爲但頭堅後溏，不可攻之，攻之必腹滿，不能食，欲飲水者，即噦[3]。

陽明病，若胃中虛冷，其人不能食，飲水即噦。

下利，其脈浮大，此爲虛，以强下之故也。設脈浮革，因爾腸鳴，當温之，與水即噦。

病在陽，當以汗解，而反以水噀[4]之，若灌之，其熱却不得去，益煩，皮上粟起，意欲飲水，反不渴，宜文蛤散。若不差，與五苓散。若寒實結胸，無熱證者，與三物小陷胸湯，白散亦可。身熱皮粟不解，欲引衣自覆，若以水噀之洗之，益令熱却不得出。當汗而不汗，即煩。假令汗出已，腹中痛，與芍藥三兩，如上法。

寸口脈浮大，醫反下之，此爲大逆。浮即無血，大即爲寒，寒氣相搏，即爲腸鳴，醫乃不知，而反飲水，令汗大出，水得寒氣，冷必相搏，其人即饐[5]。

寸口脈濡而弱，濡即惡寒，弱即發熱，濡弱相搏，臟氣衰微，胸中苦煩，此非結熱，而反薄居水漬布，冷銚[6]貼之，陽氣遂微，諸腑無所依，陰脈凝聚，結在心下，而不肯移，胃中虛冷，水穀不化，小便縱通，復不能多，微則可救，聚寒心下，當奈何也。

〔1〕承氣湯 《傷寒》卷五第八作"大承氣湯"，可參。
〔2〕可 《傷寒》卷五第八作"少"，可參。
〔3〕即噦 《傷寒》卷五第八作"與水則噦"四字，可參。
〔4〕噀（xùn 訓） 噴也。《後漢書·樂巴傳》注："飲酒，西南噀之。"

〔5〕餀(yē 椰)　通"噎"。《漢書·賈山傳》："祝餀在前。"注："餀,古饐字。"《集韻》："噎,或作饐。"

〔6〕銚(diào 掉)　古小烹器。吳均《餅説》："然以銀屑,煎以金銚。"

按:本篇主要援引《傷寒》卷四第七、卷五第八等,論述不可用水療法的脈證以及誤治後的變證。大體而言,凡寸口脈浮大,血虚有寒者;寸口脈濡弱,臟氣衰弱者;陽明潮熱,腹中不轉矢氣,而誤用攻下,導致腹滿不能食者;陽明病,胃中虚冷,不能食者,均屬忌用水療法的範圍。若誤治,將會導致喘、噦、噎、腹痛等變證。

病可水證第十五

提要:本篇主要論述宜予飲水以及服用利水劑的脈證和機理。

太陽病,發汗後,若大汗出,胃中乾燥,煩不得眠,其人欲飲水,當稍飲之,令胃中和則愈。

厥陰病,渴欲飲水者,與水飲之即愈〔1〕。

太陽病,寸口緩,關上小浮〔2〕,尺中弱,其人發熱而汗出,復惡寒,不嘔,但心下痞者,此爲醫下也。若不下,其人復不惡寒而渴者,爲轉屬陽明。小便數者,大便即堅,不更衣十日,無所苦也。欲飲水者,但與之〔3〕,當以法救,渴宜五苓散。

寸口脈洪而大,數而滑,洪大則榮氣長,滑數則胃氣實,榮長則陽盛,怫鬱不得出身,胃實則堅難,大便則乾燥,三焦閉塞,津液不通,醫發其汗,陽盛不周,復重下之,胃燥熱畜,大便遂擯〔4〕,小便不利,榮衛相搏,心煩發熱,兩眼如火,鼻乾面赤,舌燥齒黃焦,故大渴。過經成壞病,針藥所不能治。與水灌枯槁,陽氣微散,身寒溫衣覆,汗出表裏通,然其病即除。形脈多不同,此愈非法治,但醫所當慎,妄犯傷榮衛。

霍亂而頭痛發熱,身體疼痛,熱多欲飲水,屬五苓散。

嘔吐而病在膈上,後必思水者,急與猪苓散。飲之水亦得也。

〔1〕與水飲之即愈 《傷寒》卷六第十二作"少少與之愈"五字,可參。

〔2〕關上小浮 《傷寒》卷五第八作"關浮"二字,可參。

〔3〕但與之 《傷寒》卷五第八作"少少與之"四字,可參。

〔4〕大便遂擯 謂大便閉結不通。擯,通"賓",留止也。《禮記·月令》:"鴻雁來賓。"注:"來賓,言止客止未去也。"

按:本篇引自《傷寒論》卷三第七、卷五第八及卷七第十五等篇。指出飲水療法宜用於:一、太陽病汗後胃中乾燥者,厥陰病渴欲飲水者。二、太陽病轉屬陽明,陽盛胃家熱實;或霍亂頭痛,身痛發熱者。但宜加服五苓散。三、嘔吐而病在膈上者。但宜加服猪苓散。總的來說,水療法對機體能起到調整與補償的作用,並有發汗退熱利尿的功能,達到生津止渴、化氣消腫的目的。故篇中所列,今天仍有不少方法被用於臨床。

病不可火證第十六

提要:本篇論述忌用火熱療法的脈證以及誤治所致的變證、治療和預後。

太陽中風，以火劫發其汗，邪風被火熱，血氣流溢[1]，失其常度，兩陽[2]相熏灼，其身發黃。陽盛則欲衄，陰虛小便難，陰陽俱虛竭，身體則枯燥，但頭汗出，齊頸而還，腹滿而微喘，口乾咽爛，或不大便，久則讝語，甚者至噦，手足躁擾，循衣摸床。小便利者，其人可治。

太陽病，醫發其汗，遂發熱而惡寒，復下之，則心下痞，此表裏俱虛，陰陽氣併竭，無陽則陰獨，復加火針，因而煩，面色青黃，膚瞤，如此者爲難治。今色微黃，手足溫者愈。

傷寒，加溫針必驚。

陽脈浮，陰脈弱，則血虛，血虛則筋傷。其脈沉者，榮氣微也；其脈浮，而汗出如流珠者，衛氣衰也。榮氣微，加燒針，血留不行，更發熱而躁煩也。

傷寒，脈浮，而醫以火迫劫之，亡陽驚狂，臥起不安，屬桂枝去芍藥加蜀漆牡蠣龍骨救逆湯。

〔1〕溢（yì益）　通“溢”，水滿出。

〔2〕兩陽　此指風與火氣。成無己《注解傷寒論》卷三第六注：“風爲陽邪，因火熱之氣，則邪風愈甚……風與火氣謂之兩陽。”

問曰：得病十五、十六日，身體黃，下利，狂欲走。師脈之，言當下清血[1]如豚肝，乃愈。後如師言，何以知之？師曰：寸口脈陽浮陰濡弱，陽浮則爲風，陰濡弱爲少血，浮虛受風，少血發熱，惡寒洒淅，項強頭眩。醫加火熏，鬱令汗出，惡寒遂甚，客熱因火而發，怫鬱蒸肌膚，身目爲黃，小便微難，短氣，從鼻出血。而復下之，胃無津液，泄利遂不止，熱瘀在膀胱，畜結成積聚，狀如豚肝，當下未下，心亂迷憒，狂走赴水，不能自制。畜血若去，目明心了。此皆醫所爲，無他禍患。微輕得愈，極者不治。

〔1〕清血　指便血。方有執《傷寒條辨》卷一第一注："清血，便血也。"

傷寒，其脈不弦緊而弱者，必渴，被火必譫言。弱者發熱，脈浮，解之，當汗出愈。

太陽病，以火熏之，不得汗，其人必躁，到經不解，必有清血[1]。

陽明病，被火，額上微汗出，而小便不利，必發黃。

陽明病，其脈浮緊，咽乾口苦，腹滿而喘，發熱汗出而不惡寒，反偏惡熱，其身體重，發其汗則躁，心憒憒而反譫語，加溫針必怵惕，又煩躁不得眠。

少陰病，欬而下利，譫語，是爲被火氣劫故也，小便必難，爲强責少陰汗出。

太陽病二日，而燒瓦熨其背，大汗出，火氣入胃，胃中竭燥，必發譫語，十餘日振而反汗出[2]者，此爲欲解。其汗從腰以下不得汗，其人欲小便反不得，嘔欲失溲，足下惡風，大便堅者，小便當數，而反不數及多[3]，便已，其頭卓然而痛，其人足心必熱，穀氣下流[4]故也。

〔1〕血　《傷寒》卷三第六此下有"名爲大邪"四字。

〔2〕振而反汗出　《傷寒》卷三第六作"振慄自下利"，可參。

〔3〕多　《傷寒》卷三第六此上有"不"字，可參。

〔4〕穀氣下流　指陽氣下注。成無己《注解傷寒論》卷三第六注："穀氣者，陽氣也，先陽氣不通於下之時，足下惡風。今陽氣得下，故足心熱也。"

按：一般而言，火熱療法多用於陰證、寒證。故凡表實、熱實、陽盛者，均不宜用。誤用就會導致身目發黃、熱結膀胱、發熱口渴、煩躁譫語、便秘及溺澀下血等變證。本篇援引了《傷寒論》中有關禁用火法的證候以及火逆後的變證，對後世臨床仍有指導意義。

病可火證第十七

提要：介紹一則可用火法的證候及治療方藥。

下利，穀道中痛，當溫之以火[1]，宜熬末[2]鹽熨之。一方炙枳實熨之。

〔1〕火　原作"爲"，於義不合，據黃本、周本改。
〔2〕末　原作"木"，於義不合，據周本改。

按語：本篇敘證尚欠翔實，應該尚有虛寒脈證可見。否則，不宜用火法。又，本篇似爲殘闕文。

熱病陰陽交并少陰厥逆陰陽竭盡生死證第十八

提要：本篇主要論述陰陽交、少陰證、厥逆、陰陽竭盡的病因病機、辨證要點和預後。

問曰：溫病，汗出輒復熱，而脈躁疾，不爲汗衰，狂言，不能食，病名爲何？對曰：名曰陰陽交，交者，死。人所以汗出者，生於穀，穀生於精。今邪氣交爭於骨肉而得汗者，是邪却而精勝。精勝則當能食而不復熱。熱者邪氣也，汗者精氣也。今汗出而輒復熱者，邪勝也；不能食者，精無俾也；汗而熱留者，壽可立而傾也。

夫汗出而脈尚躁盛者,死。此今脈不與汗相應,此不勝其病也。狂言者,是失志,失志者,死。有三死,不見一生,雖愈必死。

熱病,已得汗,而脈尚躁盛,此陽脈[1]之極也,死。其得汗而脈靜者,生也。

熱病,脈尚躁盛,而不得汗者,此陽脈之極也,死。脈躁盛得汗[2]者,生也。

熱病,已得汗,而脈尚躁,喘且復熱,切膚刺,喘甚者,死。

熱病,陰陽交者,死。

熱病,煩已而汗,脈當靜。

太陽病,脈反躁盛者,是陰陽交,死。復得汗,脈靜者,生。

熱病,陰陽交者,熱煩身躁,太陰寸口脈兩衝,尚躁盛,是陰陽交,死。得汗脈靜者,生。

熱病,陽進陰退,頭獨汗出,死。陰進陽退,腰以下至足汗出,亦死。陰陽俱進,汗出已熱如故,亦死。陰陽俱退,汗出已寒慄不止,鼻口氣冷,亦死。右熱病陰陽交部。

〔1〕陽脈 《靈樞·熱病》作"陰脈"。

〔2〕汗 黃本此下有"出"字。《靈樞·熱病》此下有"靜"字,可參。

熱病,所謂并陰者,熱病已得汗,因得泄,是謂并陰,故治。治,一作活。

熱病,所謂并陽者,熱病已得汗,脈尚躁盛,大熱,汗之,雖不汗出,若衄,是謂并陽,故治。右熱病并陰陽部。

少陰病,惡寒,踡而利,手足逆者,不治。

少陰病，下利止而眩，時時自冒者，死。

少陰病，其人吐利，躁逆[1]者，死。

少陰病，四逆，惡寒而踡，其脈不至，其人不煩而躁者，死。

少陰病六七日，其人息高者，死。

少陰病，脈微細沉，但欲臥，汗出不煩，自欲吐，五六日自利，復煩躁，不得臥寐者，死。

少陰病，下利，若利止，惡寒而踡[2]，手足溫者，可治。

少陰病，惡寒而踡，時時自煩，欲去其衣被者，可治。

少陰病，下利[3]止，厥逆無脈，干煩[4]，一本作乾嘔。服湯藥，其脈暴出者，死。微細[5]者，生。右少陰部。

傷寒六七日，其脈微，手足厥，煩躁，灸其厥陰，厥不還者，死。

傷寒，下利，厥逆，躁不能臥者，死。

傷寒，發熱，下利至[6]厥不止者，死。

傷寒，厥逆，六七日不利，便發熱而利者，生。其人汗出，利不止者，死。但有陰無陽故也。

傷寒五六日，不結胸，腹濡，脈虛復厥者，不可下，下之，亡血，死。

傷寒，發熱而厥，七日，下利者，爲難治。右厥逆部。

〔1〕逆　《傷寒》卷六第十作“煩”，可參。

〔2〕踡　《傷寒》卷六第十此下有“臥”字，可參。

〔3〕利　黃本此下有“不”字，可參。

〔4〕干煩　黃本、周本俱作“干嘔煩”三字；《傷寒》卷六第十作“干嘔煩者”四字，且此下有“白通湯加豬膽汁湯主之”十字，可參。

〔5〕 細　《傷寒》卷六第十作"續"，可參。

〔6〕 至　《傷寒》卷六第十二此下有"甚"字，可參。

熱病，不知所痛，不[1]能自收，口乾，陽熱甚，陰頗有寒者，熱在髓，死不治。

熱病在腎，令人渴，口乾，舌焦黃赤，晝夜欲飲不止，腹大而脹，尚不厭飲，目無精光，死不治。

脾傷，即中風，陰陽氣別離，陰不從陽，故以三分候其死生。

傷寒，欬逆上氣，其脈散者，死。謂其人形損故也。

傷寒，下利，日十餘行，其人脈反實者，死。

病者脇下素有痞，而下在臍傍，痛引少腹，入陰俠陰筋，此爲臟結，死。

夫實則讝語，虛則鄭聲。鄭聲者，重語是也。直視、讝語、喘滿者，死。若下利者，亦死。

結胸證悉具而躁者，死。

吐舌下卷者，死。唾如膠者，難解。舌頭四邊，徐有津液，此爲欲解。病者至經，上唇有色，脈自和，爲欲解。急急者，未解。右陰陽竭盡部。

〔1〕 不　《靈樞·熱病》此上有"耳聾"二字，可參。

按：本篇引自《素問·評熱病論》、《靈樞·熱病》以及《傷寒論》卷四第八、卷六第十二等篇。闡述了陰陽交，少陰、厥陰、陰陽竭盡的病因病機、辨證要點和預後。陰陽交的預後以邪正盛衰爲主要依據，如汗出即復熱，不能食，或汗出而脈尚躁盛，均爲邪盛精衰，預後不良。少陰、厥陰證以陽氣來復與否作爲判斷厥逆預後的依據，如少陰病，四逆惡寒，踡卧，脈不至者死；惡寒、踡卧、手足温者和欲去衣被者，可治。總言之，陰證以陽氣爲主，陽回者生，陽絶者死；陽證以精氣爲主，精勝者生,精竭者死。這些辨證要點,至今仍不失其臨床指導意義。

重實重虛陰陽相附生死證第十九

提要:本篇首先論述虛實和重實、重虛的概念,進而論述重實、重虛的脈證與治療,以及陰陽相附的證候與預後。

問曰:何謂虛實? 對曰:邪氣盛則實,精氣奪則虛。重實者,言[1]大[2]熱病,氣熱,脈滿,是謂重實。問曰:經絡俱實何如? 對曰:經絡皆實,是寸脈急而尺緩也。皆當俱治。故曰滑則順,濇則逆。夫虛實者,皆從其物類始,五臟骨肉滑利,可以長久。寒氣暴上,脈滿實。實而滑,順則生;實而濇,逆則死。形盡滿,脈急大堅,尺滿[3]而不應,順則生,逆則死。所謂順者,手足溫;所謂逆者,手足寒也。

問曰:何謂重虛? 對曰:脈虛、氣虛、尺虛,是謂重虛也。所謂氣虛者,言無常也;尺虛者,行步匡然[4]也;脈虛者,不象陰也。如此者,滑則生,濇則死。氣虛者,肺虛也;氣逆者,足寒也。非其時則生,當其時則死,餘臟皆如此也。脈實滿,手足寒,頭熱者,春秋則生,冬夏則死,脈浮而濇,濇而身有熱者,死。絡氣不足,經氣有餘,脈熱而尺寒,秋冬爲逆,春夏爲順。經虛絡滿者,尺熱滿而寒濇,春夏死,秋冬生。絡滿經虛,灸陰刺陽;經滿絡虛,刺陰灸陽。問曰:秋冬無極陰,春夏無極陽,何謂也? 對曰:無極陽者,春夏無數虛陽明,陽明虛則狂;無極陰者,秋冬無數虛太陰,太陰虛則死。右重實重虛部。

熱病，所謂陽附陰者，腰以下至足熱，腰以上寒，陰氣下爭，還心腹滿者，死。所謂陰附陽者，腰以上至頭熱，腰以下寒，陽氣上爭，還得汗者生。右陰陽相附部。

〔1〕言　原作"肉"，文義不屬，據《素問·通評虛實論》改。

〔2〕大　黃本作"有"，可參。

〔3〕滿　《素問·通評虛實論》作"濇"，可參。

〔4〕匡然　恐懼貌。匡，通"恇"，恐懼。《禮記·禮器》："衆不匡懼。"

按：本篇主要出自《素問·通評虛實論》。提出"邪氣盛則實，精氣奪則虛"的理論，精辟地闡明了虛實的含義及其機理。且以虛實爲綱，闡述了重虛、重實、經滿絡虛、絡滿經虛、經絡俱實的證候特點及推測預後的原則。一般而言，正氣不虛的，其病爲順，正氣虛衰的，其病難已；邪盛的病重，邪輕的易已；脈證相符的易治，脈證相反的爲逆。由於人與四時陰陽相應，故應結合時令以判斷疾病的輕重生死。這些內容有一定實用價值，但不能機械地理解。

熱病生死期日證第二十

提要：本篇論述熱病生死日期及其脈證。

太陽之脈，色榮顴骨，熱病也。榮未夭[1]，曰今且得汗，待時自已。與厥陰脈爭見者，死期不過三日，其熱病氣內連腎。少陽之脈，色榮頰前，熱病也。榮未夭，曰今且得汗，待時自已。與少陰脈爭見者，死期不過三日。

熱病七八日，脈微小，病者溲血，口中乾，一日半而死。脈代者，一日死。

熱病七八日，脈不躁喘，不數，後三日中有汗。三日不汗，四日死。未曾汗，勿膚刺。膚，一作庸。

熱病三四日，脈不喘，其動均者，身雖煩熱，今自得汗，生。傳曰：始腑入臟，終陰復還陽，故得汗。

熱病七八日，脈不喘，其動均者，生。微熱在陽不入陰，今自汗也。

熱病七八日，脈不喘，動數均者，病當瘖。期三日不得汗，四日死。

熱病，身面盡黃而腫，心熱，口乾，舌卷，焦黃黑，身麻臭，伏毒傷肺。中脾者，死。

熱病，瘛瘲，狂言，不得汗，瘛瘲不止，伏毒傷肝。中膽者，死。

熱病，汗不出，出不至足，嘔膽，吐血，善驚不得臥，伏毒在肝。腑足少陽者，死。

〔1〕夭　黃本作“和”；《素問·刺熱》作“交”，下文“榮未夭”之“夭”同，可參。

按：本篇主要出自《素問·刺熱》及《靈樞·熱病》。論述熱病的逆順生死及死期。一般而言，熱病見汗出、脈和者爲順；見臟與腑合病，或脈證相反、汗不出者則爲逆。至於文中所述之死期，仍當靈活對待，不可偏執。

熱病十逆死證第二十一

提要：本篇論述熱病的十種逆證及其脈候。

熱病，腹滿䐜脹[1]，身熱者，不得大小便，脈濇小疾,一逆見,死。

熱病,腸鳴腹滿,四肢清,泄注,脈浮大而洪不已,二逆見,死。

熱病,大衄不止,腹中痛,脈浮大絕,喘而短氣,三逆見,死。

熱病,嘔且便血,奪形肉,身熱甚,脈絕動疾,四逆見,死。

熱病,欬喘,悸眩,身熱,脈小疾,奪形肉,五逆見,死。

熱病,腹大而脹,四肢清,奪形肉,短氣,六逆見,一旬內死。

熱病,腹脹便血,脈大,時時小絕,汗出而喘,口乾舌焦,視不見人,七逆見,一旬死。

熱病,身熱甚,脈轉小,欬而便血,目眶陷,妄言,手循衣縫,口乾,躁擾不得臥,八逆見,一時死。

熱病,瘈瘲,狂走,不得食,腹滿,胸痛引腰臍背,嘔血,九逆見,一時死。

熱病,嘔血,喘欬,煩滿,身黃,其腹鼓脹,泄不止,脈絕,十逆見,一時死。

〔1〕瞋(chēn 嗔)脹　脹滿。《素問·陰陽應象大論》:"濁氣在上,則生瞋脹。"王冰注:"瞋,脹起也。"

按:本篇所列熱病十逆死證中,有八逆俱見脈與證相反的現象,唯六、九逆僅述症狀,而未言脈象,但前者屬於衰竭的消沉症狀,其性屬陰,其行慢,所以"一旬內死"。後者屬於高度亢進的劇烈症狀,其性屬陽,其行速,所以"一時死"。然不能絕對化。

熱病五臟氣絕死日證第二十二

提要：本篇論述熱病五臟氣絕的證候及死日。

熱病，肺氣絕，喘逆，欬唾血，手足腹腫，面黃，振慄不能言語，死。魄與皮毛俱去，故肺先死，丙日篤，丁日死。

熱病，脾氣絕，頭痛，嘔宿汁，不得食，嘔逆吐血，水漿不得入，狂言譫語，腹大滿，四肢不收，意不樂，死。脈與肉氣俱去，故脾先死，甲日篤，乙日死。

熱病，心主氣絕，煩滿骨痛，一作瘦。嗌腫，不可咽，欲欬不能欬，歌哭而笑，死。神與榮脈俱去，故心先死，壬日篤，癸日死。

熱病，肝氣絕，僵仆，足不安地，嘔血，恐懼，洒淅惡寒，血妄去，遺屎溺，死。魂[1]與筋血俱去，故肝先死，庚日篤，辛日死。

熱病，腎氣絕，喘悸，吐逆，踵[2]疽，尻癰，目視不明，骨痛，短氣，喘滿，汗出如珠，死。精與骨髓俱去，故腎先死，戊日篤，己日死。

故外見瞳子青小，爪甲枯，髮墮，身澀，齒挺而垢，人[3]皮面厚塵黑，欬而唾血，渴欲數飲，大[4]滿，此五臟絕表病也。

〔1〕魂　周本作“魄”，可參。

〔2〕踵　原作“腫”，文義不屬，據黃本、周本改。

〔3〕人　黃本、周本俱作“又”，可參。

〔4〕大　周本此上有“腹”字，義勝，疑脫。

按：本篇依據《素問·臟氣法時論》"合人形以法四時五行"之旨，闡述人體五臟氣絕的具體情況，結合四時五行的生尅制化規律，以分析推測熱病之死期。凡遇相尅之日期，如爲"陽干"日則病情危篤，如爲"陰干"日則死。例如：肺氣絕，肺屬金，火能尅金，丙丁屬火，丙爲"陽火"，丁爲"陰火"，故肺氣絕至丙日篤、丁日死。其餘各臟類推。此理玄奧，尚待進一步探討研究。臨床辨病之順逆生死，應以見證爲主。篇末所載如瞳子青小、爪甲枯髮墮、身澀等，爲五臟氣絕之外證，在臨床診斷中甚有參考價值。

熱病至脈死日證第二十三

提要：本篇論述從至脈的次數以判斷熱病的死期。

熱病，脈四至，三日死。脈四至者，平人一至，病人脈四至也。

熱病，脈五至，一日死。時一大至，半日死。忽忽[1]悶亂者，死。

熱病，脈六至，半日死。忽忽疾大至，有頃死。

〔1〕忽忽　恍惚貌。

熱病損脈死日[1]證第二十四

提要：本篇論述從損脈的次數以判斷熱病的死期。

熱病，脈四損，三日死。所謂四損者，平人四至，病人脈一至，名曰四損。

熱病，脈五損，一日死。所謂五損者，平人五至，病人脈一至，名曰五損。

熱病,脈六損,一時死。所謂六損者,平人六至,病人脈一至,名曰六損。若絶不至,或久乃至,立死。

治傷寒形證所宜進退,晉王叔和集仲景評脈要論[2]。

〔1〕死日　原作"日死",據本卷原分目及周乙轉。

〔2〕治傷寒形證所宜進退晉王叔和集仲景評脈要論　此二十字黃本、周本俱無,當爲後人所添。

按:上篇論"至脈"而本篇論"損脈"。據《難經·十四難》所云,脈搏較正常增加者爲"至脈",減少者爲"損脈"。上篇及本篇與《難經》所述有所不同,以病人脈搏次數與正常人進行比較,根據病人脈搏比正常人增加或減少多少來判斷熱病的死期,可供臨床參考。

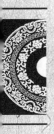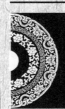

脈經卷第八

朝散大夫守光禄卿直秘閣判登聞檢院上護軍臣林億等次類

平卒尸厥脈證第一

提要:本篇主要討論卒尸厥的脈證表現及其預後。

寸口沉大而滑,沉則爲實[1],滑則爲氣[2],實氣相搏[3],血氣入於臟即死,入於腑即愈,此爲卒厥。不知人,唇青身冷,爲入臟,即死;如身温和,汗自出,爲入腑,而復自愈。

〔1〕實 《千金》卷二十八第六此上有“血”字,義長,疑脱。

〔2〕氣 《千金》卷二十八第六此下有“實”字,義長,疑脱。

〔3〕實氣相搏 《千金》卷二十八第六作“血氣相搏”,可參。

平痙濕暍脈證第二 痙,一作痓。

提要:本篇主要討論外感所致的痙、濕、暍三種病證的病因、脈證、預後及治療。

太陽病,發熱無汗,而反[1]惡寒者,名剛痙。

太陽病,發熱汗出,而不[2]惡寒者,名柔痙。一云惡寒。

太陽病,發熱,其脈沉而細者,爲痙。

太陽病，發其汗，因致痓。論云：發其汗太多，因致痓。

病者身熱足寒，頸項強急，惡寒，時頭熱，面赤目脈[3]赤，獨頭動搖者，爲痓。論云：獨頭面搖，卒口噤，背反張者，痓病也。

太陽病，無汗，而小便反少，氣上衝胸，口噤不得語，欲作剛痓，葛根湯主之。

剛痓爲病，胸滿口噤，臥不著席，脚攣急，其人必齘齒[4]，可與大承氣湯。

痓病，發其汗已，其脈浛浛如蛇[5]，暴腹脹大者，爲欲解。脈如故，反伏弦者，必痓。一云：痓脈出，欲已。

痓脈來，按之築築[6]而弦，直上下行[7]。

痓家，其脈伏堅，直上下。

夫風病，下之則痓。復發其汗，必拘急。

太陽病，其證備，身體強几几然，脈沉遲，此爲痓，栝樓桂枝湯主之。

痓病有灸瘡，難療。

瘡家，雖身疼痛，不可發其汗，汗出則痓。

〔1〕反 《甲乙》卷七第四無，義勝。

〔2〕不 《病源》卷七傷寒痓候無。按文義此字疑衍。

〔3〕脈 《金匱·痓濕暍病》無，義勝，疑衍。

〔4〕齘（xiè 械）齒 切齒也。齘，《説文·齒部》：“齒相切也。”段注：“謂上下齒緊相摩切。”

〔5〕脈浛浛（hán hán 含含）如蛇 浛浛，滑利貌。言脈象滑利如蛇之蜿蜒蠕動。

〔6〕築築 堅實貌。

〔7〕直上下行 謂從寸部至尺部皆見同一脈象。尤怡《金匱要略心典》注：“上下行者，自寸至尺，皆見緊直之脈也。”

太陽病,關節疼煩,脈沉而緩[1]者,爲中濕。論云:中濕爲濕痺之候,其人小便不利,大便反快,但當利其小便。

病者一身盡痛,一云疼煩。發熱,日晡即劇,此爲風濕,汗出所致也。論云:此病傷於汗出當風,或久傷取冷所致。

濕家之爲病,一身盡疼,發熱,而身色熏黃[2]也。

濕家之爲病,其人但頭汗出,而背強,欲得被覆向火。若下之早,則噦[3],或胸滿,小便利,一云不利。舌上如胎,此爲丹田有熱,胸上有寒,渴欲飲而不能飲,則口燥也。

濕家下之,額上汗出,微喘,小便利一云不利。者,死。若下利不止者,亦死。

問曰:風濕相搏,身體疼痛,法當汗出而解,值天陰雨不止,師云此可發汗,而其病不愈者,何也?答曰:發其汗,汗大出者,但風氣去,濕氣續在,是故不愈。若治風濕者,發其汗,微微似欲出汗者,則風濕俱去也。

濕家身煩疼,可與麻黃湯加术四兩,發其汗爲宜,慎不可以火攻之。

風濕,脈浮身重、汗出惡風者,防己湯[4]主之。

病人喘[5],頭痛,鼻塞而煩,其脈大,自能飲食,腹中和,無病。病在頭中寒濕,故鼻塞,內藥鼻中即愈。論云:濕家病,身疼痛,發熱,面黃而喘,頭痛鼻窒而煩。

傷寒八九日,風濕相搏,身體疼痛,不能自轉側,不嘔不渴,脈浮虛而濇者,桂枝附子湯主之。若其人大便鞭,小便自利者,术附子湯[6]主之。

風濕相搏,骨節疼煩,掣痛不得屈伸,近之則痛劇,汗出短氣,小便不利,惡風不欲去衣,或身微腫者,甘草附子湯主之。

〔1〕緩　《金匱·痙濕暍病》作"細",可參。

〔2〕熏黃　錢本、黃本、周本、朱本此上俱有"似"字,可參。熏黃,黃而暗晦,狀如烟熏也。

〔3〕噦　周本、朱本俱作"嘔",可參。

〔4〕防己湯　《金匱·痙濕暍病》作"防己黃耆湯",可參。

〔5〕病人喘　《金匱·痙濕暍病》作"濕家病,身疼發熱,面黃而喘"十一字,可參。

〔6〕术附子湯　《金匱·痙濕暍病》作"去桂加白术湯",可參。

太陽中熱,暍是也。其人汗出惡寒,身熱而渴也,白虎湯[1]主之。

太陽中暍,身熱疼重,而脈微弱,此以夏月傷冷水,水行皮膚中所致也,瓜蒂湯[2]主之。

太陽中暍,發熱惡寒,身重而疼痛,其脈弦細芤遲,小便已洒洒然毛聳,手足逆冷,小有勞,身熱,口前開[3],板齒燥,若發其汗,惡寒則甚;加溫針,則發熱益甚;數下之,淋復甚。

〔1〕白虎湯　《金匱·痙濕暍病脈證》作"白虎加人參湯"五字。

〔2〕瓜蒂湯　《金匱·痙濕暍病脈證》作"一物瓜蒂湯"五字,可參。

〔3〕前開　《傷寒》卷二第四此二字互乙,可參。

平陽毒陰毒百合狐惑脈證第三

提要:本篇主要討論陽毒陰毒、百合、狐惑三種疾病的脈證表現、預後及其治療。

陽毒爲病,身重,腰背痛,煩悶不安,狂言,或走,或見鬼,或吐血下痢,其脈浮大數,面赤班班如錦文,喉咽

痛,唾膿血。五日可治,至七日不可治也。有傷寒一二
日便成陽毒。或服藥吐、下後變成陽毒,升麻湯主之。

陰毒爲病,身重背强,腹中絞痛,咽喉不利,毒氣攻
心,心下堅强,短氣不得息,嘔逆,唇青面黑,四肢厥冷,
其脈沉細緊數,身如被打,五六日可治,至七日不可治
也。或傷寒初病一二日,便結成陰毒;或服藥六七日以
上至十日,變成陰毒。甘草湯主之。

百合之爲病,其狀常默默,欲卧復不能卧,或如强健
人,欲得出行而復不能行,意欲得食復不能食,或有美
時,或有不用聞飲食臭時,如寒無寒,如熱無熱,朝至口
苦,小便赤黄,身形如和,其脈微數。百脈一宗[1],悉
病,各隨證治之。

百合病,見於陰者,以陽法[2]救之;見於陽者,以陰
法[3]救之。見陽攻陰,復發其汗,此爲逆,其病難治;見
陰攻陽,乃復下之,此亦爲逆,其病難治。《千金方》云:見在
於陰而攻其陽,則陰不得解也,復發其汗爲逆也。見在於陽而攻其陰,則
陽不得解也,復下之,其病不愈。

〔1〕百脈一宗　全身所有經脈同出一源。宗,本源也。《廣雅·釋
詁》:"宗,本也。"

〔2〕陽法　指扶陽以和陰之治法。

〔3〕陰法　指補陰以配陽之治法。

狐惑爲病,其狀[1]如傷寒,默默欲眠,目不得閉,卧
起不安。蝕於喉爲惑,蝕於陰爲狐。狐惑之病,并不欲
飲食,聞[2]食臭,其面目乍赤、乍白、乍黑。其毒蝕於上
者,則聲喝[3];其毒蝕於下部者,咽乾。蝕於上部,瀉心
湯主之;蝕於下部,苦參湯淹洗之;蝕於肛者,雄黄熏之。

其人脈數，無熱，微煩，默默欲臥，汗出，初得三四日，目赤如鳩眼，得之七八日，目四眥黃黑，若能食者，膿已成也，赤小豆當歸散主之。

病人或從呼吸上蝕其咽，或從下焦蝕其肛陰。蝕上為惑，蝕下為狐。狐惑病者，豬苓散主之。

〔1〕狀　原作“氣”，文義不屬，據周本改，與《金匱·百合狐惑陰陽毒病》合。

〔2〕聞　《金匱·百合狐惑陰陽毒病》此上有“惡”字，義勝，疑脫。

〔3〕喝(yè夜)　《金匱·百合狐惑陰陽毒病》此下有“甘草瀉心湯主之”七字，可參。喝，嘶啞。《玉篇·口部》：“喝，嘶聲也。”

按：本篇出自《金匱·百合狐惑陰陽毒病證治》。前人認為，百合、狐惑、陰陽毒是傷寒熱病過程中或病後所變生的，故合為一篇討論。

陰陽毒是一種感受疫毒所致的發斑病證。陽毒、陰毒均有咽喉疼痛，陽毒以面赤斑斑如錦紋、吐膿血為主要表現；而陰毒則以面目色青，身痛如被打為主要特點。二者均以解毒消熱、活血散瘀為主要治則。

百合病為心肺陰虛，兼有內熱之疾患，可發於熱病之後，亦可由情志不遂引起。以神志恍惚不定，語言、飲食、行為及感覺失常，口苦，小便赤，脈微數為主要辨證依據。治以清養心肺之陰為主。但對陰損及陽者，則要用扶陽和陰之法治之。

狐惑是由感染蟲毒，濕熱浸淫所引起之疾患。以咽喉腐蝕，前、後陰潰爛為主要特徵。治以清利濕熱為主，根據侵犯部位不同，分別選用瀉心湯、苦參湯、雄黃湯等內服或熏洗。

平霍亂轉筋脈證第四

提要：本篇首先論述霍亂病的主證，進而討論霍亂後又病傷寒及轉筋等變證。

問曰:病有霍亂者何? 師曰:嘔吐而利,此爲霍亂。

問曰:病者發熱,頭痛,身體疼,惡寒,而復吐利,當屬何病? 師曰:當爲霍亂。霍亂吐利止[1],而復發熱也。傷寒,其脈微濇,本是霍亂,今是傷寒,卻四五日至陰經上,轉入陰必吐利。

轉筋爲病,其人臂脚直,脈上下行,微弦,轉筋入腹,雞屎白散主之。

[1] 吐利止 《傷寒》卷七第十三作“自吐下,又利止”六字,可參。

平中風歷節脈證第五

提要:本篇主要討論中風、歷節兩類疾病的病因病機、脈證表現及治療。

夫風之爲病,當半身不遂,或但臂不遂者,此爲痹。脈微而數,中風使然。

頭痛脈滑者,中風,風脈虛弱也。

寸口脈浮而緊,緊則爲寒,浮則爲虛,虛寒相搏,邪在皮膚。浮者血虛,絡脈空虛,賊邪不瀉,或左或右,邪氣反緩,正氣則急,正氣引邪,喎僻不遂。邪在於絡,肌膚不仁;邪在於經,則重不勝;邪入於腑,則不識人;邪入於臟,舌即難言,口吐於[1]涎。

寸口脈遲而緩,遲則爲寒,緩則爲虛。榮緩則爲亡血,衛遲[2]則爲中風。邪氣中經,則身癢而癮疹。心氣不足,邪氣入中,則胸滿而短氣。

趺陽脈浮而滑,滑則穀氣實,浮則汗自出。

少陰脈[3]浮而弱,弱則血不足,浮則爲風,風血相搏,則疼痛如掣。

〔1〕於 錢本、黃本、周本、朱本俱作"淤",可參。

〔2〕遲 《金匱·中風歷節病脈》作"緩",可參。

〔3〕少陰脈 此指太溪穴之動脈,在足内踝後跟骨上。

盛人[1]脈濇小,短氣,自汗出,歷節疼,不可屈伸,此皆飲酒汗出當風所致也。

寸口脈沉而弱,沉則主骨,弱則主筋;沉則爲腎,弱則爲肝。汗出入水中,如水傷心,歷節黃汗[2]出,故曰歷節也。

味酸則傷筋,筋傷則緩,名曰泄。鹹則傷骨,骨傷則痿,名曰枯。枯泄相搏,名曰斷泄。榮氣不通,衛不獨行,榮衛俱微,三焦無所御,四屬[3]斷絕,身體羸瘦,獨足腫大,黃汗出,脛冷,假令發熱,便爲歷節也。病歷節,疼痛不可屈伸,烏頭湯主之。

諸肢節疼痛,身體尪羸[4],脚腫如脫,頭眩短氣,溫溫欲吐,桂枝芍藥知母湯主之。

〔1〕盛人 指身體肥胖的人。魏荔彤《金匱要略本義》注:"盛人者,肥盛而豐厚之人也。"

〔2〕黃汗 此指歷節病的一個症狀。在關節痛處溢出黃水,與黃汗病全身汗出色黃者不同。

〔3〕四屬 指四肢。徐彬《金匱要略論注》:"四屬者,四肢也。"

〔4〕尪羸(wāng léi 汪雷) 原作"尪瘰",於義不合,據黃本、周本改。與《金匱·中風歷節病》合。尪羸,指肢體彎曲,肌肉消瘦。尪,小篆作"尢"。《說文·尢部》:"尢,尳也,曲脛人也。"

按:本篇出自《金匱·中風歷節病脈證并治》。中風與歷節在病因上都與風邪有關,症狀上都有運動障礙,故合爲一篇討論。

中風由臟腑衰敗,氣血先虛,邪風入中所致。邪中人體有淺深之分,故其見證亦各有不同。如邪中於絡,則肌膚不仁;邪中於經,則肢重不勝;邪中於腑,則昏不識人;邪中於臟,則舌蹇難言而流涎。并指出中風與痹證的鑒別要點,二者雖都有肢體運動障礙,但中風則見半身不遂,痹證則僅見上肢或下肢活動障礙。這些記載基本上概括了中風的主要臨床特徵,對臨床有一定指導意義。

歷節病的内因是肝腎兩虛、氣血不足;外因是汗出入水,或飲酒汗出當風,風血相搏所致。其主證是關節疼痛腫大,痛處出黄汗。治療原則以通陽行痹,散寒止痛爲主。偏於風濕者,可選用桂枝芍藥知母湯;偏於寒濕者,可選用烏頭湯。

平血痹虚勞脈證第六

提要:本篇主要討論血痹和虛勞的病因病機、脈證表現及其治療。

問曰:血痹從何得之? 師曰:夫尊榮人[1]骨弱肌膚盛,重因[2]疲勞汗出,臥[3]不時動搖,加[4]被微風,遂得之。形如風狀。《巢原》云:其狀如被微風所吹。但其[5]脈自微濇,在寸口、關上小緊,宜針引陽氣,令脈和緊去則愈。

血痹,陰陽俱微,寸口、關上微,尺中小緊,外證身體不仁,如風[6]狀,黄耆桂[7]五物湯主之。

夫欲治病,當先知其證何趣[8],乃當攻之耳。

〔1〕尊榮人　謂養尊處優,不事勞動之人。
〔2〕因　《金匱・血痹虚勞病》作"困",可參。
〔3〕臥　周本、朱本此上有"起"字,可參。
〔4〕加　黄本、周本、朱本俱作"如",可參。

〔5〕其　原作"以",文義不屬,據黃本、周本、朱本改。

〔6〕風　《金匱·血痹虛勞病》此下有"痹"字,義長。

〔7〕桂　周本及《金匱·血痹虛勞病》此下有"枝"字,可參。

〔8〕趣　趨向也。《廣韻》卷四遇:"趣,趨、向。"

男子平人,脈大勞,極虛亦爲勞。

男子勞之爲病,其脈浮大,手足暖[1],春夏劇,秋冬差,陰寒精自出,酸削[2]不能行,少腹[3]虛滿。

人年五十、六十,其病脈[4]大者,痹俠背行,苦腸鳴,馬刀俠嬰[5]者,皆爲勞得之。

男子平人,脈虛弱細微者,喜盜汗出也。

男子面色薄者,主渴及亡血。卒喘悸,其脈浮者,裏虛也。

男子脈虛沉弦,無寒熱,短氣,裏急,小便不利,面色白,時時目瞑,此人喜衄,少腹滿,此爲勞使之然。

〔1〕暖　錢本、黃本、周本、朱本俱作"煩熱"二字,可參。

〔2〕酸削　錢本、周本、朱本此上俱有"足"字,義長。酸削,謂酸軟消瘦。徐彬《金匱要略論注》:"腿腳酸軟,肌肉瘦削。"

〔3〕腹　原作"陰",文義不屬,據周本改。

〔4〕病脈　廣本作"脈浮",可參。

〔5〕馬刀俠嬰　錢本、周本、朱本及《金匱·血痹虛勞病》"嬰"俱作"癭"。馬刀俠嬰,即成串生於頸傍、腋下之瘰癧。

男子脈微[1]弱而澀,爲無子,精氣清冷。

夫失精家,少腹弦急,陰頭寒,目眶痛,一云目眩。髮落,脈極虛芤遲,爲清穀,亡血,失精。

脈得諸芤動微緊,男子失精,女子夢交通,桂枝加龍骨牡蠣湯主之。

脈沉小遲,名脫氣,其人疾行則喘喝,手足逆寒,腹滿,甚則溏泄,食不消化也。

脈弦而大,弦則爲減,大則爲芤,減則爲寒,芤則爲虛,寒虛相搏,此名爲革。婦人則半産,漏下;男子則亡血、失精。

〔1〕微 《金匱·血痹虛勞病》作"浮",可參。

按:本篇出自《金匱·血痹虛勞病脈證并治》。由於血痹與虛勞兩病都與氣血虛弱有關,故合爲一篇討論。而重點是討論虛勞。

血痹由血氣不足,感受風邪,血行濇滯,陽氣痹阻所致。其證以肢體局部麻痹不仁爲主。治宜調和營衛,通陽行痹。邪入尚淺者,用針刺導引陽氣即可;邪入較深者,必須内服黃耆桂枝五物湯以通陽除痹。而臨床上常針藥并施,以提高療效。

虛勞是因虛致損,積損成勞。其總的病機無非是五臟陰陽氣血虛衰。對五臟虛損,特別重視脾腎,蓋腎爲先天,是元陽真陰所寄;脾爲後天之本,是氣血生化之源。故脾、腎之不足,乃虛勞之根本。補益脾腎,爲虛勞治本之法。補益法爲治療虛勞之大法,但亦要注意有無虛中挾實的情况,如有,則應在强調扶正的同時,又注重祛邪,使邪去正復,而收良效。

平消渴小便利淋脈證第七

提要:本篇主要討論消渴病及小便淋濇證的病因病機、脈證表現及其治療。

師曰:厥陰之爲病,消渴,氣上衝心,心中疼熱,飢而不欲食,食即吐[1],下之不肯止[2]。

寸口脈浮而遲,浮則爲虛,遲則爲勞。虛則衛氣不足,遲[3]則榮氣竭。

趺陽脈浮而數,浮則爲氣,數則消穀而緊。《要略》緊作大堅。氣盛則溲數,溲數則緊,《要略》作堅。緊數相搏,則爲消渴。

男子消渴,小便反多,以飲一斗,小便一斗,腎氣圓主之。

〔1〕食即吐 《傷寒》卷六第十二作"食則吐蚘"四字,可參。

〔2〕不肯止 《傷寒》卷六第十二作"利不止",可參。

〔3〕遲 《金匱·消渴小便利淋病》作"勞",可參。

師曰:熱在一作結。下焦則溺血,亦令人淋閉不通。淋之爲病,小便如粟狀,少腹弦急,痛引臍中。

寸口脈細而數,數則爲熱,細則爲寒。數爲强吐。

趺陽脈數,胃中有熱,則消穀引食,大便必堅,小便則數。

少陰脈數,婦人則陰中生瘡,男子則氣淋。

淋家不可發汗,發汗則必便血。

按:本篇出自《傷寒·辨厥陰病脈證并治》和《金匱·消渴小便利淋病脈證并治》。因消渴病與淋證均有小便的改變,故合爲一篇討論。篇題中雖有"小便利"之名,但無專門條文論述。

本篇所論之消渴,以雜病消渴爲主,以厥陰病熱時的口渴作爲對比說明。文中主要論述了消穀引食的中消證和小便反多,多飲多尿的下消證。

本篇所論的淋證,有熱結下焦而溺血的血淋,有小便如粟狀的石淋,有少陰脈數的氣淋。同時,指出淋證不可發汗的禁忌。

平水氣黄汗氣分脈證第八

提要:本篇主要討論水氣病的原因、病機、辨證及治療。

師曰：病有風水，有皮水，有正水，有石水，有黃汗。風水其脈自浮，外證骨節疼痛，其人惡風。皮水，其脈亦浮，外證胕腫，按之没指，不惡風，其腹如鼓，如鼓，一作如故不滿[1]。不渴，當發其汗。正水，其脈沉遲，外證自喘。石水，其脈自沉，外證腹滿，不喘。黃汗，其脈沉遲，身體發熱，胸滿，四肢、頭面腫，久不愈，必致癰膿。

〔1〕不滿　黃本、周本此二字俱作正文。

脈浮而洪，浮則爲風，洪則爲氣，風氣相搏，風強則爲癮疹，身體爲癢，癢爲泄風，久爲痂癩；氣強則爲水，難以俛仰。風氣相擊，身體洪腫，汗出乃愈。惡風則虛，此爲風水；不惡風者，小便通利，上焦有寒，其口多涎，此爲黃汗。

寸口脈沉滑者，中有水氣，面目腫大，有熱，名曰風水。視人之目裹[1]上微擁，如[2]新卧起狀，其頸脈動，時時欬，按其手足上，陷而不起者，風水。

太陽病，脈浮而緊，法當骨節疼痛，而反不痛，身體反重而酸，其人不渴，汗出即愈，此爲風水。惡寒者，此爲極虛，發汗得之。渴而不惡寒者，此爲皮水。身腫而冷，狀如周痹，胸中窒，不能食，反聚痛，暮躁不眠，此爲黃汗，痛在骨節。欬而喘，不渴者，此爲脾脹，其形如腫，發汗即愈。然諸病此者，渴而下利，小便數者，皆不可發汗。

風水，其脈浮，浮爲在表，其人能食，頭痛汗出，表無他病，病者言但下重，故從腰以上爲和，腰以下當腫及陰，難以屈伸，防己黃耆湯主之。一云：風水，脈浮身重，汗出惡風者，防己黃耆湯主之。

風水，惡風，一身悉腫，脈浮不渴，續自汗出，而無大熱者，越婢湯主之。

〔1〕目裏　周本、朱本俱作"目窠"。目裏，與"目窠"同，即眼胞。

〔2〕如　《金匱·水氣病脈證并治》此下有"蠱"字，可參。

師曰：裏水[1]者，一身面目紅腫，其脈沉，小便不利，故令病水。假如小便自利，亡津液，故令渴也，越婢加术湯主之。一云：皮水，其脈沉，頭面浮腫，小便不利，故令病水。假令小便自利，亡津液，故令渴也。

皮水之爲病，四肢腫，水氣在皮膚中，四肢聶聶[2]動者，防己茯苓湯主之。

〔1〕裏水　錢本、黃本、周本、朱本俱作"裏水"，可參。裏水，即此後所言之皮水。

〔2〕聶聶　《集韻》卷十葉："聶，與揳同，揳揳，動貌。"

趺陽脈當伏，今反緊，本自有寒，疝瘕，腹中痛。醫反下之，下之則胸滿短氣。

趺陽脈當伏，今反數，本自有熱，消穀，一作消渴。小便數，今反不利，此欲作水。

寸口脈浮而遲，浮脈熱，遲脈潛，熱潛相搏，名曰沉。趺陽脈浮而數，浮脈熱，數脈止，熱止相搏，名曰伏。沉伏相搏，名曰水。沉則絡脈虛，伏則小便難，虛難相搏，水走皮膚，則爲水矣。

寸口脈弦而緊，弦則衛氣不行，衛氣不行則惡寒，水不沾流[1]，走在腸間。

少陰脈緊而沉，緊則爲痛，沉則爲水，小便即難。師曰：脈得諸沉者，當責有水，身體腫重。水病脈出[2]者，死。

〔1〕水不沾流　謂水液不能隨氣運行輸布全身。沾，輸布也。

〔2〕脈出　指脈浮大無根,上有而下絕。尤怡《金匱要略心典》注:"出與浮迥異,浮者盛於上而弱於下;出則上有而下絕無也。"

夫水病人,目下有臥蠶,面目鮮澤,脈伏,其人消渴。病水腹大,小便不利,其脈沉絕者,有水,可下之。

問曰:病下利後,渴飲水,小便不利,腹滿陰[1]腫者,何也? 答曰:此法當病水,若小便自利及汗出者,自當愈。

水之為病,其脈沉小,屬少陰。浮者為風,無水虛脹者為氣。水發其汗即已。沉者與附子麻黃湯,浮者與杏子湯。

〔1〕陰　原作"因",文義不屬,據吳本、錢本、黃本、周本、朱本改。

心水者,其身重而少氣,不得臥,煩而躁,其陰大腫。

肝水者,其腹大,不能自轉側,脇下腹中痛,時時津液微生,小便續通。

肺水者,其身腫,小便難,時時鴨溏。

脾水者,其腹大,四肢苦重,津液不生,但苦少氣,小便難。

腎水者,其腹大,臍腫,腰痛,不得溺,陰下濕如牛鼻上汗,其足逆冷,面反瘦。一云大便反堅。

師曰:諸有水者,腰以下腫,當利小便;腰以上腫,當發汗乃愈。

師曰:寸口脈沉而遲,沉則為水,遲則為寒,寒水相搏,趺陽脈伏,水穀不化,脾氣衰則鶩[1]溏,胃氣衰則身腫。少陽脈卑[2],少陰脈細,男子則小便不利,婦人則經水不通。經為血,血不利則為水,名曰血分。一云水分。

問曰:病者苦[3]水,面目身體四肢皆腫,小便不利,

師脈之，不言水，反言胸中痛，氣上衝咽，狀如炙肉，當微
欬喘，審[4]如師言，其脈何類？師曰：寸口脈沉而緊，沉
爲水，緊爲寒，沉緊相搏，結在關元[5]，始時當[6]微，年
盛不覺，陽衰之後，榮衛相干，陽損陰盛，結寒微動，
緊[7]氣上衝，喉咽塞噎，脅下急痛。醫以爲留飲而大下
之，氣擊不去，其病不除。後重吐之，胃家虛煩，咽燥欲
飲水，小便不利，水穀不化，面目手足浮腫。又與葶藶圓
下水，當時如少差，食飲過度，腫復如前，胸脅苦[8]痛，
象若奔豚，其水揚溢，則浮欬喘逆。當先攻擊衝氣，令
止，乃治欬，欬止其喘自差。先治新病，病當在後。

〔1〕鶩　原作"鶩"，文義不屬，據廣本、黃本、周本改，與《金匱·水
氣病》合。
〔2〕卑　衰弱也。《國語·周語上》："王室其將卑乎。"
〔3〕苦　原作"若"，文義不屬，據朱本改。與《金匱·水氣病》合。
〔4〕審　確實之謂。《史記·張耳陳餘列傳》："吾王審出乎？"
〔5〕關元　此泛指下焦。
〔6〕當　黃本、周本、朱本俱作"尚"，可參。
〔7〕緊　周本及《金匱·水氣病》俱作"腎"，義勝。
〔8〕苦　急也。《廣雅·釋詁》："苦，急也。"

黃汗之病，身體洪腫，一作重。發熱，汗出而渴，而渴，
一作不渴。狀如風水，汗沾衣，色正黃如蘗汁，其脈自沉。

問曰：黃汗之病從可得之？師曰：以汗出入水中浴，
水從汗孔入得之。黃耆芍藥桂枝苦酒湯主之。

黃汗之病，兩脛自冷，假令發熱，此屬歷節。食已汗
出，又身常暮臥盜汗出者，此勞[1]氣也。若汗出已反發
熱者，久久其身必甲錯。發熱不止者，必生惡瘡。若身
重，汗出已輒輕者，久久必身瞤，瞤則胸中痛，又從腰以

上必汗出，下無汗，腰寬弛痛，如有物在皮中狀，劇者不能食，身疼重，煩躁，小便不利，此爲黃汗，桂枝加黃耆湯主之。

〔1〕勞　黃本、周本、朱本俱作"榮"，可參。

寸口脈遲而濇，遲則爲寒，濇爲血不足。趺陽脈微而遲，微則爲氣，遲則爲寒。寒氣不足，則手足逆冷；手足逆冷，則榮衛不利；榮衛不利，則腹滿脇鳴相逐；氣轉膀胱，榮衛俱勞，陽氣不通則身冷，陰氣不通則骨疼；陽前通[1]則惡寒，陰前通[2]則痺不仁。陰陽相得，其氣乃行，大氣[3]一轉，其氣乃散。實則失氣，虛則遺溺，名曰氣分。氣分，心下堅，大如盤，邊如旋杯[4]，水飲所作，桂枝去芍藥加麻黃細辛附子湯主之[5]。

心下堅，大如盤，邊如旋盤，水飲所作，枳實术湯主之。

〔1〕陽前通　錢本、黃本、周本、朱本俱作"陽氣前通"四字。前，古文寫作"歬"。《説文·刀部》："歬，齊斷也。"段注："其始前爲刀名，因爲斷物之名，斷物必齊。"此言陽氣斷絕流通。

〔2〕陰前通　錢本、黃本、周本、朱本俱作"陰氣前通"四字。此言陰氣斷絕流通。

〔3〕大氣　此指膻中之宗氣。《素問·氣穴論》："肉分之間，谿谷之會，以行榮衛，以會大氣。"張志聰注："大氣，宗氣也。"

〔4〕旋杯　圓杯也。旋，圓也。

〔5〕之　黃本、周本、朱本此下有"或枳實术湯主之"七字，可參。

按：本篇出自《金匱·水氣病脈證并治》。水氣病根據不同的病因及臨床表現，有風水、皮水、正水、石水、黃汗等類型；根據水氣病與五臟的關係，又有肝水、心水、肺水、脾水、腎水之分。這是從不同角度對水氣病的二種分類方法，而兩者之間存在密切的内在聯繫，辨證時應該相互參合。

至於水氣病的治療，篇中提出了發汗、利小便和逐水等法，與《素問·湯液醪醴論》提出的開鬼門、潔净腑和去菀陳莝的治療法則相符合。但這些方法均以袪邪爲主，對陽水、實證用之較宜。如爲陰水、虚證，又當採用温運脾腎之法。

黄汗主要由外濕侵襲，表陽被鬱，濕熱蒸於營分，水液溢於肌膚所致。治當宣達陽氣、袪除水濕。如周身汗出，表氣已虚，用耆芍桂酒湯；如汗出不透，僅見腰以上有汗者，用桂枝加黄耆湯。可根據病情酌配茵陳、山梔、黄蘖、赤茯苓、木通之類。

氣分病由陽虚不運，寒氣凝滯，水飲痞結所致者，治宜温經通陽散寒，用桂枝去芍藥加麻黄附子細辛湯方；如因脾虚氣滯、水氣痞結者，則當用健脾運水、行氣散結，宜枳术湯。

平黄疸寒熱瘧脈證第九

提要：本篇主要討論黄疸、瘧證兩種疾病的脈證表現、預後及其治療。

凡黄候，其寸口脈近掌無脈，口鼻冷，并不可治。脈沉，渴欲飲水，小便不利者，皆發黄。

腹滿，舌[1]痿黄，躁不得睡，屬黄家。

師曰：病黄疸，發熱煩喘，胸滿口躁者，以發病時，火劫其汗，兩熱所[2]得。然黄家所得，從濕得之。一身盡發熱而黄，肚熱，熱在裹，當下之。

師曰：黄疸之病，當以十八日爲期[3]，治之十日以上爲差，反劇爲難治。

又曰：疸而渴者，其疸難治；疸而不渴者，其疸可治。發於陰部[4]，其人必嘔；發於陽部[5]，其人振寒發熱也。

師曰：諸病黄家，但利其小便。假令脈浮，當以汗解之,宜桂枝加黄耆湯。又男子黄,小便自利,當與小建中湯。

黄疸腹滿,小便不利而赤,自汗出,此爲表和裏實。當下之,宜大黄黄蘗梔子芒消湯[6]。

黄疸病,小便色不變,欲自利,腹滿而喘,不可除熱,熱除必噦。噦者,小半夏湯主之。

夫病酒黄疸,必小便不利,其候心中熱,足下熱,是其證也。

心中懊憹而熱,不能食,時欲吐,名曰酒疸。

酒黄疸者,或無熱,靖言了了,腹滿欲吐,鼻燥。其脈浮者,先吐之;沉弦者,先下之。

酒疸,心中熱,欲嘔[7]者,吐之即愈。

酒疸,黄色,心下結熱[8]而煩。

酒疸,下之,久久爲黑疸,目青面黑,心中如噉蒜齏狀,大便正黑,皮膚爪之不仁,其脈浮弱,雖黑微黄,故知之。

〔1〕舌　徐彬《金匱要略論注》作“身”,疑是。

〔2〕所　周本作“相”,可參。

〔3〕十八日爲期　黄爲土色,黄疸爲脾土之病。土無定位,旺於四季之末各十八日,故“當以十八日爲期”。尤怡《金匱要略心典》注:“土無定位,寄王於四季之末各十八日。黄者,土氣也,内傷於脾,故即以土之數,爲黄病之期。蓋謂十八日脾氣至,而虛者當腹,即實者亦當通也。”

〔4〕陰部　指病在裏。尤怡《金匱要略心典》注:“陰部者,裏之臟腑,關於氣,故嘔。”

〔5〕陽部　此指病在表。尤怡《金匱要略心典》注:“陽部者,表之軀殻,屬於形,故振寒而發熱。”

〔6〕大黄黄蘗梔子芒消湯　《金匱·黄疸病》作“大黄消石湯”,

可參。

〔7〕嘔 黄本、周本俱作“吐”，可參。

〔8〕熱 錢本、黄本、周本、朱本俱作“實”可參。

寸口脈微而弱，微則惡寒，弱則發熱。當發不發，骨節疼痛；當煩不煩，而極汗出。趺陽脈緩而遲，胃氣反強。少陰脈微，微則傷精，陰氣寒冷，少陰不足。穀氣反強，飽則煩滿，滿則發熱，客熱消穀，發已復[1]飢，熱則腹滿，微則傷精，穀強則瘦，名曰穀寒熱。

陽明病，脈遲者，食難用飽，飽則發煩。頭眩者，必小便難，此欲作穀疸。雖下之，腹滿如故，所以然者，脈遲故也。

師曰：寸口脈浮而緩，浮則爲風，緩則爲痹。痹非中風，四肢苦煩，脾色必黄，瘀熱以行。

趺陽脈緊而數，數則爲熱，熱則消穀；緊則爲寒，食即滿[2]也。尺脈浮爲傷腎，趺陽脈緊爲傷脾。風寒相搏，食穀則眩，穀氣不消，胃中苦[3]濁，濁氣下[4]流，小便不通，陰被[5]其寒，熱流膀胱，身體盡黄，名曰穀疸。

額上黑，微汗出，手足中熱，薄暮則發，膀胱急，小便自利，名曰女勞疸。腹如水狀，不治。

黄家，日晡所發熱，而反惡寒，此爲女勞得之。膀胱急，少腹滿，身盡黄，額上黑，足下熱，因作黑疸。其腹脹如水狀，大便必黑，時溏，此女勞之病，非水也。腹滿者難治。硝石礬石散主之。

〔1〕復 周本作“腹”，可參。

〔2〕滿 周本此上有“腹”字；《金匱·黄疸病》此上有“爲”字，可參。

〔3〕苦 傷也。《呂氏春秋·遇合》：“自苦而居海上。”高誘注：

"苦,傷也。"

〔4〕下　周本作"不",可參。

〔5〕被　遭受也。《史記·項羽本紀》:"項王身亦被十餘創。"

夫瘧脈自弦也,弦數者多熱,弦遲者多寒。弦小緊者可下之,弦遲者可溫藥,若脈緊數[1]者,可發汗,針灸之。浮大者,吐之。脈弦數者,風發[2]也,以飲食消息止之。

瘧病結爲癥瘕,名曰瘧母,鼈甲煎圓主之。

瘧但見熱者,溫瘧也,其脈平,身無寒但熱,骨節疼煩,時嘔,朝發暮解,暮發朝解,名曰溫瘧,白虎加桂枝湯主之。

瘧多寒者,牝瘧[3]也,蜀漆散主之。

〔1〕緊數　《金匱·瘧病》作"弦緊",可參。

〔2〕風發　《外臺》卷五療瘧方作"風疾",可參。

〔3〕牝瘧　原作"牡瘧"。多寒者當爲牝瘧,據《外臺》卷五牝瘧方引《傷寒論》文改。

按:本篇出自《金匱》"黃疸病脈證并治"與"瘧病脈證并治"兩篇。黃疸以目黃、身黃、溺黃爲主證。本篇重點討論穀疸、酒疸、女勞疸,穀疸主證是寒熱不食,食即頭眩,心煩不安。酒疸主證是心中懊憹或熱痛,但穀疸熱甚於內者,亦可出現這些症狀;女勞疸主證是日晡發熱,而反惡寒,膀胱急,小便自利,額上黑,足下熱,大便黑,時溏。後世對黃疸一般多概括爲陰黃、陽黃兩大類,又根據陽黃濕熱偏盛之不同,分爲濕勝、熱勝、濕熱兩盛三種,更有利於臨床辨證施治。至於黃疸之治法,本篇根據不同類型採用不同的方法,對後世臨床頗有借鑒與啟發。

本篇指出弦是瘧病的主脈,根據其兼脈的不同,可判斷瘧邪有偏於表、裏、寒、熱和在上、在下的不同,因而治法有汗、吐、下、溫、清等之異。爲瘧病的辨證論治確立了基本原則。本篇論瘧主要討論了温瘧、牝瘧、瘧母的主證及治療。其中以鱉甲煎丸治療瘧母之法，一直得到廣泛應用。

平胸痹心痛短氣賁豚脈證第十

提要：本篇主要討論胸痹、心痛、賁豚的病因病機、脈證表現及治療。

師曰：夫脈當取太過與不及，陽微陰弦，則胸痹而痛。所以然者，責其極虛也。今陽虛知在上焦，所以胸痹心痛者，以其脈陰弦故也。

胸痹之病，喘息欬唾，胸背[1]痛，短氣，寸口脈沉而遲，關上小緊數者，栝樓薤白白酒湯主之。

平人無寒熱，短氣不足以息者，實也。

〔1〕背　黄本、周本、朱本俱作“痹”，可參。

賁豚病者，從少腹起，上衝咽喉，發作時欲死復止[1]皆從驚得。其氣上衝，胸腹痛，及往來寒熱，賁豚湯主之。

師曰：病有賁豚，有吐膿，有驚怖，有火邪[2]，此四部病皆從驚發得之。

〔1〕止　《金匱·賁豚氣病脈證治》此上有“還”字，可參。

〔2〕火邪　此指誤用温針、艾灸、火熏等療法引起的病變。《傷寒論·太陽篇》：“太陽以火熏之，不得汗，其人必躁，到經不解必圊血，名曰火邪。”

按：本篇前三條出自《金匱·胸痹心痛短氣病脈證治》。篇名雖列三種病證，而實則叙胸痹與心痛兩種，短氣僅是其中的一種症狀。本篇所論的胸痹、心痛，從部位上看，疼痛在心窩部以上者，爲胸痹；疼痛正當心窩部者，爲心痛。然二者常可相併發生。條文中常將二者相提并論。此二病證的病因皆爲上焦陽虛,下焦陰盛,陰乘陽位所致。故治療原則均以通陽散寒爲主,胸痺重在通陽宣痺;心痛重在散寒止痛。

本篇後二條出自《金匱·賁豚氣病脈證治》。賁豚氣的特徵爲發作時氣從少腹上衝咽喉,痛苦欲死,以後衝氣漸漸平復。其發病原因,文中僅指出由驚恐得之,然據《金匱》所載,仍有從發汗後復感寒邪,或内有水飲而誤汗傷陽得之者,其治法亦各有不同,本書俱略而未載。

平腹滿寒疝宿食脈證第十一

提要:本篇主要討論腹滿、寒疝、宿食三種病證的脈證表現、辨證要點及其治療。

趺陽脈微弦,法當腹滿,不滿者必下部閉塞,大便難,兩胈—云脚。疼痛,此虛寒從下上也,當以溫藥服之。

病者腹滿,按之不痛爲虛,痛者爲實,可下之。舌黃未下者,下之黃自去。腹滿時減,減復如故,此爲寒,當與溫藥。

趺陽脈緊而浮,緊則爲痛,浮則爲虛,虛則腸鳴,緊則堅滿。

脈雙弦[1]而遲者,必心下堅。脈大而緊者,陽中有陰也,可下之。

病腹中滿,痛爲實,當下之。

腹滿不減,減不足言,當下之[2]。

病腹滿,發熱數十[3]日,脈浮而數,飲食如故,厚樸三物湯[4]主之。

腹滿痛,厚樸七物湯主之。

寸口脈遲而緩,遲則爲寒,緩即爲氣,氣寒相搏,轉絞而痛。

寸口脈遲而濇,遲爲寒,濇爲無血。

〔1〕雙弦 《金匱·腹滿寒疝宿食病》作"緊大",可參。

〔2〕之 《金匱·腹滿寒疝宿食病》此下有"宜大承氣湯"五字,可參。

〔3〕數十 周本作"十數",義長,疑誤倒。

〔4〕厚樸三物湯 《金匱·腹滿寒疝宿食病》作"厚樸七物湯",可參。

夫中寒家喜欠,其人清涕出,發熱色和者,善嚏。

中寒,其人下利,以裏虛也,欲嚏不能,此人肚中寒。一作痛。

夫瘦人繞臍痛,必有風冷,穀氣不行,而反下之,其氣必衝。不衝者,心下則痞。

寸口脈弦者,則脇下拘急而痛,其人嗇嗇惡寒也。

寸口脈浮而滑,頭中痛。趺陽脈緩而遲,緩則爲寒,遲則爲虛,虛寒相搏,則欲食溫,假令食冷,則咽痛。

寸口脈微,尺中緊而濇,緊則爲寒,微則爲虛,濇則血不足,故知發汗而復下之也。緊在中央,知寒尚在,此本寒氣,何爲發汗復下之耶?

夫脈浮而緊乃弦,狀如弓弦,按之不移。脈數弦者,當下其寒。脇下偏痛,其脈緊弦,此寒也,以溫藥下之,宜大黃附子湯。

寸口[1]脈弦而緊,弦則衛氣不行,衛氣不行則惡寒;緊則不欲食,弦緊相搏,則爲寒疝。

趺陽脈浮而遲,浮則爲風虛,遲則爲寒疝,寒疝繞臍痛,若發則白[2]汗出,手足厥寒,其脈沉弦[3]者,大烏頭湯主之。

〔1〕寸口 《金匱·腹滿寒疝宿食病》作"腹痛",可參。

〔2〕白 宛本、錢本等俱作"自"。

〔3〕弦 《金匱·腹滿寒疝宿食病》作"緊",可參。

問曰:人病有宿食,何以別之? 師曰:寸口脈浮大,按之反濇,尺中亦微而濇,故知有宿食。

寸口脈緊如轉索,左右無常者,有宿食。

寸口脈緊,即頭風寒,或腹中有宿食不化。

脈滑而數者,實也,有宿食,當下之[1]。

下利,不欲飲食者,有宿食,當下之[2]。

大下後六、七日不大便,煩不解,腹滿痛,此有燥屎也。所以然者,本有宿食故也。

宿食在上管,當吐之[3]。

〔1〕當下之 《金匱·腹滿寒疝宿食病》作"下之愈,宜大承氣湯"八字,可參。

〔2〕之 《金匱·腹滿寒疝宿食病》此下有"宜大承氣湯"五字,可參。

〔3〕之 《金匱·腹滿寒疝宿食病》此下有"宜瓜蒂散"四字,可參。

按:本篇出自《金匱·腹滿寒疝宿食病脈證治》。因腹滿、寒疝、宿食皆與胃腸有關,故將此三病合爲一篇討論。

腹滿,多屬脾胃病變。凡熱證、實證,多由胃腸腑實所致;虛證、寒證,多與脾、肝、腎臟氣虛弱有關。其辨證要點是:拒按爲實,喜按爲虛;舌苔黃燥爲熱,白滑爲寒;腹滿不減,爲有形之積,多屬實熱;腹滿時減,爲無形之氣,多屬虛寒。治療上,凡虛寒者,宜溫補;屬實熱者,宜攻下;寒實內結者,宜溫下。

寒疝之主證是發作性腹部劇痛,多由陰寒內盛所致。本病發作時常見繞臍急痛、汗出肢冷。治以散寒破結止痛爲主,宜大烏頭湯。

宿食是飲食積滯於胃腸所致。本篇指出宿食在上當用吐法，在下當用下法。後世在此基礎上，又創立了消導一法。

平五臟積聚脈證第十二

提要：本篇主要討論了五臟積聚的主證、脈象及診斷要領。

問曰：病有積、有聚、有繫氣[1]，繫，一作穀。下同。何謂也？師曰：積者，臟病也，終不移；聚者，腑病也，發作有時，展轉病移，爲可治；繫氣者，脇下痛，按之則愈，愈復發爲繫氣。夫病已愈，不得復發，今病得發，即爲繫氣也。

諸積大法，脈來細而附骨者，乃積也。細，一作結。寸口，積在胸中；微出寸口，積在喉中。關上，積在臍傍；上關上，積在心下；微下關，積在少腹。尺，積在氣街[2]。脈出在左，積在左；脈出在右，積在右；脈兩出[3]，積在中央。各以其部處之。

〔1〕繫氣 繫，疑爲“穀”字之訛。《金匱‧五臟風寒積聚病》作“縈氣”。劉盼遂《論衡集解》：“穀作縈，乃漢以來別字。”

〔2〕氣街 原作“氣衡”，文義不屬，據周本、朱本改。又，《金匱‧五臟風寒積聚病》作：“氣衝”，可參。

〔3〕脈兩出 謂沉細之脈於左右手三部脈同時出現。尤怡《金匱要略心典》注：“以中央有積，其氣不能分布左右，故脈之見於兩手者俱沉細而不起也。”

診得肺積，脈浮而毛，按之辟易，脇下氣逆，背相引痛，少氣，善忘，目瞑，皮膚寒，秋差夏劇，主皮中時痛，如蟲緣之狀，甚者如針刺，時癢，其色白。

　　診得心積，脈沉而芤，上下無常處，病胸滿，悸，腹中熱，面赤，嗌乾，心煩，掌中熱，甚即唾血，主身瘈瘲，主血厥，夏差冬劇，其色赤。

　　診得脾積，脈浮大而長，飢則減，飽則見，膜起與穀爭減，心下累累如桃李，起見於外，腹滿，嘔，泄，腸鳴，四肢重，足脛腫，厥不能臥[1]，是主肌肉損，其色黃。

　　診得肝積，脈弦而細，兩脇下痛，邪走心下，足腫寒，脇痛引少腹，男子積疝，女子瘕淋，身無膏澤，喜轉筋，爪甲枯黑，春差秋劇，其色青。

　　診得腎積，脈沉而急，苦脊與腰相引痛，飢則見，飽則減，少腹裏急，口乾，咽腫傷爛，目䀮䀮，骨中寒，主髓厥，善忘，其色黑。

〔1〕臥　周本、朱本此下俱有"起"字，可參。

　　寸口脈沉而横者，脇下及腹中有横積痛，其脈弦，腹中急痛，腰背痛相引，腹中有寒，疝瘕。脈弦緊而微細者，癥也。夫寒痹、癥瘕、積聚之脈，皆弦緊。若在心下，即寸弦緊；在胃管，即關弦緊；在臍下，即尺弦緊。一曰：關脈弦長，有積在臍左右上下也。

　　又脈癥法，左手脈横，癥在左，右手脈横，癥在右；脈頭大者，在上；頭小者，在下。

　　又法：横[1]脈見左，積在右；見右，積在左。偏得洪實而滑，亦爲積。弦緊亦爲積，爲寒痹，爲疝痛。內有積不見脈，難治；見一脈一作脇。相應，爲易治；諸不相應，爲不治。

　　左手脈大，右手脈小，上病在左脇，下病在左足；右手脈大，左手脈小，上病在右脇，下病在右足。

脈弦而伏者,腹中有癥,不可轉也,必死不治。

脈來細而沉,時直者,身有癰腫,若腹中有伏梁[2]。

脈來小沉而實者,胃中有積聚,不下食,食即吐。

〔1〕橫　黃本、周本此下俱有小字注:"案,袁校本橫作洪。"可參。

〔2〕伏梁　心下至臍部周圍有包塊或氣塊一類疾患。

按:本篇出自《金匱·五臟風寒積聚病脈證幷治》。指出積、聚、穀氣三者之區別及其鑒別診斷方法。對積聚的診脈大法作了敘述,可作爲臨床的參考。

積聚,即癥瘕之屬,《內經》、《難經》均有論述,一般以積塊固定不移爲積,積塊聚散無常、無定位爲聚。積屬臟病,聚屬腑病。在治療方面,本篇未有具體論述,可根據《素問·至真要大論》:"堅者削之,客者除之,結者散之,留者攻之"的原則,按病情的新久虛實,進行辨證施治。

平驚悸衂吐下血胸滿瘀血脈證第十三

提要:本篇主要討論驚悸、吐衂、下血、瘀血等疾患的病理、證候、脈象、診斷及其預後。

寸口脈動而弱,動則爲驚,弱則爲悸。

趺陽脈微而浮,浮則胃氣虛,微則不能食,此恐懼之脈,憂迫所作也。驚生病者,其脈止而復來,其人目睛不轉,不能呼氣[1]。

寸口脈緊,趺陽脈浮[2]。胃氣則虛。

寸口脈緊,寒之實也。寒在上焦,胸中必滿而噫。胃氣虛者,趺陽脈浮,少陽脈緊,心下必悸。何以言之?寒水相搏,二氣相爭,是以悸。

〔1〕不轉,不能呼氣　錢本、朱本俱作"不了了"三字,連上讀。

〔2〕浮　黄本、周本、朱本俱作“虚”，可參。

脈得諸濇濡弱，爲亡血。

寸口脈弦而大，弦則爲減，大則爲芤。減則爲寒，芤則爲虚。寒虚相摶，此名爲革。婦人則半産漏下，男子則亡血[1]。

亡血家，不可攻其表，汗出則寒慄而振。

問曰：病衄連日不止，其脈何類？師曰：脈來輕輕在肌肉，尺中自溢，一云尺脈浮。目睛暈黄，衄必未止；暈黄去，目睛慧了，知衄今止。

師曰：從春至夏發衄者，太陽；從秋至冬發衄者，陽明。

寸口脈微弱，尺脈濇。弱則發熱，濇爲無血，其人必厥，微嘔。夫厥，當眩不眩，而反頭痛，痛爲實，下虚上實必衄也。

太陽脈而浮，必衄、吐血。

病人面無血色，無寒熱，脈沉弦者，衄也。

衄家，不可發其汗，汗出必額上促急而緊[2]，直視而不能眴，不得眠。

〔1〕亡血　本卷第六此下有“失精”二字，可參。

〔2〕額上促急而緊　《金匱·驚悸吐衄下血胸滿瘀血病》作“額上陷，脈緊急”，義長。

脈浮弱，手按之絶者，下血；煩欬者，必吐血。

寸口脈微而弱，氣血俱虚，男子則吐血，女子則下血。嘔吐、汗出者，可治[1]。

趺陽脈微而弱，春以胃氣爲本。吐利者爲可，不者，此爲水氣，其腹必滿，小便則難。

病人身熱，脈小絶者，吐血，若下血，婦人亡經，此爲寒。脈遲者，胸上有寒，噫[2]氣喜唾。

脈有陰陽，趺陽、少陰脈皆微，其人不吐下，必亡血。

脈沉爲在裏，榮衛內結，胸滿，必吐血。

男子盛大，其脈陰陽微，趺陽亦微，獨少陰浮大，必便血而失精。設言淋者，當小便不利。

趺陽脈弦，必腸痔下血。

〔1〕治　原脱，據黃本、周本補。

〔2〕噫　原作"悸"，文義不屬，據錢本、周本等改。

病人胸滿，唇痿，舌青，口燥，其人但欲漱水，不欲嚥，無寒熱，脈微大來遲，腹不滿，其人言我滿，爲有瘀血。當汗出不出，內結亦爲瘀血。病者如熱狀，煩滿，口乾燥而渴，其脈反無熱，此爲陰伏，是瘀血也，當下之。

下血，先見血，後見便，此近血也[1]；先見便，後見血，此遠血也[2]。

〔1〕也　《金匱·驚悸吐衄下血胸滿瘀血病》此下有"赤小豆當歸散主之"八字，可參。

〔2〕也　《金匱·驚悸吐衄下血胸滿瘀血病》此下有"黃土湯主之"五字，可參。

按：本篇出自《金匱·驚悸吐血下血胸滿瘀血病脈證治》。首論驚、悸證治。驚與悸常相互聯繫，都可見心跳症狀，然驚多由突受外界刺激所致，悸則多因氣血不足或寒飲凌心。驚久可致悸，虛悸亦常發驚，故驚、悸二證常并論。

本篇重點討論血證，包括吐血、衄血、下血、瘀血等，胸滿只是瘀血證有可能出現的症狀之一。根據《靈樞·營衛生會》"奪血者無汗"的理論，指出失血患者不可用汗法，若誤汗則有亡陰、亡陽的危險。并討論了吐血、衄血的預後判斷，是臨床寶貴經驗的總結,至今仍不失其指導意義。

平嘔吐噦下利脈證第十四

提要:本篇主要討論嘔吐、噦、下利的病因病機、脈證表現及其治療。

嘔而脈弱,小便復利,身有微熱,見厥者,難治[1]。

趺陽脈浮者,胃氣虛,寒氣在上,暖[2]氣在下,二氣並爭,但出不入,其人即嘔而不得食,恐怖而死,寬緩即差。

夫嘔家有癰膿者,不可治嘔,膿盡自愈。

先嘔却渴者,此爲欲解;先渴却嘔者,爲水停心下,此屬飲家。嘔家本渴,今反不渴者,以心下有支飲也。

問曰:病人脈數,數爲熱,當消穀引食,而反吐者,何也? 師曰:以發其汗,令陽微,膈氣虛,脈乃數,數爲客熱,不能消穀,胃中虛冷,故吐也。

陽緊陰數,其人食已即吐,陽浮而數亦爲吐。

寸緊尺濇,其人胸滿,不能食而吐,吐止者爲下之,故不能食。設言未止者,此爲胃反,故尺爲之微濇也。

寸口脈緊而芤,緊則爲寒,芤則爲虛,虛寒相搏,脈爲陰結而遲,其人則噎。關上脈數,其人則吐。

脈弦者,虛也。胃氣無餘,朝食暮吐,變爲胃反,寒在於上,醫反下之,今脈反弦,故名曰虛。

趺陽脈微而濇,微則下利,濇則吐逆,穀不得入也。

寸口脈微而數,微則無氣,無氣則榮虛,榮虛則血不足,血不足則胸中冷。趺陽脈浮而濇,浮則爲虛,濇則傷脾,脾傷則不磨,朝食暮吐,暮食朝吐,宿穀不化,名曰胃反。脈緊而澀,其病難治。

夫吐家,脈來形狀如新臥起。

病人欲吐者,不可下之。

嘔吐而病在膈上,後思水者,解,急與之。思水者,猪苓散主之。

噦而腹滿,視其前後[3],知何部不利,利之即愈。

〔1〕治 《金匱·嘔吐噦下利病》此下有"四逆湯主之"五字,可參。

〔2〕暖 原作"憂",文義不屬,據錢本、周本等改。

〔3〕前後 此指大小便。魏荔彤《金匱要略本義》注:"視其前後,審大小便調不調也。"

夫六腑氣絕於外者,手足寒,上氣,脚縮。五臟氣絕於內者,下利不禁,下甚者,手足不仁。

下利,脈沉弦者,下重;其脈大者,爲未止;脈微弱數者,爲欲自止,雖發熱不死。

脈滑,按之虛絕者,其人必下利。

下利,有微熱,其人渴,脈弱者,今[1]自愈。

下利,脈數,若微發熱,汗自出者,自愈。設脈復緊,爲未解。

下利,寸脈反浮數,尺中自澀,其人必清膿血。

下利,手足厥,無脈,灸之不溫,若脈不還,反微喘者,死。

少陰負者,爲順也。

下利,脈數而浮[2]一作渴。者,今自愈。設不差,其人必清膿血,以有熱故也。

下利後,脈絕,手足厥冷,晬時脈還,手足溫者,生;

脈不還者,死。

下利,脈反弦,發熱身汗者,自愈。

〔1〕今　朱本作“令”,可參。

〔2〕浮　《金匱‧嘔吐噦下利病》作“渴”,可參。

下利氣[1]者,當利其小便。

下利清穀,不可攻其表,汗出必脹滿。其臟寒者,當溫[2]之。

下利,脈沉而遲,其人面少赤,身有微熱。

下利清穀,必鬱冒,汗出而解,其人微厥[3]。所以然者,其面載陽,下虛故也。

下利,腹脹滿,身體疼痛,先溫其裏,乃攻其表。

下利,脈遲而滑者,實也。利未欲止,當下之。

下利,脈反滑者,當有所去[4],下乃愈。

下利差,至其年、月、日、時復發,此爲病不盡,當復下之。

下利而譫語者,爲有燥屎也,宜下之。

下利而復痛滿,爲寒實,當下之。

下利,腹中堅者,當下之。

下利後更煩,按其心下濡者,爲虛煩也。

下利後,脈三部皆平,按其心下堅者,可下之。

下利,脈浮大者,虛也,以强下之故也。設脈浮革,因爾腸鳴,當溫之。

病者痿黃,躁而不渴,胃中寒實,而下利不止者,死。

夫風寒下者,不可下之。下之後,心下堅痛。脈遲者,爲寒,但當溫之。脈沉緊,下之亦然。脈大浮弦,下之當已。

〔1〕氣　黃本、周本等俱作"熱"，可參。

〔2〕温　原作"下"，於義不屬，據黃本、周本等改。

〔3〕其人微厥　《金匱·嘔吐噦下利病》作"病人必微熱"五字，可參。

〔4〕去　《集韻》卷五："去，藏也。"

按：本篇出自《金匱·嘔吐噦下利病脈證治》。嘔吐、噦、下利都是脾胃疾病，故合爲一篇討論。

嘔吐、噦雖有寒熱虛實之不同，但其總的病機不外是胃失和降、胃氣上逆。故和胃降逆爲治療大法。具體方法很多，有直接止嘔止噦，以解除臨床症狀爲目的；有通過治療發病原因，使病根去而嘔吐、噦自然消除者；亦有雖嘔而不應止嘔者，如"嘔家有癰膿，不可治嘔"便是。説明審因論治、具體情況具體分析的重要性。對臨床頗具指導意義。

下利，包括泄瀉和痢疾。分爲實滯、濕熱、虛寒三種。證屬實熱內積者，以承氣湯爲主，通腑泄熱，實滯去而利自止；如熱而不實，裏急後重者，以白頭翁湯主之，清熱止痢；證屬虛寒者，以温中回陽爲主，用四逆湯、通脈四逆湯等。

平肺痿肺癰欬逆上氣淡飲脈證第十五

提要：本篇論述肺痿、肺癰、欬逆上氣、痰飲等病的病因病機、脈證表現及其治療。

問曰：熱在上焦者，因欬爲肺痿。肺痿之病，從何得之？師曰：或從汗出，或從嘔吐，或從消渴，小便利數，或從便難，數[1]被駃藥下利，重亡津液，故得之。

寸口脈不出，而反發汗，陽脈早索[2]，陰脈不濇，三焦踟蹰[3]，入而不出。陰脈不濇，身體反冷，其內反煩，多唾[4]，脣燥，小便反難，此爲肺痿，傷於津液。便如爛瓜，亦如豚腦，但坐[5]發汗故也。

肺痿，其人欲欬不得欬，欬則出乾沫，久久，小便不利，甚則脈浮弱。

肺痿，吐涎沫而不欬者，其人不渴，必遺溺，小便數，所以然者，以上虛不能制下也。此爲肺中冷，必眩，多涎唾，甘草乾薑湯以溫其臟[6]。師曰：肺痿欬唾，咽燥欲飲水者，自愈。自張口者，短氣也。

欬而口中自有津液，舌上胎滑，此爲浮寒，非肺痿也。

問曰：寸口脈數，其人欬，口中反有濁唾、涎沫者，何也？師曰：此爲肺痿之病。若口中辟辟燥，欬則胸中隱隱痛，脈反滑數，此爲肺癰。

欬唾膿血，脈數虛者，爲肺痿；脈數實者，爲肺癰。

〔1〕數 《金匱·肺痿肺癰欬嗽上氣病》作"又"，可參。

〔2〕索 《廣韻》卷五："索，散也。"

〔3〕踟蹰(chí chú 持除) 徘徊不進也。此有遲緩之意。

〔4〕唾 黃本、周本等俱作"吐"，可參。

〔5〕坐 由於。杜牧《山行》詩："停車坐愛楓林晚，霜葉紅於二月花。"

〔6〕以溫其臟 《金匱·肺痿肺癰欬嗽上氣病》作"以溫之，若服湯已渴者，屬消渴"十二字，可參。

問曰：病欬逆，脈之何以知此爲肺癰？當有膿血，吐之則死，後竟吐膿死，其脈何類？師曰：寸口脈微而數，微則爲風，數則爲熱；微則汗出，數則惡寒。風中於衛，呼氣不入；熱過於榮，吸而不出。風傷皮毛，熱傷血脈。風舍於肺，其人則欬，口乾，喘滿，咽燥不渴，多唾濁沫，時時振寒。熱之所過，血爲凝滯，畜結癰膿，吐如米粥。始萌可救，膿成則死。

欬而胸滿，振寒，脈數，咽乾不渴，時時出濁唾腥臭，久久，吐膿如粳米粥者，爲肺癰，桔梗湯主之。

肺癰，胸滿脹，一身面目浮腫，鼻塞[1]清涕出，不聞香臭[2]酸辛，欬逆上氣，喘鳴迫塞，葶藶大棗瀉肺湯主之。

寸口脈數，趺陽脈緊，寒熱相搏，故振寒而欬。趺陽脈浮緩，胃氣如經，此爲肺癰。

問曰：振寒發熱，寸口脈滑而數，其人飲食起居如故，此爲癰腫病。醫反不知，而以傷寒治之，應不愈也。何以知有膿？膿之所在，何以別知其處？師曰：假令膿在胸中者，爲肺癰。其人脈數，欬唾有膿血。設膿未成，其脈自緊數。緊去但數，膿爲已成也。

〔1〕塞　原作“寒”，文義不屬，據宛本、錢本等改。
〔2〕臭　原作“鼻”，文義不屬，據廣本、周本等改。

夫病吐血、喘欬上氣，其脈數，有熱，不得臥者，死。上氣，面浮腫，肩息，其脈浮大，不治。又加利尤甚。上氣躁而喘者，屬肺脹，欲作風水，發汗則愈。一云：欬而上氣，肺脹，其脈沉，心下有水氣也。《要略》、《千金》、《外臺》沉作浮。

夫酒客[1]欬者，必致吐血，此坐極飲過度所致也。

欬家，脈弦爲有水，可與十棗湯下之。欬而脈浮，其人不欬[2]不食，如是四十日乃已。一云三十日。欬而時發熱，脈卒弦者，非虛也，此爲胸中寒實所致也。當吐之。欬家，其脈弦，欲行吐藥，當相人強弱，而無熱乃可吐之。其脈沉者，不可發汗。久欬數歲，其脈弱者，可治；實大數者,不可治。其脈虛者,必苦冒,其人本有支飲在胸中故也,治屬飲家。

〔1〕客　周本、朱本俱作"家",可參。

〔2〕欷　周本作"渴",義長。

問曰:夫飲有四,何謂也?師曰:有淡飲,一云留飲。有懸飲,有溢飲,有支飲。問曰:四飲何以爲異?師曰:其人素盛今瘦,水走腸間,瀝瀝有聲,謂之淡飲。飲後水流在脇下,欷唾引痛,謂之懸飲。飲水流行,歸於四肢,當汗出而不汗出,身體疼痛,謂之溢飲。欷逆倚息,短氣不得臥,其形如腫,謂之支飲。

留飲者,脇下痛引缺盆,欷嗽轉甚。一云輒已。

胸中有留飲,其人短氣而渴,四肢歷節痛,其脈沉者,有留飲。

夫心下有留飲,其人背寒冷大如手。

病者脈伏,其人欲自利,利者反快,雖利,心下續堅滿,此爲留飲欲去故也。甘遂半夏湯主之。

病淡飲者,當以溫藥和之。

心下有淡飲,胸脇支滿,目眩,甘草草一作遂。湯主之[1]。

病溢飲者,當發其汗,小青龍湯主之[2]。

支飲,亦喘而不能臥,加短氣,其脈平也。

膈間支飲,其人喘滿,心下痞堅,面色黧黑,其脈沉緊,得之數十日,醫吐下之,不愈,木防己湯主之。

心下有支飲,其人苦冒眩,澤瀉湯主之。

嘔家本渴,渴者爲欲解,今反不渴,心下有支飲故也。小半夏湯主之。

夫有支飲家,欷煩,胸中痛者,不卒死,至一百日或一歲。可與十棗湯。

　　〔1〕甘草湯主之　《金匱·痰飲欬嗽病》作"苓桂朮甘湯主之"，可參。

　　〔2〕小青龍湯主之　《金匱·痰飲欬嗽病》作"大青龍湯主之，小青龍湯亦主之"，可參。

　　膈上之病^[1]，滿喘欬吐，發則寒熱，背痛，腰疼，目泣自出，目泣自出，一作目眩。其人振振身瞤劇，必有伏飲。

　　夫病人飲水多，必暴喘滿。凡食少飲多，心下水停，甚者則悸，微者短氣。

　　脈雙弦者，寒也。皆大下後喜虛。脈偏弦者，飲也。肺飲不弦，但喜喘短氣。

　　病人一臂不隨^[2]，時復轉移在一臂，其脈沉細，非風也，必有飲在上焦。其脈虛者爲微勞，榮衞氣不同故也，久久自差。一云冬自差。

　　腹滿，口苦^[3]乾燥，此腸間有水氣也。防已椒目葶藶大黃圓主之。

　　假令瘦人臍下悸，吐涎沫而癲眩者，水也，五苓散主之。

　　先渴却嘔，爲水停心下，此屬飲家，半夏加茯苓湯主之。

　　水在心，心下堅築，短氣，惡水不欲飲；水在肺，吐涎沫欲飲水；水在脾，少氣身重；水在肝，脇下支滿，嚏而痛；水在腎，心下悸。

　　〔1〕之病　《金匱·痰飲欬嗽病》作"病痰"，可參。

　　〔2〕隨　錢本、周本等俱作"遂"，可參。

　　〔3〕苦　周本作"舌"，可參。

　　按：本篇出自《金匱》的"肺痿肺癰欬嗽上氣病脈證并治"

和"痰飲欬嗽病脈證并治"。肺痿、肺癰、咳逆上氣、痰飲等疾患,其病變皆以肺爲主,故合爲一篇討論。

肺痿多屬虛證,有虛熱、虛寒之不同。虛熱肺痿由肺陰虧虛,上焦有熱,損傷肺津所致;以欬嗽濁唾涎沫、脈虛數爲主證;治宜甘寒養陰、清熱補虛。虛寒肺痿由肺氣虛寒,治節不行,上虛不能治下所致,以吐涎沫而不欬,遺尿,小便數,頭眩,多涎唾爲主證;治宜溫肺復氣。

肺癰由感受風熱邪毒所致,一般可分爲三期:初起有表證者,治宜辛凉解表;初期不解,風熱舍肺,熱傷血脈,邪毒壅結爲癰,治宜清熱解毒、化瘀祛痰;癰破膿潰,爲潰膿期,以欬吐大量膿痰,狀如米粥,腥臭異常,或吐膿血,脈滑數爲主證,治宜排膿解毒。

欬逆上氣可見於肺痿、肺癰病中,亦可單獨出現。本篇主要是討論由水飲内停和胸中寒實所致之欬喘。然本證有寒熱虛實之別,臨證宜詳加辨析。

痰飲之成,有因脾陽不運者,有因肺失通調者,有因腎虛不主水者,三者亦常可相互影響、相因爲病。根據水飲停聚部位之不同,分爲痰飲、懸飲、溢飲、支飲四類。痰飲病在腸胃,懸飲病在脇下,溢飲外溢肌膚,支飲病在胸膈間。但四者不能截然劃分,往往可互相影響。其治療大法,"當以溫藥和之"。因飲爲陰邪,非陽不化,非運不行。但這僅是一般而論,至於具體治法,有從本的,宜健脾溫腎;有從標的,可發汗、逐水、利小便。總之,飲病多爲本虛標實之證,在治法上不論是調理脾腎,或是行消開導,總宜分清表裏寒熱虛實,如此才能曲應病情,療效顯著。

平癰腫腸癰金瘡侵淫脈證第十六

提要:本篇主要討論癰腫、腸癰、金瘡、浸淫瘡的脈證表現和治療。

脈數,身無熱,內有癰也。一云:腹無積聚,身體(一本作無)熱,脈數,此爲腸有膿,薏苡附子敗醬湯主之[1]。

諸浮數脈,應當發熱,而反洒淅惡寒,若有痛處,當發其癰。

脈微而遲,必發熱;弱而數,爲振寒,當發癰腫。

脈浮而數,身體無熱,其形嘿嘿,胸中微躁,一作胃中微燥。不知痛之所在,此人當發癰腫。

[1] 薏苡附子敗醬湯主之　黃本、周本等此九字俱作大字正文,可參。

脈滑而數,數則爲熱,滑則爲實;滑則主榮,數則主衛,榮衛相逢,則結爲癰。熱之所過,則爲膿也。

師曰:諸癰腫欲知有膿與無膿,以手掩腫上,熱者爲有膿,不熱者爲無膿。

問曰:官羽林[1]婦病,醫脈之,何以知婦人腸中有膿,爲下之則愈?師曰:寸口脈滑而數,滑則爲實,數則爲熱;滑則爲榮,數則爲衛。衛數下降,榮滑上昇,榮衛相干,血爲濁敗,少腹痞堅,小便或濇,或時汗出,或復惡寒,膿爲已成。設脈遲緊,聚爲瘀血,血下[2]則愈。

[1] 羽林　亦名羽林騎,屬光祿勛,爲帝王之護衛,長官有羽林中郎將及羽林郎。

[2] 血下　錢本、周本等俱作“下之”,可參。

腸癰之爲病,其身體甲錯,腹皮一作支。急,按之濡,如腫狀。

腸癰者,少腹腫[1],按之則痛,小便數如淋[2],時時發熱,自汗出,復惡寒,其脈遲緊者,膿未成,可下之,當有血。脈洪數者,膿已成,不可下也。大黃牡丹湯主之。

〔1〕腫 《金匱·瘡癰腸癰浸淫病》此下有"瘡"字,可參。

〔2〕小便數如淋 《金匱·瘡癰腸癰浸淫病》作"如淋,小便自調"六字,可參。

問曰:寸口脈微^{〔1〕}而濇,法當亡血,若汗出,設不汗者云何? 答曰:若身有瘡,被刀器所傷,亡血故也。

侵淫瘡,從口起流向四肢者,可治;從四肢流來入口者,不可治。

〔1〕微 《金匱·瘡癰腸癰浸淫病》此上有"浮"字,可參。

按:本篇出自《金匱·瘡癰腸癰浸淫病脈證并治》。篇中指出從脈證表現來判斷癰腫發生的方法,并運用按診,從熱與不熱,來鑒別有膿無膿。而腸癰則從少腹的痞硬與濡軟、發熱與無熱、脈遲緊與洪數等,來判斷其是否成膿。如膿未成或已成未潰而證屬實熱者,可用大黃牡丹湯治之;膿已成而體虛者,可用薏苡附子敗醬湯治之。實踐證明,此兩方都是臨床有效的方劑。

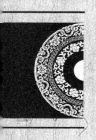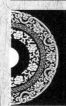

脈經卷第九

朝散大夫守光祿卿直秘閣判登聞檢院上護軍臣林億等類次

平姙娠分別男女將產諸證第一

提要：本篇首先論述姙娠脈象及其產生機理，進而論述辨別雙胎和胎兒性別的方法，並簡要討論臨產的脈證。

脈平而虛者，乳子法[1]也。經云：陰搏陽別[2]，謂之有子。此是血氣和調，陽施陰化[3]也。診其手少陰脈動甚者，妊子也。少陰，心脈也，心主血脈。又腎名胞門子户，尺中腎脈也，尺中之脈按之不絕，法姙娠[4]也。三部脈[5]沉浮正等，按之無絕者，有娠也。姙娠初時，寸微小，呼吸五至。三月而尺數也。脈滑疾，重以手按之散者，胎已三月也。脈重手按之不散，但疾不滑者，五月也。

〔1〕乳子法　指婦女產後哺乳期的常規脈象。法，《爾雅·釋詁》："法，常也。"

〔2〕陰搏陽別　《素問·陰陽別論》王冰注："陰謂尺中也，搏謂搏觸於手也，尺脈搏擊，與寸口殊別，陽氣挺然，則爲有姙之兆，何者，陰中有別陽故。"

〔3〕陽施陰化　此指男女交媾，受精卵在母體發育，形成胎兒的過程。

〔4〕法姙娠 《病源》卷四十一姙娠候作"姙娠脈",可參。

〔5〕三部脈 黄本、周本等此上俱有"左右"二字,可參。

婦人姙娠四月,欲知男女法,左疾爲男,右疾爲女,俱疾爲生二子。

又法:得太陰脈爲男,得太陽脈爲女。太陰脈沉,太陽脈浮。

又法:左手沉實爲男,右手浮大爲女,左右手俱沉實,猥[1]生二男,左右手俱浮大,猥生二女。

又法:尺脈左偏大爲男,右偏大爲女,左右俱大產二子。大者如實狀。

又法:左右尺俱浮爲產二男,不爾則女作男生[2]。左右尺俱沉爲產二女,不爾則男作女生也。

又法:遣姙娠人面南行,還[3]復呼之,左迴首者是男,右迴首者是女也。

又法:看上圊時,夫從後急呼之,左迴首是男,右迴首是女也。

又法:婦人姙娠,其夫左乳房有核是男,右乳房有核是女也。

〔1〕猥(wěi委) 多也。《漢書·溝洫志》:"水猥盛則放溢。"師古注:"猥,多也。"

〔2〕女作男生,男作女生 《脈義簡摩》卷七:"男作女生,女作男生,言此人體性不與人同而相反也。浮本生男,若生女者,則其人必沉而生男也,故曰女作男生。沉本生女,若生男者,則其人必浮而生女也,故曰男作女生。是脈無一定,各因人而定也。"

〔3〕還(xuàn旋) 疾速也。《漢書·董仲舒傳》:"此皆可使還至而立有效者也。"師古注:"還,讀曰旋。旋,速也。"

婦人懷娠離經,其脈浮。設腹痛引腰脊,爲今欲生也。但離經者,不病也。

又法:婦人欲生,其脈離經,夜半覺[1],日中則生也。

[1] 覺 《千金》卷二第二此下有"痛"字,可參。

按:婦女懷孕以後,生理上發生了一系列變化,從而導致脈象的改變。叔和在《內經》啟發下,觀察到姙娠與心、腎臟腑的改變關係最大,因心主血脈,胞繫在腎,故反映在脈象上是滑疾冲和,尺脈按之不絕,比《內經》更爲明確和有所發展。後世凡言姙脈,亦以此爲主。雖然體質虛弱與姙娠月份較小者,脈象不顯,但正如《景岳全書·婦人規》說:"中年受胎及血氣羸弱之婦,則脈見細小不數者,亦有之,但於微弱之中亦必有隱隱滑動之象"。故此可作爲判斷早孕的依據之一。此外,叔和還觀察到孕婦脈象會隨着胎兒生長發育而有相應的變化,指出姙娠初時,因陰血下聚以養胎,血相對不足,故寸脈呈微小之象。隨着姙娠月份增加,氣血充盛才能養胎,故脈象愈來愈顯滑疾流利,頗合臨床實際,并被現代科研所證實。

叔和還認爲雙胎和胎兒性別不同,在脈象上也有不同反映。及元·滑伯仁後,雖歷代醫家有所補充,且衆說紛紜,并互有矛盾,但王氏的說法,仍常被後世醫家引用。其實用價值,尚有待驗證,但此種脈象差異,確是存在的,值得深入研究探討。

離經脈的論述,首見於《難經·十四難》。是指背離其正常度數之脈,屬病脈。而本篇所論,是孕婦臨產時,脈象突然背離其常度而出現的一種特殊生理現象。雖然,叔和對此和臨產證狀只作了扼要論述,但頗切實際,故對後世啟發很大,《千金》、《校注婦人良方》、《察病指南》、《醫宗必讀》、《婦科玉尺》等亦均引用。後世醫家并從機理、診脈部位和方法等方面作了進一步的解釋和發展,如以李梴《醫學入門》:"臨產六至,脈號離經"爲代表的脈搏至數改變說;以李中梓《醫宗必讀》:"欲產之脈散而離經。"《診家正眼》:"如昨小今大,昨濇今滑,昨浮今沉之類。"爲代表的脈搏形態改變說;以張景岳《景岳全書》:"離經之脈即歇至者是也。"爲代表的脈動節律改變說;以薛已《校注婦人良方》:"經者,常也。胃(借爲謂)脈離常絡之處。"并在《女科撮要》中提出中指診法爲代表的脈搏部位改變說等,使叔和首倡的婦科離經脈更臻完善,而爲中醫獨特的診脈驗產方法之一,具有很高的實用價值。

平姙娠胎動血分水分吐下腹痛證第二

提要:本篇首先論述逐月分經養胎法。進而論述姙娠諸病之脈證和治療,以及雙胎形成機理、姙娠診斷、鑒別診斷和判斷胎兒生死的方法。還對居經、激經的脈證機理、部分月經病、癥病等進行了探討。

婦人懷胎,一月之時,足厥陰脈養。二月,足少陽脈養。三月,手心主脈養。四月,手少陽脈養。五月,足太陰脈養。六月,足陽明脈養。七月,手太陰脈養。八月,手陽明脈養。九月,足少陰脈養。十月,足太陽脈養。諸陰陽各養三十日活兒。手太陽、少陰不養者,下主月水,上爲乳汁,活兒養母。懷娠者不可灸刺其經,必墮胎。

婦人懷娠三月而渴,其脈反遲者,欲爲水分。復腹痛者,必墮胎。

脈浮汗出者,必閉。其脈數者,必發癰膿。五月、六月脈數者,必向壞。脈緊者,必胞漏。脈遲者,必腹滿而喘。脈浮者,必水壞爲腫。

問曰:有一婦人,年二十所,其脈浮數,發熱嘔欬,時下利,不欲食,脈復浮,經水絕,何也？師曰：法當有娠。何以故？此虛家法當微弱,而反浮數,此爲戴陽[1]。陰陽和合,法當有娠。到立秋,熱當自去。何以知然？數則爲熱,熱者是火,火是木之子,死於未[2]。未爲六月位,土王,火休廢,陰氣生,秋節氣至,火氣當罷,熱自除去,其病即愈。

〔1〕戴陽　此指姙娠時,因陰血下聚以養胎,不能涵養相對偏盛之陽氣,致陽氣上浮引起之發熱。

〔2〕死於未　未,地支的第八位,爲季夏六月。此言熱氣在六月時消退。

師曰：乳[1]後三月有所見,後三月來,脈無所見,此便是軀[2]。有兒者護之,恐病利也。何以故？懷姙陽氣內養,乳中虛冷,故令兒利。

〔1〕乳　產子也。《說文·乙部》："乳,人及鳥生子曰乳。"

〔2〕軀　懷孕也。《三國志·華佗傳》："其母懷軀。"

婦人懷姙六月、七月,脈弦,發熱,其胎踰腹[1],腹痛惡寒,寒者小腹如扇之狀[2],所以然者,子臟開故也。當以附子湯溫其臟。

婦人姙娠七月,脈實大牢強者生,沉細者死。

婦人姙娠八月,脈實大牢強弦緊者生,沉細者死。

婦人懷軀六月、七月,暴下斗餘水,其胎必倚而墮,此非時,孤漿預下故也。

〔1〕踰腹　《金匱·婦人姙娠病》作"愈脹",可參。

〔2〕寒者小腹如扇之狀　黃本、周本、朱本"者"俱作"著",可參。扇通"搧",謂搖扇生風使涼。此句言小腹作冷,如被搧動之風吹拂之狀。

師曰：寸口脈洪而濇,洪則爲氣,濇則爲血。氣動丹田,其形即溫。濇在於下,胎冷若冰。陽氣胎活,陰氣必終。欲別陰陽,其下必殭。假令陽終,畜然若杯。

問曰:婦人姙娠病,師脈之,何以知此婦人雙胎,其一獨死,其一獨生?而爲下其死者,其病即愈,然後竟免[1]軀,其脈何類?何以別之?

師曰:寸口脈,衛氣平調,榮氣緩舒。陽施陰化,精盛有餘,陰陽俱盛,故成[2]雙軀。今少陰微緊,血即濁凝,經養不周,胎則偏夭。少腹冷滿,膝臏疼痛,腰重起難,此爲血理[3],若不早去,害母失胎。

〔1〕免　通娩,産子也。《字彙·兒部》:“免,生子曰免,與娩同。”

〔2〕成　錢本、周本等俱作“知”,可參。

〔3〕理　錢本、周本俱作“痺”,義勝。

師曰:婦人有胎腹痛,其人不安,若胎病不長,欲知生死,令人摸之,如覆杯者則男,如肘頭參差起者女也。冷在何面[1]?冷者爲死,温者爲生。

〔1〕冷在何面　謂胎冷當如何看待也。在,當也。面,對也,此有看待之意。

師曰:婦人有漏下者,有中生[1]後因續下血都不絶者,有姙娠下血者,假令姙娠腹中痛,爲胞漏[2],一云阻。膠艾湯主之。

婦人姙娠,經斷三月[3],而得漏下,下血四十日[4]不止,胎欲動,在於臍上[5],此爲癥痼害[6]。姙娠六月動者,前三月經水利時,胎也。下血者,後斷三月,衃也。所以下血不止者,其癥不去故也。當下其癥,宜桂枝茯苓圓。

〔1〕中生　錢本、周本等俱作“半生”;《金匱·婦人姙娠病》作“半產”,可參。中生,亦名半生,半產、小產、失胎。

〔2〕胞漏　《金匱·婦人姙娠病》作“胞阻”,可參。

〔3〕婦人姙娠,經斷三月 《金匱·婦人姙娠病》作"婦人宿有癥病,經斷未及三月"十二字,可參。

〔4〕四十日 周本作"四、五日",可參。

〔5〕上 黄本、周本等俱作"下",可參。

〔6〕癥痼害 此三字原脱,據《金匱·婦人姙娠病》補。癥痼,腹内癥積久病。

問曰:婦人病,經水斷一二月,而反經來,今脈反微濇,何也? 師曰:此前月中,若當下利,故令姙經。利止,月經當自下,此非軀也。

婦人經自斷而有軀,其脈反弦,恐其後必大下[1],不成軀也。

婦人懷軀七月而不可知,時時衄血而轉筋者,此爲軀也;衄時嚏而動者,非軀也。

脈來近去遠[2],故曰反,以爲身軀,而反斷,此爲有陽無陰也。

〔1〕大下 《脈經簡摩》:"大下者,崩也。"

〔2〕脈來近去遠 謂脈來時盛大,去時衰減。近,指脈之氣勢盛大;遠,指脈之氣勢衰減。

婦人經月下,但爲微少。師脈之,反言有軀,其後審然,其脈何類? 何以別之? 師曰:寸口脈陰陽俱平,榮衛調和,按之滑,浮之則輕,陽明、少陰,各如經法,身反洒淅,不欲食飲,頭痛心亂,嘔噦欲吐,呼則微數,吸則不驚,陽多氣溢,陰滑[1]氣盛,滑則多實,六經養成。所以月見,陰見陽精,汁凝胞散[2],散者損墮。設復陽盛,雙姙二胎。今陽不足,故令激經[3]也。

〔1〕陰滑 謂重按於陰部得滑脈。

〔2〕陰見陽精,汁凝胞散 謂女受男精成胞胎後,若陽氣不足,則會

流產。汁凝，指受孕；胞散，指胞胎消散，即流產。

〔3〕激經　又稱盛胎，垢胎。孕後，月經仍按月少量來潮，但無其他證狀，又無損於胎兒，俟胎兒漸長，其經自停，此謂激經。

婦人姙娠，小便難，飲[1]如故，當歸貝母苦參圓主之。

婦人姙娠有水氣，身重，小便不利，洒洒惡寒，起即頭眩，葵子茯苓散主之。

婦人姙娠，宜服當歸散，即易產無疾苦。

〔1〕飲　《金匱·婦人姙娠病》此下有"食"字，義長，疑脱。

師曰：有一婦人來診，一作脈。自道經斷不來。師言：一月爲衃，二月爲血，三月爲居經[1]。是定作軀也，或爲血積，譬如雞乳子，熱者爲禄，寒者多濁，且當須後月腹來，經當入月幾日來。假令以七日所來，因言且須後月十日所來相問[2]。設其主復來者，因脈之，脈反沉而濇，因問曾經半生，若漏下亡血者，定爲有軀。其人言實有是，宜當護之。今經微弱，恐復不安。設言當奈何？當爲合藥治之。

〔1〕居經　亦名季經。指婦女身體無病，而月經每三個月才來潮一次，屬正常生理範圍。

〔2〕問　原作"間"，文義不屬，據宛本、錢本、周本等改。

師曰：有一婦人來診，自道經斷即去[1]。師曰：一月血爲閉，二月若有若無，三月爲血積，譬如雞伏子，中寒即濁，中熱即禄。欲令胎壽，當治其母。俠寒懷子，命則不壽也。譬如雞伏子，試取雞一，毛拔去，覆子不遍，中寒者濁。今夫人有軀，少腹寒，手掌反逆，奈何得有軀？婦人因言：當奈何？師曰：當與温經湯。設與夫家俱來者，有軀；與父母家俱來者，當言寒多，久不作軀[2]。

〔1〕即去　錢本、周本等俱作"脈之"，可參。

〔2〕軀　黃本、周本此下有小字注："袁校云：有脱誤。"按文義此條似有脱誤。

師曰：有一婦人來診，因言陰陽俱和調，陽氣長，陰氣短[1]，但[2]出不入，去近來遠，故曰反。以爲有軀，偏反血斷，斷來幾日，假令審實者，因言急當治，恐經復下。設令宮中，若寡婦無夫，曾夜夢寐交通邪氣，或懷久作癥瘕，急當治下，服二湯[3]。設復不愈，因言髮湯當中。下胎而反不下，此何等意邪？可使且將視赤烏[4]。一作馬。

師曰：若宮裏張氏不差，復來相問。臣億等詳此文脱誤不屬，無本可校，以示闕疑。餘皆倣此。

〔1〕陽氣長，陰氣短　謂寸部脈長，尺部脈短。

〔2〕但　黃本、周本、朱本均作"俱"，可參。

〔3〕二湯　周本"二"作"耳"，可參。周學海《脈義簡摩》："耳湯、髮湯，殆下胎方也。"

〔4〕赤烏　即赤鳥。古代傳說中預示吉凶禍福的神鳥。此指預示禍凶。

師曰：脈婦人得平脈，陰脈小弱，其人渴，不能食，無寒熱，名爲軀[1]，桂枝[2]主之。法六十日當有娠[3]，設有醫治逆者，却一月加吐下者，則絕之。方在《傷寒》中。

〔1〕爲軀　《金匱·婦人姙娠病》作"姙娠"，可參。

〔2〕桂枝　《金匱·婦人姙娠病》此下有"湯"字，可參。

〔3〕娠　《金匱·婦人姙娠病》作"此證"二字，可參。

婦人脈平而虛者，乳子法也。平而微實者[1]，奄續[2]法也。而反微濇，其人不亡血、下利，而反甚其脈虛，但坐乳大兒及乳小兒[3]，此自其常，不能令甚虛竭，病與亡血虛等,必眩冒而短氣也。

師曰:有一婦人好裝衣來診,而得脈濇,因問曾乳子、下利? 乃當得此脈耳,曾半生、漏下者可;設不者,經斷三月、六月。設乳子漏下,可爲奄續,斷小兒勿乳,須利止復來相問,脈之[4]。

〔1〕實者 原作"者實",文義不屬,據黄本、周本乙轉。

〔2〕奄續 奄,《説文·大部》:"申展也。"奄續,謂繼續懷子也。

〔3〕坐乳大兒及乳小兒 因爲哺育着大兒和怀着小兒。坐,因也。乳,前者指以乳哺兒;後者指懷孕。周學海《脈義簡摩》:"謂乳大兒又孕小兒也,兩乳字義不同。"

〔4〕之 黄本、周本此下有小字注:"袁校云:似有脱。"朱本此下有小字注:"以上俱有脱誤。"當是。

師曰:寸口脈微遲,尺微於寸,寸遲爲寒,在上焦,但當吐耳。今尺反虛,復爲强下之,如此發胸滿而痛者,必吐血;少腹痛、腰脊痛者,必下血。師曰:寸口脈微而弱,氣血俱虛。若下血、嘔吐、汗出者可;不者,趺陽脈微而弱。春以胃氣爲本,吐利者可;不者,此爲水氣,其腹必滿,小便則難。

婦人常嘔吐而胃反,若常喘,一作多唾。其經又斷,設來者必少。

師曰:有一婦人,年六十所,經水常自下,設久得病利,少腹堅滿者爲難治。

師曰:有一婦人來診,言經水少,不如前者,何也? 師曰:曾更下利,若汗出、小便利者可,何以故? 師曰:亡其津液,故令經水少。設經下反多於前者,當所苦困。當言恐大便難,身無復汗也。

師曰:寸口脈沉而遲,沉則爲水,遲則爲寒,寒水相搏,趺陽脈伏,水穀不化,脾氣衰則鶩溏,胃氣衰則身體[1]腫。少陽脈[2]卑[3],少陰脈[4]細,男子則小便不利,婦人則經水不通。經爲血,血不利則爲水,名曰血分
一作水分。

〔1〕體 《金匱·水氣病》無,可參。

〔2〕少陽脈 此指手少陽三焦經和髎部位之脈,在上耳角根之前,鬢髮之後,即耳門微前上方。

〔3〕卑 此指沉而弱。王宇泰:"按之沉而無力爲卑。"

〔4〕少陰脈 此指足少陰腎經太谿部位之脈。

師曰:寸口脈沉而數,數則爲出,沉則爲入,出則爲陽實,入則爲陰結。趺陽脈微而弦,微則無胃氣,弦則不得息。少陰脈沉而滑,沉則爲在裏,滑則爲實,沉滑相搏,血結胞門,其藏不瀉,經絡不通,名曰血分。

問曰:病有血分,何謂也? 師曰:經水前斷,後病水,名曰血分。此病爲難治。

問曰:病有水分,何謂也? 師曰:先病水,後經水斷,名曰水分。此病易治。何以故? 去水,其經自當下。

脈濡而弱,弱反在關,濡反在巔。遲在上,緊在下。遲則爲寒,名曰渾。陽濁則濕,名曰霧。緊則陰氣慄。脈反濡弱,濡則中濕,弱則中寒,寒濕相搏,名曰痺。腰脊骨節苦煩,肌爲不仁,此當爲痺,而反懷軀,遲歸經。體重,以下脚爲跗腫,按之没指,腰冷不仁,此爲水懷。喘則倚息,小便不通,緊脈爲嘔,血氣無餘,此爲水分,榮衛乖亡,此爲非軀。

按:遠在一千多年前,王氏就觀察到有些婦女懷孕後,仍按月來少量經血,却無礙胎兒的特殊現象,并首名爲激經。且意識到激經與胎漏雖同是姙娠下水,但也有不同之處,指出前者按月

經來潮,但量少,後者是不規則陰道流血。認爲"激經"産生的機理是陽微不足,遂開後世研究激經之先河。

叔和在《金匱》的基礎上,在探討姙娠常見疾病的脈證和治療方面,也多有發揮,如觀察到有些孕婦出現發熱、脈浮數之證,是因其平素下利,陰液暗耗,加之姙娠以後,陰血聚養胎元,不能涵養相對偏盛之陽氣,陽氣外浮所引起。由於不是致病因素所致,故借助時令,機體自能調節,可不藥而愈。至於胞滿、墮胎之名,都首見於本篇,對其産生的原因、脈象、症狀、診斷、處理方法等,王氏均有詳細論述。指出腹痛、胎動不安、下血多、腰痛、羊水早下、針灸不當等都會導致墮胎。最早記載如何從症狀、脈象觸診等方法來判別胎死,並提出處理辦法是早下死胎,對後世的啟發很大。對姙娠腹痛和下血,王氏主張,若屬陽虛寒盛者,用附子湯溫陽散寒;因衝任虛寒的用膠艾湯溫經暖宮養血;下血因癥病的用桂枝茯苓丸下癥止血。并要明確姙娠和癥病有所不同,宜加鑑別,同爲姙娠下血,要區別是否因癥積,虛實不可混淆。對水腫、小便不利之證,主張因血虛熱鬱者用當歸貝母苦參丸養血清熱利濕;水氣內停,陽氣被阻的用葵子茯苓散通竅利水。叔和引用《金匱》有關條文論述,旨在舉一反三,示人臨症時注意鑑別和辨證施治。

叔和很重視養胎安胎。逐月分經養胎之説,雖始於《金匱》,然祇云"懷身七月,太陰當養不養"。叔和則按月補敘了十月養胎之經脈,并指出不可灸刺當月胎之經,奠定了後世逐月養胎説之基礎。對孕婦胎兒的保健,有着積極的意義。至於叔和"懷娠者,不可灸刺其經,必墮胎"之説,當指正常情況下,應避免針灸,以免影響陰陽平衡而造成流産。若病理情況下,陰陽平衡失調,反可借助針灸其經,調整平衡而達到保胎的作用。在藥物治療方面,他除主張服《金匱》當歸散外,强調注意孕婦的素質和治療所患的疾病,如曾經半産、漏下,亡血或素稟陽虛,腹痛下利,小便不利等,叔和只選擇《金匱》膠艾湯一方補益安胎,更多是選用祛病安胎方,示人姙娠有病當攻病,病去則胎安。

王氏不僅重視孕婦和胎兒的健康,也很重視乳兒健康,首先指出有些婦女在哺乳期,也會受孕,此時既要保護孕婦,也要顧護乳兒。首先提出斷乳等處理方法。此外還探討了如何從脈象判斷孕婦患病,和判斷胎兒生死預後等,這些都是臨床實踐經驗之總結,值得進一步研究。

平産後諸病鬱冒中風發熱煩嘔下利證第三

提要:本篇主要論述産後痙病、鬱冒、中風、腹痛、煩亂嘔逆、下利、大便難等常見疾病的證治。

問曰:新産婦人有三病:一者病痙,亦作痓。二者病鬱冒,三者大便難,何謂也? 師曰:新産亡[1]血虛,多汗出,喜中風,故令病痙。何故鬱冒? 師曰:亡血復汗,寒多,故令鬱冒。何故大便難? 師曰:亡津液,胃燥,故大便難。産婦鬱冒,其脈微弱,嘔不能食,大便反堅,但頭汗出,所以然者,血虛而厥,厥而必冒,冒家欲解,必大汗出,以血虛下厥,孤陽上出,故但頭汗出。所以生婦[2]喜汗出者,亡陰血虛,陽氣獨盛,故當汗出,陰陽乃復。所以便堅者,嘔不能食也,小柴胡湯主之。病解能食,七、八日而更發熱者,此爲胃熱氣實,承氣湯主之。方在《傷寒》中。

〔1〕亡 《金匱·婦人産後病》無,可參。
〔2〕生婦 《金匱·婦人産後病》"生"作"産",義通,可參。

婦人産得風,續之數十日不解,頭微痛,惡寒,時時有熱,心下堅[1],乾嘔,汗出,雖久,陽旦證續在,可與陽旦[2]，方在《傷害》中，桂枝是也。

婦人產後，中風發熱，面正赤，喘而頭痛，竹叶湯主之。

婦人產後腹中疗痛，可與當歸羊肉湯[3]。

師曰：產婦腹痛，煩滿不得臥，法當枳實芍藥散主之。假令不愈者，此爲腹中有乾血著臍下，與下瘀血湯。

〔1〕堅　《金匱·婦人產後病》作"悶"，可參。

〔2〕陽旦　《金匱·婦人產後病》此下有"湯"字。可參。

〔3〕當歸羊肉湯　《金匱·婦人產後病》作"當歸生姜羊肉湯"，可參。

婦人產後七八日，無太陽證，少腹堅痛，此惡露不盡，不大便四五日，趺陽脈微實，再倍其人發熱，日晡所煩躁者，不能食，譫語，利之則愈，宜承氣湯。以熱在裏，結在膀胱也。方在《傷寒》中。

婦人產[1]中虛，煩亂嘔逆，安中益氣，竹皮大圓主之。

婦人熱利，重下，新產虛極，白頭翁加甘草湯[2]主之。《千金方》又加阿膠。

〔1〕產　《金匱·婦人產後病》作"乳"，可參。

〔2〕白頭翁加甘草湯　《金匱·婦人產後病》作"白頭翁加甘草阿膠湯"，可參。

按：本篇出自《金匱·婦人產後脈證》。主要論述婦女產後常見疾病。由於產後多亡血傷津，故痙病、鬱冒、大便難是產後常見的三大證，症狀與治法雖有不同，但病機則一，故都以養血復津爲總則。

產後腹痛原因很多，本篇討論了四種類型，一是血虛內寒，用當歸生姜羊肉湯補血散寒；二是氣血鬱滯，用枳實芍藥散宣通氣血；三是瘀血内停，用下瘀血湯逐瘀止痛；四是陽明胃實，用承氣湯攻下瘀熱。

　　產後失血傷氣，陽易浮散，營衛不固，易感風邪，若表虛持久不愈，用桂枝湯，辛温解肌。陽虛挾風熱，用竹葉湯表裏兼治。至若產後虛熱煩嘔，用竹皮大圓安中益氣。產後熱痢，陰血虛極，用白頭翁加甘草湯（疑爲白頭翁加甘草阿膠湯）養陰清熱等，都體現了辨證施治精神。叔和引用《金匱》這些内容，旨在説明產後患病的特點，治療時，既要顧此，又不可拘泥，總以辨證施治爲要。

平帶下絶產無子亡血居經證第四

　　提要：本篇主要論述婦女絶產、無子、亡血、疝瘕、腹痛和各種月經病的脈證和治療，并對居經、避年等特殊月經現象的脈證和機理作了闡述。

　　師曰：婦人帶下、六極[1]之病，脈浮則爲腸鳴腹滿，緊則爲腹中痛，數則爲陰中癢，洪[2]則生瘡，弦則陰疼掣痛。

　　師曰：帶下有三門：一曰胞門，二曰龍門，三曰玉門。已產屬胞門，未產屬龍門，未嫁女屬玉門。

　　問曰：未出門女有三病，何謂也？師曰：一病者，經水初下，陰中熱，或有當風，或有扇者。二病者，或有以寒水洗之。三病者，或見丹下，驚怖得病。屬帶下。

　　師曰：婦人帶下，九實[3]中事。假令得鼠乳之病，劇易。當劇有期，當庚辛爲期，餘皆倣此[4]。

　　〔1〕六極　六種極度勞傷虛損的病證，即氣極、血極、筋極、骨極、肌極、精極。

〔2〕洪　原作"痛"，文義不屬，據錢本、黃本、周本等改。

〔3〕九實　疑爲《病源》卷三十八帶下三十六疾候之"九痛"。九痛：一者陰中痛傷；二者陰中淋痛；三者小便即痛；四者寒冷痛；五者、月水來腹痛；六者氣滿并痛；七者汁出，陰中如蟲嚙痛；八者脇下皮痛；九者腰痛。

〔4〕此　黃本、周本此下有小字注："袁校云：疑有脱誤。"可參。

問曰：有一婦人，年五十所，病但苦背痛，時時腹中痛，少食多厭，喜膹脹，其脈陽微，關、尺小緊，形脈不相應，願知所説？師曰：當問病者飲食如何？假令病者言，我不欲飲食，聞穀氣臭者，病爲在上焦；假令病者言，我少多爲欲食，不食亦可，病爲在中焦；假令病者言，我自飲食如故，病爲在下焦，爲病屬帶下。當以帶下治之。

婦人帶下，經水不利，少腹滿痛，經一月再見，土瓜根散主之。

婦人帶下，脈浮，惡寒、漏下者，不治。

師曰：有一婦人將一女子年十五所來診，言女年十四時經水自下，今經反斷，其母言恐怖。師曰：此女爲是夫人親女非耶？若親者，當相爲説之。婦人因答言：自是女爾。師曰：所以問者無他，夫人年十四時，亦以經水下？所以斷此爲避年[1]，勿怪，後當自下。

〔1〕避年　婦女月經周期一年來潮一次，屬生理特殊現象。

婦人少腹冷，惡寒久，年少者得之，此爲無子；年大者得之，絕產。

師曰：脈微弱而濇，年少得此爲無子，中年得此爲絕產。

師曰：少陰脈浮而緊，緊則疝瘕，腹中痛，半產而墮傷。浮則亡血，絕產、惡寒。

師曰：肥人脈細，胞有寒，故令少子。其色黃者，胸上有寒。

婦人少腹硍音衰。磊力罪切。轉痛，而復自解，發汗無常，經反斷，膀胱中結堅急痛，下引陰中氣衝者，久必兩脅拘急。

問曰：婦人年五十所，病下利[1]，數十日不止，暮則發熱，少腹裏急痛，腹滿，手掌熱，唇口乾燥，何也？ 師曰：此病屬帶下，何以故？ 曾經半產，瘀血在少腹中不去。何以知之？ 其證唇口乾燥，故知之。當與溫經湯。

問曰：婦人病下利，而經水反斷者，何也？ 師曰：但當止利，經自當下，勿怪。所以利不止而血[2]斷者，但下利亡津液，故經斷。利止，津液復，經當自下。

婦人血下，咽乾而不渴，其經必斷，此榮不足，本自有微寒，故不引飲。渴而引飲者，津液得通，榮衛自和，其經必復下。

〔1〕利　按文義此字疑爲“血”字之訛。
〔2〕血　錢本、周本等俱作“經”，義長。

師曰：寸口脈微而濇，微則衛氣不足，濇則血氣無餘。衛不足其息短，其形燥；血不足其形逆，榮衛俱虛，言語謬誤。趺陽脈浮[1]而濇，濇[2]則胃氣虛，虛則短氣，咽燥而口苦，胃氣[3]濇則失液。少陰脈微而遲，微則無精，遲則陰中寒，濇則血不來，此爲居經，三月一來。

師曰：脈微血氣俱虛，年少者亡血也。乳子下利爲可，不者，此爲居經，三月一來。

〔1〕浮　錢本、周本等俱作“微”，可參。
〔2〕濇　錢本、周本等俱作“微”，可參。

〔3〕氣　錢本、周本等俱作"熱"，可參。

問曰：婦人姙娠三月，師脈之，言此婦人非軀，今月經當下。其脈何類？何以別之？師曰：寸口脈，衛浮而大，榮反而弱，浮大則氣強，反弱則少血，孤陽獨呼，陰不能吸，二氣不停，衛降榮竭，陰爲積寒，陽爲聚熱，陽盛不潤，經絡不足，陰虛陽往，一作實。故令少血。時發洒淅，咽燥汗出，或溲稠數，多唾涎沫，此令重虛，津液漏泄，故知非軀，畜煩滿洫[1]，月禀一經，三月一來，陰盛則瀉，名曰居經。

〔1〕洫(xù恤)　田間溝渠。比喻經脈。

問曰：婦人年五十所，一朝而清血，二三日不止。何以治之？師曰：此婦人前絕生，經水不下，今反清血，此爲居經，不須治，當自止。經水下常五日止者，五日愈。

婦人月經一月再來者，經來，其脈欲自如常。而反微，不利，不汗出者，其經二月必來。

按：本篇重點討論了月經病，對室女之月經病，避年，居經論述尤詳，後世醫家亦多引用。文中所說的避年，似與遺傳有關，尚待進一步研究。避年、居經之說爲王氏首創，對閉經、崩漏之論述雖源於《金匱》，然亦有補充發展，足見其對女子月經生理、病理觀察之深入細緻。對無子、絕產、疝瘕等病脈證的論述雖較簡略，然是王氏臨床經驗，後世醫書如《婦科玉尺》等，亦援引其中內容，故可供參考。

平鬱冒五崩漏下經閉不利腹中諸病證第五

提要：本篇主要論述鬱冒、崩漏、閉經、腹痛、帶下等病的脈證。并對月經期間不注意衛生保健和誤治引起的變證及其機理作了闡述。

問曰:婦人病經水適下,而發其汗,則鬱冒不知人,何也? 師曰:經水下,故爲裏虛,而發其汗,爲表復虛,此爲表裏俱虛,故令鬱冒也。

問曰:婦人病如癲疾鬱冒,一日二十餘發。師脈之,反言帶下,皆如師言,其脈何類? 何以別之? 師曰:寸口脈濡而緊,濡則陽氣微,緊則榮中寒,陽微衛氣虛,血竭凝寒,陰陽不和,邪氣捨於榮衛,疾疾,一作候。起年少時,經水來以合房室,移時過度[1],精感命門開,經下血虛,百脈皆張,中極感陽動,微風激成寒,因虛捨榮衛,冷積於丹田,發動上衝,奔在胸膈[2],津液掩口入,涎唾涌溢出,眩冒狀如厥,氣衝髀裏熱,粗醫名爲癲,灸之,因大劇。

〔1〕移時過度　此指同房時間過長,勞累過度。

〔2〕膈　原作"隔",據錢本、周本等改。

問曰:婦人病苦氣上衝胸,眩冒,吐涎沫,髀裏氣衝熱。師脈之,不名帶下,其脈何類? 何以別之? 師曰:寸口脈沉而微,沉則衛氣伏,微則榮氣絶,陽伏則爲疢[1],陰絶則亡血。病當小便不利,津液閉塞,今反小便通,微汗出,沉變爲寒,刻逆嘔沫,其肺成痿,津液竭少,亡血損經絡,因寒爲血厥,手足苦痹,氣從丹田起,上至胸脇,沉寒怫鬱於上,胸中窒塞,氣歷陽部,面翕如醉,形體似肥,此乃浮虛,醫反下之,長針,復重虛榮衛,久發眩冒,故知爲血厥也。

〔1〕疢(chèn 趁)　通"疢"。熱病。《集韻》卷七稕:"疢,熱病也。

或作疹。”

問曰：五崩何等類？師曰：白崩者形如涕，赤崩者形如絳津，黃崩者形如爛瓜，青崩者形如藍色，黑崩者形如衃血也。

師曰：有一婦人來脈，反得微濇，法當吐若下利，而言不，因言夫人年幾何？夫人年七七四十九，經水當斷，反至今不止，以故致此虛也。

寸口脈弦而大，弦則爲減，大則爲芤，減則爲寒，芤則爲虛，寒虛相搏，脈則爲革，婦人則半產、漏下，旋覆花湯主之。

婦人陷經[1]漏下，黑不解，膠薑湯[2]主之。

〔1〕陷經　指經氣下陷，漏血不止的病證。

〔2〕膠薑湯　《金匱要略》方，有方無藥。林億等認爲可能是膠艾湯。考《千金》膠艾湯內有乾薑，似可采用。

婦人經水不利，抵當湯主之。方[1]在《傷寒》中。

婦人經水閉不利，臟堅僻不止[2]，中有乾血。下白物，礬石圓主之。

婦人腹中諸疾痛，當歸芍藥散主之。一云：治懷姙腹中疼痛。

婦人腹中痛，小建中湯主之。方在《傷寒》中。一云：腹中痛，小便利，理中湯主之。

〔1〕方　原脱，據錢本、周本、朱本補。

〔2〕臟堅僻不止　子宮有堅硬之痞塊不散。臟，此指子臟，即子宮。僻，通“癖”，指痞塊、痞積。沈明宗：“臟，即子宮也，堅癖不止，止當作散字，堅僻不散，子宮有乾血也。”

按：月經雖是婦女的生理現象，然叔和已觀察到行經期間，因“經下血虛，百脈皆張”，而易爲邪侵，誤治多變，如經行同房或誤汗，會致鬱冒；誤灸更加重病情；誤下、誤針變成血厥等，提示人們治療時要注意經期特點和衛生保健。

叔和還首次系統詳述了五崩症狀，對後世醫家影響頗大，《校注婦人良方》、《景岳全書·婦人規》、《女科經綸》、《婦科玉尺》等亦予引載。此外，還對一些疑似脈證作了闡述鑒別，這些都是王氏的經驗總結，可供臨床參考。

雖然《金匱》對婦科雜病論述欠詳，叔和還是轉載了其對半產、漏下、經閉、腹痛、帶下等脈證治療的論述，旨在舉一反三，示人診察婦女疾病時，要明察脈證，不可誤用，如半產、漏下，若為虛寒，同見革脈，均可用旋覆花湯；而衝任虛寒之陷經漏下，則用胶薑湯；又如同一經閉，必定瘀血實證方能用抵當湯；而子宮有乾血，久鬱濕熱而兼見帶下者，則先用礬石圓外治，待帶止後再行論治；再如婦人腹痛，原因很多，文中只舉脾胃虛寒用小建中湯；濕停血滯用當歸芍藥散，意亦在此。

平咽中如有炙臠[1]喜悲熱入血室腹滿證第六

提要：本篇主要論述婦女熱入血室、咽中如有炙臠、臟燥、腹滿等病的證治。

婦人咽中如有炙臠[1]狀，半夏厚朴湯主之。

婦人臟燥，喜悲傷，欲哭，象如神靈所作，數欠[2]，甘草小麥湯[3]主之。

〔1〕臠(luán 臠)　原作"腐"，文義不屬，據《金匱·婦女雜病》改。

〔2〕欠　《金匱·婦人雜病》此下有"伸"字，可參。

〔3〕甘草小麥湯　《金匱·婦人雜病》作"甘麥大棗湯"，可參。

婦人中風，發熱惡寒，經水適來，得之七八日，熱除，脈遲,身涼[1],胸脅[2]下滿如結胸狀,其人譫語,此爲熱入血室,當刺期門,隨其虛實而取之。

婦人中風,七八日續有寒熱,發作有時,經水適斷者,此爲熱入血室,其血必結,故使如瘧狀,發作有時,小柴胡湯主之。方在《傷寒》中。

婦人傷寒,發熱,經水適來,晝日了了,暮則譫語,如見鬼狀,此爲熱入血室,無[3]犯胃氣若[4]上二焦,必當自愈。二字疑。

陽明病,下血而譫語,此爲熱入血室。但頭汗出者,當刺期門,隨其實而寫之,濈然汗出者則愈。

婦人少腹滿如敦敦狀,《要畧》云滿而熱。小便微難而不渴,生後生後疑。者,此爲水與血并結在血室,大黃甘遂湯主之。

〔1〕涼 《金匱·婦人雜病》此下有"和"字。

〔2〕脅 錢本、周本等俱作"膈",可參。

〔3〕無 《金匱·婦人雜病》此上有"治之"二字,義勝,疑脱。

〔4〕若 《經傳釋詞·七》:"若,猶及也,與也。"

按:本篇內容全部引自《金匱·婦人雜病脈證并治》,重點闡述婦人經水適來或經水適斷時,熱入血室的證治,如寒熱往來,發作有時如瘧狀的用小柴胡湯,譫語胸脅滿如結胸狀,或陽明熱重,下血譫語,頭汗出的刺期門穴,晝日明了,暮則譫語,治之無犯胃氣及上中二焦,必當自愈等,示人不可一過熱入血室,即以小柴胡湯主之,應以辨證施治爲原則。至若咽中如有炙臠,用半夏厚朴湯,臟躁用甘草小麥湯(疑即《金匱》之甘麥大棗湯),水血互結腹滿用大黃甘遂湯等等,都一直在指導着臨床。

平陰中寒轉胞陰吹陰生瘡脱下證第七

提要：本篇論述婦女陰寒、轉胞、陰吹、陰瘡、陰挺等病的脈證及治療。

婦女陰寒，温中坐藥，蛇床子散主之。

婦人著坐藥，强下其經，目眶爲痛，足跟難以踐地，心中狀如懸。

問曰：有一婦人病，飲食如故，煩熱不得臥，而反倚息者，何也？ 師曰：得病[1]轉胞，不得溺也。何以故？ 師曰：此人故肌盛，頭舉身滿，今反羸瘦，頭舉中空感，一作減。胞系了戾[2]，故致此病，但利小便則愈，宜服腎氣圓，以中有茯苓故也。方在《虚勞》中。

〔1〕得病　周本作"此病"；《金匱·婦人雜病》作"此名"。

〔2〕了戾　謂繚繞扭轉也。《説文注·了部》："凡物二股或一股結斜絞縛不伸直曰了戾。"

師曰：脈得浮緊，法當身軀疼痛，設不痛者，當射云何？ 因當射言。若腸中痛、腹中鳴、欬者，因失便，婦人得此脈者，法當陰吹。

師曰：寸口脈浮而弱，浮則爲虚，弱則無血，浮則短氣，弱則有熱，而自汗出。趺陽脈浮而濇，浮則氣滿，濇則有寒，喜噫吞酸。其氣而下，少腹則寒。少陰脈弱而微，微則少血，弱則生風，微弱相摶，陰中惡寒，胃氣下泄，吹而正喧[1]。

師曰：胃氣下泄，吹[2]而正喧，此穀氣之實也，膏髮煎[3]導之。

〔1〕正喧　謂聲大而嘈雜,連續不斷。

〔2〕吹　《金匱·婦人雜病》此上有"陰"字,可參。

〔3〕煎　原脱,據周本補,與《金匱·婦人雜病》合。

少陰脈滑而數者,陰中則生瘡。

少陰脈數則氣淋,陰中生瘡。

婦人陰中蝕瘡爛,狼牙湯洗之。

婦人臟腫如瓜,陰中疼引腰痛者,杏人湯主之。

少陰脈弦者,白腸〔1〕必挺核。

少陰脈浮而動,浮則爲虛,動則爲痛,婦人則脱下。

〔1〕白腸　指直腸。《難經·三十五難》:"小腸謂赤腸,大腸謂白腸,膽者謂青腸,胃者謂黄腸,膀胱者謂黑腸。"

按:本篇論述的婦女陰寒、陰吹、轉胞、陰瘡等病都本於《金匱·婦人脈證并治》,然在脈證方面,叔和均作了補充并有所發展,如陰寒,《金匱》只云治療方藥,王氏則補叙了患婦置放坐藥而强下其經所出現的症狀。又如陰瘡,王氏則補充了少陰脈滑而數也主陰中生瘡、氣淋。再如陰吹,《金匱》只云大便燥熱,腑氣不通的類型,叔和則補充了腸中痛,腹中鳴,欬嗽,失便,脈浮緊和中焦虛寒及氣血虛寒等類型。至若篇中轉胞條:"何以故……頭舉中空感。"《金匱》的現存流行本則無。《病源》卷四十有:"張仲景云:婦人本肥盛,頭舉身滿,今羸瘦,頭舉中空減,胞系了戾,亦致胞轉。"是《金匱》脱漏,還是叔和補充,尚待考證。此外,文中還討論了臟腫、脱肛、子宮脱下等病的脈證,這些都是王氏經驗之談,後世醫書如《諸病源候論》等亦有援引,可供臨床參考。

平婦人病生死證第八

提要:本篇主要論述婦人雜病和產後熱病等之生死脈證,

以及判斷産後生死之脈象。

診婦人漏血，下赤白，日下血數升，脈急疾者，死；遲者，生。

診婦人漏下赤白不止，脈小虛滑者，生；大緊實數者，死。

診婦人新生乳子，脈沉小滑者，生；實大堅弦急者，死。

診婦人疝、瘕、積、聚，脈弦急者，生；虛弱小者，死。

診婦人新生乳子，因得熱病，其脈懸小，四肢溫者，生；寒清者，死。

診婦人生産，因中風、傷寒、熱病，喘鳴而肩息，脈實大浮緩者，生；小急者，死。

診婦人生産之後，寸口脈焱[1]疾不調者，死；沉微附骨不絶者，生。

金瘡在陰處，出血不絶，陰脈不能至陽者，死；接陽而復出者，生。

〔1〕焱(yàn 焰)　火花也。此喻脈浮大無根，像盛大之火花瞬間即逝。

按：本篇論述婦人雜病的生死脈證，頗合臨床實際，有一定指導意義，故《婦人良方》、《婦科玉尺》等亦予轉載。其對産婦熱病，喘鳴等生死脈證的論述，雖源於《内經》，而略有發展，其從脈象判斷産婦生死，是有理論和臨床實踐作依據的，有一定的參考價值，歷代醫家如陳自明、施桂堂、李中梓、沈金鰲、蕭壎等亦有援引闡述，對後世有一定影響，但仍須結合具體情况，用之方保無虞。

平小兒雜病證第九

提要：本篇論述小兒的正常脈象、變蒸的脈證，以及風癇、乳積、飧洩、囟陷等雜病的脈證和預後。

小兒脈，呼吸八至者平，九至者傷，十至者困。

診小兒脈，法[1]多雀鬭[2]，要以三部脈爲主。若緊爲風癇，沉者乳不消，弦急者客忤氣。

小兒是其日數應變蒸之時，身熱而脈亂，汗不出，不欲食，食輒吐呪[3]者，脈亂無苦也。

小兒脈沉而數者，骨間有熱，欲以腹按冷清也。

〔1〕法　黃本、周本等俱無，可參。

〔2〕雀鬭　鬭，原作"鬪"，誤字，據楊本、錢本等改。鬭同鬥，爭也。雀鬭，言脈來如雀鳥相鬥，快速撲擊狀。

〔3〕呪(xiàn 現)　《廣韻》卷三銑："呪，小兒嘔乳也。"

小兒大便赤，青瓣，飧洩，脈小，手足寒，難已；脈小，手足溫，易已。

小兒病困，汗出如珠，著身不流者，死。

小兒病，其頭毛皆上逆者，必死。耳間青脈起者，瘈[1]痛。

小兒病而囟陷入，其口脣乾，目皮反，口中氣出[2]冷，足與頭相抵，臥不舉身，手足四肢垂，其臥正直如得縛，其掌中冷，皆死。至十日，不可復治之。

〔1〕瘈　通"瘛"。筋脈拘急而攣縮。

〔2〕氣出　錢本、周本等此二字互乙，義勝。

按：古人診小兒病，亦重察脈，叔和於此，有較深入觀察。指出小兒常脈爲一息八至，多雀鬭樣。寸口三部以大指總按則可,若一息九至爲有病,十至則病危。總結了風癇,乳積、客忤氣,飧泄等病的脈證。文中提到的一些"死證"的辨證要點,有一定臨床意義,後世醫書如《病源》、《察病指南》、《小兒衛生總微論方》等亦有援引。

小兒變蒸之説,始於王叔和,隋唐以後,不少醫書如《病源》、《千金方》、《外臺》、《小兒藥證直訣》等,沿襲此説,相演益繁,認爲這是小兒在兩週歲内必須經過的正常生理發育過程,所謂變,就是變其情智,發其聰明,所謂蒸,就是蒸其血脈,長其百骸,不爲病態。但也有不少醫家如張景岳、陳復正等認爲變蒸是一種病態,若保護得宜,小兒在身體發育和智慧增長過程中,不一定出現論中所描述的變蒸證候。後世醫家多傾向於張景岳觀點,因此,變蒸學説,尚待進一步研究。

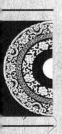
朝散大夫守光禄卿直秘閣判登聞檢院上護軍臣林億等類次

提要:本篇首論從氣口九道診十二經脈、奇經八脈形證,次論五臟之脈,後補述十四脈之主病。

經言:肺者,人之五臟華蓋也,上以應天,解理萬物,主行精氣,法五行、四時,知五味。寸口之中,陰陽交會,中有五部。前、後、左、右,各有所主,上、下、中央,分爲九道[2]。浮、沉、結、散,知邪所在,其道奈何? 岐伯曰:脈大而弱者,氣實血虛也;脈大而長者,病在下候;浮直上下交通者,陽脈也。堅在腎,急在肝,實在肺。前如外者[3]足太陽也;中央如外者,足陽明也;後如外者,足少陽也。中央直前者[4],手少陰也;中央直中者,手心主也;中央直後者,手太陰也。前如內者,足厥陰也;中央如內者,足太陰也;後如內者,足少陰也。前部左右彈[5]者,陽蹻也;中部左右彈者,帶脈也;後部左右彈者,陰蹻也。從少陽之厥陰者[6],陰維也;從少陰之太陽者,陽維也。來大時小者,陰絡也;來小時大者,陽絡也。

〔1〕三　錢本、周本等俱作"二",可參。
〔2〕九道　此指切脈部位。寸、關、尺三部各有左、中、右,合計九

道，即前如外、中如外、後如外，前如內、中如內、後如內，前部中央直、中部中央直、後部中央直。

〔3〕前如外者　指寸部往拇指側處。前，指寸部。如，往也。

〔4〕中央直前者　指寸口脈中間部位正當寸部處。中央，此指寸口脈中間部位。直，正也，當也。前，指寸部。

〔5〕前部左右彈　謂寸部左右處彈擊手指的脈象，即寸部左右脈緊之象。前部，指寸部。彈，《字彙·弓部》：「擊也。」《醫宗必讀·新著四言脈訣》：「左右彈，緊脈之象也。」

〔6〕從少陽之厥陰者　指從尺部外側處（後如外者）的足少陽斜往至寸部內側處（前如內者）的足厥陰。之，往也。

前如外者，足太陽也。動[1]，苦頭、項、腰痛。浮爲風，濇爲寒熱，緊爲宿食。

前如外者，足太陽也。動，苦目眩，頭、頸、項、腰、背強痛也。男子陰下濕，女子月水不利，少腹痛，引命門、陰中痛，子臟閉。浮爲風，濇爲寒血，滑爲勞熱，緊爲宿食。針入九分，却至六分。

中央如外者，足陽明也。動，苦頭痛，面赤。微滑，苦大便不利，腸鳴，不能食，足脛痺。

中央如外者，足陽明也。動，苦頭痛，面赤熱。浮微滑，苦大便不利，喜氣滿。滑者爲飲，濇爲嗜臥，腸鳴不能食，足胻痺。針入九分，却至六分。

後如外者，足少陽也。動，若腰、背、胻、股、肢節痛。

後如外者，足少陽也。浮爲氣濇，濇爲風血，急爲轉筋，弦爲勞。針入九分，却至六分。

右足三陽脈

〔1〕動　此指經脈由於外因或內因使經氣變動而產生疾病。《類經》十四卷十二經病：「動，言變也，變則變常而爲病也。」

前如内者,足厥陰也。動,苦少腹痛,月經不利,子臟閉。

前如内者,足厥陰也。動,苦少腹痛,與腰相連,大便不利,小便難,莖中痛,女子月水不利,陰中寒,子門[1]壅絶内,少腹急;男子疝氣,兩丸上入,淋也。針入六分,却至三分。

中央如内者,足太陰也。動,苦胃中痛,食不下,欬唾有血,足脛寒,少氣,身重,從腰上狀如居水中。

中央如内者,足太陰也。動,苦腹滿,上管有寒,食不下,病以飲食得之。沉濇者,苦身重,四肢不動,食不化,煩滿,不能卧,足脛痛,苦寒,時欬血,泄利黄。針入六分,却至三分。

後如内者,足少陰也。動,苦少腹痛,與心相引背痛,淋。從高墮下,傷於内,小便血。

後如内者,足少陰也。動,苦小腹痛、與心相引背痛,淋。從高墮下,傷於尻内,便血裹急,月水來,上搶心,胸脇滿拘急,股裹急也。針入六分,却至三分。

右足三陰脈。

[1]子門　錢本、黄本、周本等俱作"子户",可參。

前部左右彈者,陽蹻也。動,苦腰背痛,微濇爲風癎。取陽蹻。

前部左右彈者,陽蹻也。動,苦腰痛,癲癎,惡風,偏枯,僵仆羊鳴,痹[1]痹,皮膚身體强—作淫。痹。直取陽蹻,在外踝上三寸,直絶骨是。

中部左右彈者,帶脈也。動,苦少腹痛引命門,女子月水不來,絶繼復下止,陰辟寒[2],令人無子,男子苦少腹拘急或失精也。

後部左右彈者，陰蹻也。動，苦癲癇，寒熱，皮膚強—作淫。痛。

後部左右彈者，陰蹻也。動，苦少腹痛，裏急，腰及髋窌[3]下相連陰中痛，男子陰疝，女子漏下不止。

右陽蹻、陰蹻、帶脈。

〔1〕痛（wán 頑） 手足麻痺也。《字彙》：“痛，手足麻痺也。”

〔2〕陰辟寒 謂下陰痛如被擊拍而又寒冷。辟，通“擗”，拍擊也。

〔3〕髋（kuān 寬）窌（liáo 繚） 此泛指骨盆部位。窌，原作“窌”，誤字，據廣本、錢本等改。髋，髋骨。窌同髎，骨節空隙處，即骶後孔中之八髎穴處。

中央直前者，手少陰也。動，苦心痛，微堅，腹脇急。實堅者，爲感忤；絕虛者，爲下利，腸鳴；滑者，爲有娠，女子陰中癢痛；痛出玉門上一分前。

中央直中者，手心主也。動，苦心痛，面赤，食苦，咽多，喜怒。微浮者，苦悲傷，恍惚不樂也。濇爲心下寒。沉爲恐怖，如人捕之狀也。時寒熱，有血氣。

中央直後者，手太陰也。動，苦欬逆，氣不得息。浮爲內風。緊濇者，胸中有積熱，時欬血也，有沉熱。

右手三陰脈。

從少陰斜至太陽，是陽維也。動，苦肌肉痺癢。

從少陰斜至太陽，是陽維也。動，苦顛，僵仆羊[1]鳴，手足相引，甚者失音[2]不能言。癲疾，直取客主人，兩陽維脈，在外踝絕骨下二寸。

從少陽斜至厥陰，是陰維也。動，苦癲癇，僵仆羊鳴。

從少陽斜至厥陰，是陰維也。動，苦僵仆，失音，肌肉淫[3]瘙痺，汗出惡風。

脈來暫大暫小，是陰絡也。一作結。動，苦肉痺，應時自發，身洗洗[4]也。

脈來暫小暫大者，是陽絡也。一作結。動，苦皮膚痛，下部不仁，汗出而寒也。

〔1〕羊　原作"年"，文義不屬，據廣本、錢本、周本等改。

〔2〕失音　原作"夫者"，文義不屬，據宛本、廣本、錢本等改。

〔3〕淫　原作"㳀"，誤字。據廣本、黃本等改。

〔4〕洗洗　寒慄貌。《本草·白薇》："溫瘧洗洗，發作有時。"

肺脈之來也，如循榆葉，曰平。如風吹毛，曰病。狀如連珠者死。期丙丁日，禺中、日中。

心脈之來也，如反笄莞大[1]，曰平。如連珠，曰病。前曲後居如帶鈎者，死。期壬癸日，人定、夜半。

肝脈之來也，搏而弱，曰平。如張新弓弦，曰病。如雞踐地者，死。期庚辛日，晡時、日入。

脾脈之來也，阿阿如緩[2]，曰平。來如雞舉足，曰病。如鳥之啄，如水之漏者，死。期甲乙日，平旦、日出。

腎脈之來也，微細以長，曰平。來如彈石，曰病。去如解索[3]者，死。期戊己日，食時、日映、黃昏、雞鳴。

〔1〕如反笄莞（guān 關）大　謂脈來浮大而柔和均匀。反笄，倒置之竹笄，上大下小。莞，蒲草，莖圓而中空。

〔2〕阿阿如緩　謂脈來柔軟和緩。阿阿，柔美貌。

〔3〕去如解索　謂脈去散亂無序，忽疏忽密，如解亂繩。

寸口中脈躁竟尺，關中無脈應[1]，陽干陰也。動，苦腰、背、腹痛，陰中若傷，足寒。刺足太陽，少陰直絕骨，入九分，灸太陰五壯。

尺中脈堅實竟關[2]，寸口無脈應，陰干陽也。動，苦兩脛腰重，少腹痛，癲疾。刺足太陰踝上三寸，針入五分，又灸太陽、陽蹻，在足外踝上三寸直絕骨是也。

寸口脈緊，直至魚際下，小按之如持維干[3]一作雞毛。狀，其病腸鳴，足痺痛酸，腹滿，不能食。得之寒濕。刺陽維，在外踝上三寸間也，入五分。此脈出魚一作原。際。

寸口脈沉著骨，反仰其手[4]乃得之，此腎脈也。動，苦少腹痛，腰體酸，癲疾。刺腎俞，入七分，又刺陰維，入五分。

〔1〕寸口中脈躁竟尺，關中無脈應　錢本"應"作"躁"。朱本有小字注："柏按，尺關二字，恐是顛倒。"疑是。此句當是指寸口脈浮疾，僅至關部，尺部脈極沉細，幾不應指。躁，此指脈浮疾。《診家正眼》："曰躁者，目浮目疾也。"應，謂脈來應指。

〔2〕關　原作"尺"，義不協，據周本改。

〔3〕如持維干　謂脈來繃急有力，端直而長，如握繩索、竹竿般。即緊長脈。維，大繩也。干通"竿"。

〔4〕反仰其手　謂仰醫者之手，即反診法。《四診抉微，反診脈》："反仰其手，謂仰醫者之手，非仰病人之手也。古人診病，必仰病人之手而診，醫者覆其手以候，惟反診異是，覆其病人之手，醫者仍仰手而取，則得其脈矣。"

初持寸口中脈，如細堅狀，久按之大而深。動，苦心下有寒，胸脇苦痛，陰中痛，不欲近丈夫也，此陰逆。刺期門，入六分，又刺腎俞，入五分，可灸胃管七壯。

初持寸口中脈，如躁狀洪大，久按之，細而牢堅。動，苦腰腹相引痛，以下至足胻重也，不能食。刺腎俞，入四分至五分，亦可灸胃管七壯。

尺寸俱沉，但有關上脈，苦寒，心下痛。

尺寸俱沉，關上無有者，苦心下喘。

尺寸俱數，有熱；俱遲，有寒。

尺寸俱微，厥，血氣不足，其人少氣。

尺寸俱濡弱，發熱，惡寒，汗出。一云內慍熱，手足逆冷，汗出。

寸口沉，胸中痛引背。一云短氣。

關上沉，心痛，上吞酸。

尺中沉，引背痛。

寸口伏，胸中有逆氣。

關上伏，有水氣，泄溏。

尺中伏，水穀不消。

寸口弦，胃中拘急，一作心下愊愊。

關上弦，胃中有寒，心下拘急。

尺中弦，少腹、臍下拘急。

寸口緊，頭痛，逆氣。

關上緊，心下痛。

尺中緊，臍下少腹痛。

寸口濇，無陽，少氣。

關上濇，無血，厥冷。

尺中濇，無陰，厥冷。

寸口微，無陽，外寒。

關上微，中實一作胃虛。能食，故裏急。一作無胃氣。

尺中微，無陰，厥冷，腹中拘急。

寸口滑，胸滿逆。

關上滑，中實逆。

尺中滑，下利，少氣。

寸口數，即吐。

關上數，胃中有熱。

尺中數，惡寒，小便赤黃。

寸口實，即生熱；虛，即生寒。

關上實，即痛；虛，即脹滿。

尺中實，即小便難，少腹牢痛；虛，即閉濇[1]。

寸口芤，吐血；微芤，衄血。

關上芤，胃中虛。

尺中芤，下血；微芤，小便血。

寸口浮，其人中風，發熱、頭痛。

關上浮，腹痛，心下滿。

尺中浮，小便難。

寸口遲，上焦有寒。

關上遲，胃有寒[2]。

尺中遲，下焦有寒，背痛。

寸口濡，陽弱，自汗出。

關上濡，下重。

尺中濡，少血，發熱，惡寒。

寸弱，陽氣少。

關弱，無胃氣[3]。

尺弱，少血。

〔1〕濇　黃本、周本俱無。

〔2〕關上遲，胃有寒　原作“關上遲弱，無胃氣，有熱”九字，當與“關弱”條相混而誤，據錢本、黃本、周本、朱本改。

〔3〕關弱，無胃氣　原作“少關”二字，此下并有小字注云：“元闕。”

此條原混入"關遲"條,據廣本、錢本、黃本、周本、朱本重行分開補正。

按:一、關於本卷經文和手檢圖的傳疑

叔和在序言裏明説《脈經》共十卷。《隋唐》、《新唐書》、《宋史》各經笈志皆有記之。高保衡、林億等在校定《脈經·序》説本卷:"世之傳授不一,其別有三:有以隋·巢元方時行病源爲第十卷者,考其時而繆自破;有以第五分上下卷,而撮諸篇之文,別增篇目者,推其本文,而義無取。稽是二者,均之未覩厥真,各秘其所藏爾。今則考以《素問》、《九墟》、《靈樞》、《太素》、《難經》、《甲乙》、仲景之書,并《千金方》及《翼》説脈之篇以校之。除去重復,補其脱漏,其篇第亦頗爲改易。使以類相從,仍舊爲一十卷。"據此,後人大概有三種看法:

(一)懷疑手檢圖是否失傳?如明·袁表説本卷"無圖可見,豈叔和所著,故有圖,久不復傳耶?"認爲本卷"傳疑已久,億但補正其文,而所謂手檢圖二十一部云者,直存舊目,無從考證耳。"

(二)認爲本卷非本經原文。如陽湖惲敬子居:"今之第十卷,亦高保衡所改定,非本經原文也。"

(三)認爲手檢圖即本卷原文,並無圖。如清·張柏:"按李瀕湖脈學論氣口九道直冠曰手檢圖云,而所引則此篇之首段,因知此即手檢圖也。自岐伯曰以下論五部九道之法,詳明如繪,則名圖之意了然……細玩此篇,先論五部九道之部位,次詳之平病,後詳二十四脈之主病,示人診法,層次整整,而謂聊以傳疑,僅存舊目者,非矣。"

二、關於二十一部與三十一部的數目等問題

現存常見版本中,明·佚名氏影刻宋本、楊本、宛本、吳本、廣本等作三十一部。錢本、黃本、周本、朱本等作二十一部。清·張柏認爲以十二經脈,奇經八脈,陰陽二絡,合計是二十二部。時珍在《奇經八脈考》裏只載"九道圖"。並無註明多少部。

現據《脈經》原文及時珍"九道圖",揣度三十一部可能是二十一部之誤,認爲"二十一"之數,可能有如下情況:

(一)《脈經》朱本附錄時珍"九道圖",結合《脈經》原文(廣本、朱本)和時珍"氣口九道脈",可湊足"二十一"之數。

附圖:

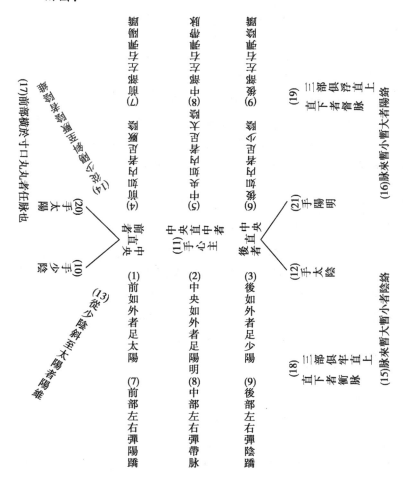

附注：

(1)手檢圖二十一部的内容是：十二經中除去三焦經，加奇經八脈和陰絡、陽絡合計爲二十一部。

(2)圖中手足三陰三陽均按表裏相配定位，惟缺與手厥陰心包經，即手心主相表裏的手少陽三焦經。其一，製圖者可能認爲《靈樞·本臟》有"腎合三焦、膀胱"及《靈樞·本輸》："三焦者……屬膀胱，是孤之府也。"之論以三焦病情可於腎、膀胱等部診察。其二，或從《靈樞·營衛生會篇》及《素問·脈要精微論》以上中下三焦論定上焦從兩寸，中焦從兩關，下焦從兩尺，故無定位。所以獨於三焦略而不列，而恰成二十一部之數。

(3)關於陰絡、陽絡："九道圖"未列出陰絡、陽絡，可能如張柏所言："其無陰陽絡二段，當是脱誤。"或者，《脈經》原文的前、後、中、外、内等脈的位置，可於圖中列出，而《脈經》原文中"來大時小者，陰絡也，來小時大者，陽絡也"，屬脈力變化范疇，圖中難於列出。因此"九道圖"列出之十九部，加上屬於脈力變化而不能列出之陰絡、陽絡兩部，亦恰符"二十一部"之數。

(二)據明·佚名氏影刻宋本(本書藍本)、楊、宛、錢、周本等爲主，參照時珍"九道圖"逐項析出(無衝、督、任)，亦恰符"二十一"之數。

附圖：(見下頁)

以上是關於"二十一部"的解釋，對否？有待進一步考證，未得確鑿證據，不敢輕易否定和肯定。

三、關於"手檢圖"二十一部方向的解釋：根據李中梓《醫宗必讀·新著四言脈訣》及清·李延昰《脈訣彙辨·奇經》："尺外斜上，至寸陰維。尺内斜上，至寸陽維。""寸左右彈，陽蹻可決，尺左右彈，陰蹻可別，關左右彈，帶脈之訣。"與本篇所載"從少陽斜至厥陰，是陰維也。""從少陰斜至太陽，是陽維也。"及"前如外"，"後如外"，"前如内"，"後如内"，"中央如外"等各條互參，即可明確前、中、後，即寸、關、尺三部。所謂"外"，即拇指側。所謂"內"，即小指側，詳見時珍"九道圖"。亦即何夢瑤在《醫碥·奇經八脈診法》所說："按李瀕湖則以脈常行之道爲中，而有時偏於外而近臂廉，有時偏於內而近臂中筋間，爲圖明之如左。所謂從足少陰斜至足太陽者，乃從尺內斜至寸外也。所謂從足少陽至足厥陰者，乃從尺外至寸內也。所謂左右彈者，即內外彈也。"本篇采用之説。

附圖：

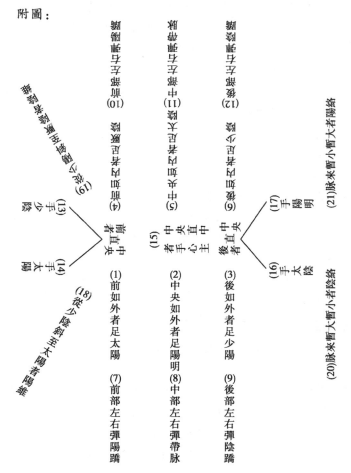

附圖：

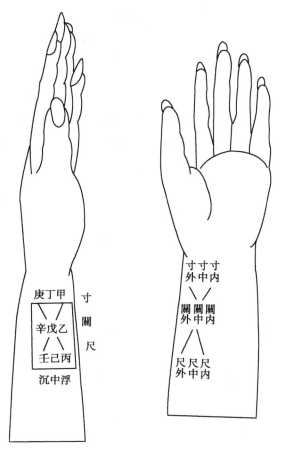

何夢瑤在《醫碥·奇經八脈診法》中所指前、中、後，即寸、
關、尺三部。其所謂"外"，指浮候；"內"指沉候；"中央"指中候
（不浮不沉）。所謂"從少陰斜至太陽，是陽維也。"是指從尺部
沉分上至寸部浮分（圖壬戊甲）；所謂"從少陽斜至厥陰，是陰維
也。"是指從尺部浮分至寸部沉分（圖丙戊庚）。所謂"左右彈
者"，是指左右兩手脈象弦緊彈指，可供參考。

　　此外,廣本舉朱本在"右陽維陰維陽絡陰絡脈"下尚有三條原文:"前部橫於寸口九九者,任脈也。動,苦少腹痛,逆氣搶,心胸拘急,不得俛仰;三部俱牢,直上直下者,衝脈也。動,苦胸中有寒疝;三部俱浮,直上直下者,督脈也。動,苦腰脊彊痛,不得俛仰,大人顚,小兒癇。"此三條見於卷二卷四,廣、朱本此文當爲後人所補入,今錄之以參考。

　　至於寸口九道診法的實用價值:按時珍説,此法是岐伯秘授黄帝之訣,自《難經》推廣獨取寸口診法後,逐漸淪隱,鮮爲人知,故其對臨床的指導意義有待深入探討。

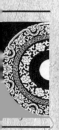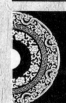

王氏脈經後序

醫之學以七經爲本，猶儒家之六藝也。然七經中，其論脈理精微，莫詳於王氏《脈經》，綱舉目分，言近旨遠，是以自西晉至於今日，與黃帝、盧扁之書并傳，學者咸宗師之。

南渡以來，此經罕得善本，凡所刊行，類多訛舛，大任每切病[1]之。有家藏紹聖小字監本，歷歲既深，陳故漫滅，字畫不能無謬，然昔賢參考，必不失真。久欲校正傳之，未暇。兹再承乏醫學，偶一時教官，如毛君升、李君邦彥、王君邦佐、高君宗卿，皆洽聞[2]者，知大任有志於斯，乃同博覽群書，孜孜凡累月，正其誤千有餘字，遂鳩[3]工創刊於本局，與衆共之。其中舊有闕文、意涉疑似者，亦不敢妄加補注，尚賴後之賢者。

嘉定丁丑仲夏望日濠梁何大任後序

〔1〕切病　深切地擔憂。切，深切。《史記·主父偃列傳》：“臣聞明主不惡切諫以博觀。”病，擔憂。《左傳·襄公二十四年》：“鄭人病之。”

〔2〕洽聞　廣聞。《漢書·司馬遷傳》：“博物洽聞。”

〔3〕鳩（jiū 究）　通“勼”，聚集也。《説文通訓定聲》：“勼，聚也……讀若鳩，經傳皆以鳩爲之。”

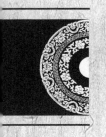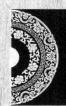

校 注 後 記

《脈經校注》在上級領導和許多學者專家的關心支持下，經課題組全體同志的努力，孜孜凡五載，四易其稿，終於順利完成。在此將本書整理研究中的有關問題，謹誌於後。

王叔和生平與《脈經》成書年代考略

《脈經》作者爲王叔和，歷代並無異議。但其生平在正史中不見載，祇在唐·甘伯宗《名醫傳》中有簡略記述。叔和名熙，章炳麟氏作過較詳的考證。然而早在公元九八二年日本·丹波康賴《醫心方》卷二十九合食禁第十一就已有"高平王熙叔和"之語，爲最早的可靠證據。這一觀點已得到我國醫史界及日本漢醫界的認同。然其生活年代，後世多據《名醫傳》視爲西晉人，近代始有一些醫史工作者對此提出質疑，作過一些考證，但說法不一，爭議頗多。魏晉學者皇甫謐《針灸甲乙經序》稱："近代太醫令王叔和撰次仲景遺精甚論，皆可施用。"《甲乙》大約成編於魏甘露、景元年間（公元二五九年—二六四年），皇甫謐一生大部分生活在三國時，入晉後才活了十七年，而王叔和至少要早於皇甫謐。此

318

外，據《千金》卷二十六食治引載，張仲景弟子衛汎曾對
王叔和有過記述，衛汎是三國時河東人，由此推知，王叔
和應略早於衛汎，至少也應與衛汎同時。而王氏曾整理
仲景遺著，故其生活年代當略晚於仲景。由此可見，王
叔和主要是生活在三國時期，活到晉初，已年登耄耋，故
稱其爲魏晉人。其任太醫令之職，亦在三國魏之可能性
爲大。至於王氏之里貫，後世多認爲是山西高平縣。考
最早指出王叔和爲高平人的是三國時衛汎（見《千金》
卷二十六食治録河東衛汎記），而山西高平在兩漢三國
時都稱爲泫氏縣，直至北魏時才改爲高平縣，故此説可
基本否定。三國時總共有過三個"高平"，一是吳國之
高平（今湖南新化縣西南），置於吳末帝孫皓（公元二六
四年—二八〇年），時衛汎早已亡故；二是安定郡之高
平（今寧夏固原），於東漢末（或魏初）已廢，故此二地基
本上可排除。因此，王叔和之里貫祇能是山陽郡之高
平，屬山東轄境。《山東通志》卷一三六載："叔和高平
人，官太醫令。"然山陽高平屬今何縣地，亦有不少分
歧，有認爲在今山東金鄉西，有謂在今魚臺縣東北等。
考山陽高平爲古之橐縣，東漢章帝改爲高平，該縣原轄
舊地已分屬鄒縣、濟寧、魚臺等，據《中國歷史地圖册》
第三册（三國時期）所標記的山陽高平故城在今鄒縣西
南，獨山湖東北畔，屬鄒縣所轄。《山東通志》卷二十六
鄒縣條下稱："高平故城在縣西南……故山陽郡之橐縣
也。"可見山陽高平當在今山東省鄒縣之西南，爲王叔
和之里貫。王叔和精於醫道，對脈診、養生等尤有精深

的研究,曾全面系統地整理了張仲景醫著,使仲景之書
得以流傳後世,作出了不可磨滅的貢獻。大概在整理仲
景遺著之後,他又着手撰寫了《脈經》,因此,《脈經》成
書當於仲景《傷寒雜病論》而略早於皇甫謐《針灸甲乙
經》,大約成編於三國時期。

《脈經》的學術源流

　　早在魏晉之前,祖國醫學對脈診就已積累了非常豐
富的經驗,對脈學理論已有了比較深入的闡發。《內
經》中有許多專門論述脈診的篇章,如《素問》的"脈要
精微論"、"平人氣象論"、"玉機真臟論"、"三部九候
論"等,散見各篇中的論脈內容也甚豐富。《難經》八十
一難中就有二十二難是專門討論脈學的,改進了古代脈
法,提出"獨取寸口"的切脈法,使脈診方便簡捷,易於
推廣施行。《內經》、《難經》有關脈學的論述,奠定了中
醫脈學的基石。張仲景進一步把脈學的理論與臨床密
切結合起來,提出"平脈辨證"的理論與方法,把病、脈、
證、治有機地統一起來,使脈學理論與實踐都得到進一
步的提高。魏晉之前,歷代名醫通過自己的臨床實踐,
取得不少脈診經驗,使脈學內容不斷得到豐富與充實。
據史書記載,從春秋戰國時的醫和、醫緩、扁鵲,到漢代
的倉公、郭玉、張仲景、華佗等名醫,都精於脈診,對脈學
的理論與臨床作出不同程度的貢獻。到魏晉時,中醫脈
學已積累了非常豐富的經驗。然而,這些脈學理論畢竟
還比較散亂,不但散見於各家著作中,而且在同一著作

中也往往散見於多個篇章內。因此,綜合各家有關脈學的論述,全面系統加以整理,使脈學理論自成體系,是時代的需要。王叔和正是順應時代的需要撰成《脈經》的。從現存文獻來看,舉凡魏晉以前醫著,如《素問》、《靈樞》、《難經》、《傷寒論》、《金匱要略》等古醫籍及其他名醫有關脈學的論述,在《脈經》中几乎都有引載或涉及。正如其自序所云:"今撰集岐伯以來,逮於華佗,經論要訣,合爲十卷。百病根源,名以類例相從,聲色證候,靡不該備,其王、阮、傅、戴、吳、葛、吕、張,所傳異同,咸悉載録。"可見《脈經》學術主要本於《内經》、《難經》和張仲景《傷寒雜病論》,并擇取魏晉前歷代名醫之脈學精華而成。該書全面繼承了魏晉前脈學成就,集其大成,可説是中醫古典脈學的結晶。

《脈經》的學術思想及貢獻

《脈經》對祖國醫學的貢獻是多方面的,除脈學理論外,對辨證論治、針灸學也頗多發揮。同時,在考訂中醫古籍方面具有重大意義。

一、對脈學理論的貢獻:《脈經》在全面繼承,系統整理古典脈學精華基礎上,對脈學理論有不少創見與發揮。首先總結出二十四種基本脈象,確立了脈象的基本標準,使基本脈象的名稱及定義統一、規範化,爲後世所遵從。後人論脈者,莫不以王氏二十四脈爲基礎。對寸口三部用的定位方法,首次提出以腕後拇指側高骨(即橈骨莖突)的部位爲關,關前爲寸,關後爲尺(見卷一第三）。這一定位法是對《難經》寸口三部定位法的重大改進,給臨床帶來很大的便利,一直沿用至現在。有關寸口三部脈分候臟腑問題,在繼承《難經·十八難》這一理論基礎上,提出了新的見解,《難經》以右尺候心包絡與三焦,而《脈經》以右尺候腎與膀胱,並隱然含有右尺候右腎命門之意,這一認識顯然已比《難經》進了一步。《脈經》以陰陽作爲辨脈之大綱,從部位言,以寸爲陽,尺爲陰;從浮沉言,以浮爲陽,沉爲陰;從脈形言,以動、長、滑等爲陽,弱、濇、弦、短、微等爲陰。脈分陰陽之法,有提綱挈領、執簡馭繁的作用,方便於掌握與應用,爲後世所接受。有關辨脈逆順之法,除繼承前人從有無胃氣、與時令關係及結合具體形證辨脈逆順之法外,明確提出以脈有無"根"辨逆順,如卷一第七云:"神門決斷,兩在關後,人無二脈,病死不愈。"卷四第一則更具體指出人之有尺脈,猶"樹之有根,雖枝葉枯槁,根本將自生",以尺脈爲脈之根;而卷四第三又指出:"諸浮脈無根者,皆死。"此又以沉取之脈爲根,此二説皆爲後世採用;卷五第五並介紹了一些特殊怪異的逆脈,元·危亦林"十怪脈象"即是據此總結而成;這些都是對辨脈逆順法的重要補充。《脈經》通篇以論脈爲中心議題,但亦常兼其它診法,强調四診合參、全面診斷,對診斷學的形成與發展也起了重要促進作用。由此可見,王叔和撰《脈經》並非僅僅是"述而不作",而是在整理其前代脈學文獻基礎上,結合自己的豐富經驗,有所發揮與創見。

二、對辨證論治理論的貢獻:《脈經》對辨證論治理論也有發展,如卷二第一、第二分條列述各臟腑經脈的虛實病變;卷六分述十一臟腑經脈的病理變化。從中可以看出,《脈經》中有關臟腑、經絡辨證的理論已較《内經》、《難經》在内容上已大大豐富,形式上更趨系統完整;而明確分虛、實兩證來進行討論,分臟病、腑病和臟腑合病來加以探討,使叙例分明,綱舉目張,則更是一大進步。《脈經》還全面繼承了張仲景"平脈辨證"理論,如卷七第一至第十七篇文皆引自《傷寒論》,指出汗、吐、下、温、灸、刺、水、火等治法的宜忌,這些都以"平脈辨證"爲基礎,此可説是從治法角度研究《傷寒論》之肇端。《脈經》中涉及了許多治法,進一步豐富了治療學内容,其中有藥治法(包括汗、吐、下、温、清、補、和、消等)、針灸法(包括刺法、灸法、放血法、温針、向火灸身、火劫法等)、藥膏摩治法、藥熨法、坐藥法、藥水熏洗法、雄黄熏法、藥粉撲法、飲食調養法等等,可謂豐富多采。原書還記載有大量方劑,但北宋校正醫書局林億等校訂時將方劑全部删去。據初步統計,今本《脈經》所存方名達二百一十餘個,其中與《傷寒論》、《金匱要略》完全相同者有一百二十八方之多,可見《脈經》之方大部分爲仲景方,其餘方名出處未詳,可能一部分爲仲景遺佚之方,一部分爲魏晉前其他名醫之方,一部分爲王氏自創方。由此説明《脈經》對辨證論治理論亦頗多發揮。

三、對針灸學的貢獻:《脈經》全面繼承了《靈樞》的經絡學説,如卷六引録了《靈樞·經脈》有關十一經脈(除手少陰心經外)及其別絡的論述,但在編列方面則大異於《靈樞》,除將心包絡併於心外,將手少陽三焦置於足太陽膀胱後,隱然有腎合膀胱、三焦之意。這主要是服從五臟六腑的分類編列,從而使經絡學説與臟腑學説很好地統一起來。對表裹經的關係也有了更具體的論述,如卷一第七指出表裹兩經的相合部位,卷二第二詳述了表裹兩經合病的具體表現。在《内經》、《難經》基礎上,對奇經學説作了頗多的補充,卷二第四及卷十對奇經八脈之循行起止與病證作了系統的論述,其中對奇經發病的論述較《難經》已有了很大的擴展,這些理論給後世影響較大,得到了李時珍的充分肯定與繼承,李氏在其《奇經八脈考》中全部收載了《脈經》有關奇經學説的内容。可見《脈經》對奇經學説的形成與發展起了重要的作用。有關臟腑之輸、募穴,《靈樞·背腧》祇論五臟之輸,而未及六腑;《難經·六十七難》祇有“募在陰,輸在陽”六字。《脈經》卷三則具體闡述了五臟五腑(除三焦外)的輸穴與募穴,其名稱與部位均與現代所述相同,可見,臟腑輸、募穴理論實際上到《脈經》才真正完整建立起來。對針灸之治則治法論述甚詳,如重視按經取穴,不少地方祇言取某經,而不言具體穴位,示人靈活變通而又不失其準則;注重結合季節時令施行針灸,卷六具體論述了五臟之病的五時(春、夏、長夏、秋、冬)刺灸法。對刺灸法理論有進一步的發展與充實,如針刺深度,《靈樞·經水》提出刺足三陽深度爲四至六

分,足三陰爲一至三分,而《脈經》卷十提出刺足三陽可
達六至九分,足三陰可達三至六分。卷七還列專篇分論
刺、灸及火法的適應證及禁忌證。大大豐富了刺灸法的
內容。

四、對考訂古醫籍的意義:由於《脈經》廣泛引載了
魏晉之前歷代名醫有關脈學論述,因而使不少早已湮没
失傳的古典脈學論著在《脈經》中還可略窺一斑。如
《脈法讚》、《四時經》早已失傳,而《脈經》中有引録。
日本·丹波元胤認爲卷三所引《四時經》"蓋《隋志》所
載《三部四時五臟辨診色决事脈》一卷是也"。又《宋
史·藝文志》載有《扁鵲脈經》一卷,《通志·藝文略》載
有《扁鵲脈訣》一卷,均已早佚,而《脈經》卷五中有"扁
鵲陰陽脈法"、"扁鵲脈法"、"扁鵲診諸反逆死脈要訣"
等三篇,即引自該書。又如《後漢書·藝文志》載有《華
陀觀形察色並三部脈經》,《補後漢書藝文志並考》及
《隋書·經籍志》俱載有《華佗觀形察色並三部脈經》一
卷,文亦早佚,而《脈經》卷五有"扁鵲華佗察聲色要訣"
一篇,其內容大多出此。諸如扁鵲、華佗等古代名醫論
脈之作,皆賴《脈經》存其大略。故本書爲研究、考證古
典脈學著作的重要文獻。《脈經》中引録了不少《内
經》、《難經》的有關論述,其所據是魏晉時的古傳本(其
中引《靈樞》文則云《針經》或《九卷》),某些地方保存
了這些著作早期古傳本的舊貌,可以勘正後世由於輾轉
傳抄沿刻所造成的錯誤。如《素問·脈要精微論》"當
消環自已",其中"消環"頗費解,雖有王冰强爲解釋,而

義甚迂曲,《脈經》卷六第三作"消渴",其義則明,證之《甲乙》卷四第一中及《太素》卷十五五臟脈診亦作"消渴"。《靈樞・論疾診尺》:"尺堅大,脈小甚,少氣。"《脈經》卷四第一作"尺緊,人迎脈小甚,則少氣","尺"指尺膚"堅大"義不若尺膚"緊"明;依上文例,此"脈"當是指"人迎脈"而言,故當以《脈經》爲正。《難經・二十七難》"以備不然",義頗澀,而《脈經》卷二第四"然"作"虞",則義甚明,當從改。類似例子很多,説明本書對於考訂《內經》、《難經》有重要參考價值。

王叔和將仲景《傷寒雜病論》內容大部分引錄到《脈經》中,從今本《脈經》來看,約有五分之二以上內容引自《傷寒雜病論》,因而可將《脈經》中收錄的仲景文看作是《傷寒雜病論》現存最早一種古傳本(但北宋校正醫書局林億等校定時已將原書作了一些調整改易,並删去了原書中全部處方)。今本《脈經》的卷七(第一至第十八篇),卷八、卷九的內容基本上出自《傷寒雜病論》,其中卷七主要收載傷寒內容,卷八收載雜病內容,卷九收載婦人、小兒病內容。其餘有關脈法內容散見於其它卷次,如卷一第十一、十二、十三有引自《傷寒論・辨脈法》條文;卷三有引自《金匱・五臟風寒積聚病》條文;卷六第一、三、五、七、九篇有引自《金匱要略》"五臟風寒積聚病"和"水氣病"條文等。仲景的某些佚文在《脈經》中還可以找到,如卷九第一、第八兩篇在今本《傷寒論》、《金匱玉函經》、《金匱要略》中均闕,顯爲仲景之佚文。《傷寒雜病論》有關小兒病部分幾乎全部散失，《金匱要略》中祇存一條處方，而在《脈經》卷九中有"平小兒雜病證第九"一篇，內容雖殘缺不全，但亦不可多得了。除這些整篇的仲景佚文外，對陰陽毒、積聚病、姙娠胎動血分水分吐下腹痛證、產後諸病鬱冒中風發熱煩嘔下利證及婦人雜病等，《脈經》所載都較《金匱要略》爲詳，多出若干條文。其餘散見於各篇中的零星佚文也不少。《脈經》對校訂仲景遺著有重要價值，有不少地方可以勘正今本《傷寒論》及《金匱要略》之訛誤。如《傷寒論・辨脈法》："寸口脈浮而緊，浮則爲風，緊則爲寒，風則傷衛，寒則傷榮，榮衛俱病，骨節煩疼，當發其汗也。"《脈經》卷七第二此條下續有"宜麻黃湯"四字，此顯爲《傷寒論》之脫文，當補。類似例子甚多，不一一列舉。

　　五、影響及評價：《脈經》的撰成，對醫學界產生了很大的影響，有不少醫學家把《脈經》的某些內容引錄到自己著作中去，如隋・巢元方《諸病源候論》，唐・孫思邈《千金要方》、《千金翼方》，王燾《外臺秘要》等都收載有《脈經》的內容。敦煌古寫本《玄感脈經》、《平脈略例》、《五臟腑候陰陽相乘法》有與《脈經》部分內容相類似的記載。此外，有些文史類書，如唐・張守節《史記正義》、宋代的《太平御覽》等對《脈經》都有所引錄。說明本書流傳較廣，影響較大，歷經千數百年而不衰。歷代都把它視爲學習中醫的必讀書，如唐代"太醫署"、宋代"太醫局"等都把《脈經》列爲習醫的基本課程之一。後世論脈者，更是把本書奉爲脈學理論的經典，脈學之正宗,正如明·袁表所説:"叔和生千載之後,隱括古今,洞察玄微,旁喻曲證,爰著是書,爲切家指南,其蒧然稱經宜矣。"(《袁校脈經書後》)。該書不但在國内堪稱醫學名著,在世界上也有一定影響,如阿拉伯名醫阿維森納(AVICENNA)所著《醫典》第二編中,將《脈經》二十四脈(滑脈外)收入其中;公元一三一三年土耳其人更將《脈經》譯出(上官良甫《中國醫藥發展史》,香港新力出版發行公司,公元一九七四年)。此外,公元一九八一年日本將静嘉堂文庫藏明代佚名氏影宋本《脈經》影印收入《東洋善本醫學叢書》内。説明本書受到相當的重視。當然,由於歷史時代的原因,本書亦存在一定的局限性,個别地方夾雜有糟粕成份。然而,瑕不掩瑜,並不影響本書的重大價值。

《脈經》版本源流及現存主要版本

《脈經》撰成後,歷經輾轉傳抄,從而出現多種不同的古傳本。至北宋,至少有三種不同傳本(據林億《校定脈經序)。北宋熙寧元年(公元一〇六八年)校正醫書局林億等根據《脈經》的早期傳本,并"考以《素問》、《九墟》、《靈樞》、《太素》、《難經》、《甲乙》、仲景之書,并《千金方》及《翼》説脈之篇校之,除去重復,補其脱漏,其篇第頗爲改易,使以類相從,仍舊爲一十卷,總九十七篇"(同上)。通過整理校定,由國子監第一次刊行,此即最初的刻本,是後世所有《脈經》刊本的祖本。後於紹聖三年(公元一〇九六年)作小字重刊,此爲第

二次刻本。南宋時,據北宋本重刊者已知有四種:一爲
福建建陽書坊刊本,刊年不詳,此爲廣西漕司本的主要
藍本;二爲廣西漕司本,約刊於南宋嘉定二年(公元一
〇二九年),主要依據福建建陽書坊本復刻而成(見《宋
廣西漕司重刻脈經序》);三爲何大任刊本,刊於嘉定十
年(公元一二一七年),主要根據北宋紹聖小字監本翻
刻而成;四爲其它未詳南宋刊本(見《王氏脈經後序》)。
這些宋以前的早期傳本及宋代的各種刊本均已先後失
傳,但元泰定四年(公元一三二七年)河南龍興道儒學
據南宋廣西漕司本重刊(簡稱龍興本),後世據龍興本
重刊,由此衍化出龍興系統刊本。而南宋何大任刊本
(簡稱何氏本)在元以後分別有影本及復刻本行世,由
此衍化出何氏系統刊本。後世《脈經》刊本都分屬此兩
大系統,兹分述之:

一、龍興刊本系統:元代龍興刊本以後亦佚,但在明
代據龍興本重刊者主要有二種:一爲明·袁表刊本,由
畢玉氏刊行於成化十年(公元一四七四年);一爲明·
袁表刊本,由袁表刊行於萬曆三年(公元一五七四年)。
以後據袁表本重刊者主要有如下幾種:

(一)日本活字本,約刊於公元一五九六年——一六
一六年間。

(二)明·沈際飛刊本,刊於天啟六年(公元一六二
六年),後日本據此本復刻者有二種:一爲慶安本,刊於
公元一六五〇年;一爲元禄本,刊於公元一七〇〇年。

(三)清·沈禮意刊本,刊於嘉慶十七年(公元一八

一二年);至道光十三年(公元一八三三年)張柏據此重校,朱錫穀重刊,後至咸豐三年(公元一八五三年)張柯、張爾熾又重加校正刊行,題曰《脈經真本》。亦有收入《姜氏醫學叢書》中。

(四)清·錢熙祚校本,道光二十一年(公元一八四一年)守山閣錢熙祚據袁表本校正刊行。

(五)清·黃鋐校本,道光二十三年(公元一八四三年)黃鋐據袁表本,參考元泰定殘本、舊鈔本及明·趙府堂刊本校正刊行。

(六)清·周學海校本,光緒十七年(公元一八九一年)周學海據黃鋐本,并參考錢熙祚本校正刊行,收入《周氏醫學叢書》內。

(七)清刊《醫統正脈》本,即光緒三十三年(公元一九〇七年)京師醫局重刊《醫統正脈》內所收入的《脈經》,與明刊《醫統正脈》內所收的吳勉學仿宋本不同。此外,尚有一些坊間俗刻本,質量大多低劣。

二、何氏刊本系統:元明之後,何氏刊本亦告失傳,但有據何氏刊本復刻或影刻(鈔)傳世者。

(一)何氏刊本的復刻本主要有二種:

元廣勤堂刊本,刊於元天曆三年(公元一三三〇年)葉氏廣勤書堂。後世又有多種據此本影鈔、影印及排印本刊行,影鈔本爲清代影鈔廣勤堂本;排印本爲公元一九三五年商務印書館據廣勤堂本排印,收入《國學叢書》內;影印本主要有公元一九一九年商務印書館、公元一九三三年涵芬樓、公元一九五六年人民衛生出版社影印廣勤堂本。

明·趙府居敬堂刊本,現北京圖書館藏有一部。

(二)何氏刊本的影本主要有幾種:

明·佚名氏影刻宋本,大約刊行於嘉靖年間(公元一五二二年——一五六六年),據何大任刊本影刻刊印,這是現存唯一最接近宋版的《脈經》刊本,此本傳世既知的有三部:一是陸心源皕宋樓舊藏一部,後歸日本靜嘉堂文庫迄今,一九八一年影印收入日本《東洋善本醫學叢書》內;一是十九世紀初日本聿修堂(多紀氏)舊藏一部,現存日本國立公文書館內閣文庫;一是十九世紀末楊守敬在日本購回一部,此本現存中國臺北故宮博物院。

清·楊守敬景鄰蘇園刊本,楊守敬從日本購回明代影宋本後,與其它各本比勘,於清光緒十九年(公元一八九三年)影刻刊行。後來,一九〇五年徐氏桔影園據楊守敬本影刊;一九五七年、一九五八年上海衛生出版社、上海科技出版社先後又影印了楊守敬刊本。

明刊《醫統正脈》影宋本,爲明·吳勉學據明代佚名氏影宋本再次影刊而成,收入明刊《醫統正脈》中。

宛委別藏影鈔宋本,據明代佚名氏影宋本影鈔而成。清代嘉慶年間,阮元在江南收集到四庫未收之書,凡一百七十三種進呈,稱爲宛委別藏書(又稱四庫未收書),此本即其中之一種,著於《四庫未收書目》中,一九八一年臺灣商務印書館據此影印刊行。

此外,尚有明末天啓四年(公元一六二四年)繆希甕氏刊本,亦屬於俗刻。

從保存宋版原貌來看,由北宋本至龍興本已歷經四次復刻,而其以後仍然是以復刻形式流傳,經反復輾轉翻刻,所出現的錯訛脱誤必然較多,故與宋版已相去較遠。而何氏本直接從北宋紹聖小字監本復刊而成,以後其流傳形式除復刻外,尚有影刻形式相沿刊印。一般来説,影本較能保持原版舊貌,差訛脱誤較少,故何氏系統的影本是較接近宋版的版本,其中以明代佚名氏影宋本爲最。而現存最早的版本當推元廣勤書堂刊本。龍興系統刊本固然錯訛較多,但亦有不少地方保存了宋版舊貌,且此類刊本刊行較多,流傳較廣,有不少學者對它做了不少校訂工作,匡正了不少訛誤,故此類刊本仍有較大參考價值。

《脈經》校注的有關問題

考諸文獻,歷代對《脈經》的研究僅限於傳抄引録、校訂重刊,自北宋林億等校定本書之後,尚未見有系統的校勘注釋,前人對本書所作的校勘工作,也主要是爲刊刻需要而作的。一九八四年人民衛生出版社出版了福州市人民醫院的《脈經校釋》(以周學海本爲底本),第一次對《脈經》進行了全面的校勘、注釋、語譯、具有一定參考價值。

《脈經》由於流傳久遠,在宋以前就已形成了多種不同的傳抄本。自北宋嘉祐祖本問世後,經輾轉傳刻,又形成了許多不同的版本,從而衍生了不少訛誤。然而宋本早已亡佚，致使其考校正誤工作更爲艱巨。我們這次選擇明·佚名氏影刻宋本，雖是現存最接近宋刻的本子，但也還存在不少問題，訛脫之處仍不少見。有些是因年深日久，字畫漫滅所致，如日本靜嘉堂藏的明·佚名氏影宋本卷三第三篇小字注"懸根住莖"之"住"字壞作"仕"；第四篇小字注"此時陰始用事"之"此"字壞作"北"。有些是明代影刻時所誤，如卷三第五篇"腎象水"之"水"字誤作"木"，而元廣勤書堂本則不誤，說明其誤於明刻。有些是南宋何大任復刊時出現的訛誤，如卷六第二篇"膽溢則口苦"，何氏系統刊本"溢"俱誤爲"液"，而龍興系統刊本如黃鉉、周學海本等俱不誤，說明其誤於何氏。亦有不少是宋以前傳抄過程中或是北宋初刊時出現的訛誤，如卷三第四篇"秋金肺王"，現存各本皆同，然唐·張守節《史記正義》卷一〇五引作"秋肺金王"以本卷第一、二、五篇"春肝木王"、"夏心火王"、"冬腎水王"例律之，當以《正義》引爲正，可見此處當爲宋以前傳寫或北宋林億校訂時"肺"、"金"二字誤倒。因此，對本書的校勘不能僅僅以恢復宋版爲滿足，而應努力訂正包括宋版及其以前出現的訛誤。要實現這個目標，就必須廣泛搜集各種資料，深入探求校訂本書的各種依據，以保證本書的校勘質量。歸納起來，對本書的校訂主要憑藉如下五方面的依據：

一、本書的内證：主要根據前後文的關系，從體例、句式、用詞、語氣等方面發現并訂正其訛誤。如卷三第五："膀胱輸在第十九椎。"各本同。詳前各篇言各臟腑之輸穴俱云"在背第××椎",而此獨闕"背"字,顯爲脱文,當據補。

二、其它版本:底本雖佳,而不可能完全無誤;校本雖較次,也不是完全都錯。往往有不少底本誤而校本不誤的情況。如卷二第三:"關脈緊,心下苦滿急痛。脈緊者爲實,宜服茱萸當歸湯,又大黃湯兩治之,良。針巨關、下管瀉之。""巨關"不知何指,而廣本、錢本俱作"巨闕",當爲"闕"與"關"形近而誤。

三、宋以前的同類書籍:凡與本書内容有關的其它書籍,都可作爲校訂本書的參考,主要有如下幾種。

(一)本書引用過的古籍:《脈經》中引録有《内經》、《難經》、《傷寒雜病論》等書的内容,故今通行的《素問》、《靈樞》、《難經》、《傷寒論》、《金匱要略》等,都作了校訂本書的參考。如卷七第二:"傷寒,不大便六、七日,頭痛,有熱,與承氣湯。其大便反青,此爲不在裏,故在表裏也,當發其汗。頭痛者,必衄,屬桂枝湯。"《傷寒》作"小便清",此爲説明病不在裏而在表,如果大便清稀,就不能説没有裏證,故當以"小便清"爲是,當依《傷寒》正之。

(二)引用有本書内容的古籍:《諸病源候論》、《千金要方》、《千金翼方》、《外臺秘要》等都有引自本書的内容,其所據是宋以前的古本,在一定程度上保持了本書早期傳本的舊貌,故亦作了校訂本書的參考。如卷八第九:瘧多寒者,牡瘧也,蜀漆散主之。"《外臺》卷五牝瘧方作"牝瘧"。牡屬陽,牝屬陰,寒多之瘧爲陰盛,故當以"牝瘧"爲是。

（三）與本書内容相關的古籍：《甲乙經》、《太素》、《中藏經》等，書中有些内容與本書内容相同或相似，故亦作了校訂本書的參考。如卷六第三："以手聚而堅持之，毋令得移，以大針刺之，久持之，蟲不動，乃出針。"首句頗費解，而《甲乙經》卷九第二、《太素》卷二十六厥心痛"聚"字下有"按"字，其義自明，顯爲《脈經》脫漏。

四、早期注文：早期人所作的注文，其所據皆爲古本，故可用以正今本之誤。

（一）本書的注文：今本《脈經》中的小字夾注，多數爲北宋林億等校訂時所加，有些地方可據注文舊意以勘正正文。如卷八第十二："病有積、有聚、有繫氣。"下有小字注云："繫，一作穀。下同。""繫氣"不可解。穀氣，水穀積滯之氣，義甚明。考《金匱·五臟風寒積聚病》作"榖氣"。劉盼遂《論衡集解》云："穀作榖，乃漢以來別字。"由此足證"繫"爲誤字，當據注文正文。

（二）他書的注文：其他書籍的古注，包括文史類書籍的古注，有涉及本書内容者，都作了校訂本書的參考。如卷六第三："手心主之別，名曰内關，去腕二寸，出於兩筋間，循經以上，繫於心包，絡心系。"《太素》卷九十五絡脈楊上善注引《明堂經》文於"兩筋間"下有"別走少陽"四字。詳前後文，各經之絡脈俱別走於相表裏之經，惟此獨闕，當爲脫文。今本《靈樞》亦無此四字，可見此脫漏由來已久，賴楊上善注文存之。

五、其它：北宋的《太平聖惠方》、《太平御覽》、《聖濟總録》，明代的《普濟方》等引有本書某些内容。此外，近代發現的敦煌石室中的六朝隋唐人手寫的卷子本書，其中的殘卷《玄感脈經》、《平脈略例》、《五臟脈候陰陽相乘法》等有與本書内容相似的記載。故都作爲校訂本書的參考。如卷一第一："動脈，見於關上，無頭尾，大如豆，厥厥然動揺。"《玄感脈經》作"如大豆"。此承上文"無頭尾"，形容脈體之短如大豆，并非言脈之大小，故作"如大豆"義長。

爲了使本書通過整理能更爲接近原貌，我們盡量做到充分利用各種資料以訂正底本的訛脱衍倒。然而，在對底本原文改動問題上持極爲慎重的态度，對底本原文中明顯訛誤之處，不改則根本不通，改之則文義豁然，而且又有古文獻依據者，則改之，否則，不敢輕言理校而犯妄改之戒。即使看來是明顯訛誤者，如未找到文獻依據，也衹是出校存疑，而不敢輕改。凡校本中有一定參考意義者，俱出校説明，以供讀者參考。而對本書無參考價值之異文，俱略去不校，以省繁文。某些避諱字、通假字、古今字亦不必盡校，如本書之"大便堅"，《傷寒論》作"鞕"，當爲隋人避高祖楊堅諱而改，實際上都爲堅硬之意，類似這些就不再出校了，以免繁瑣蕪雜。又如底本"圓"字，龍興系統版本多作"丸"，他本之"太"字底本多作"大"（按：古大、太通。），這些在首見之時出校説明，以"下同"概之，而以後就不再一一出校。以免繁瑣蕪雜。

除北宋林億對本書作過少數有限的注釋外，古代尚未有人爲本書作注,故注釋方面可資借鑒的材料甚少。
然而,《脈經》的大部分内容引自《内經》、《難經》及《傷
寒雜病論》,故這些古醫經注家之注文亦可作爲校釋本
書的參考。本書的注釋廣泛吸取了《内》、《難》、《傷
寒》、《金匱》諸注家的注釋成果,擇其精要者用於注本
書。然而,對古注亦未敢盲從,某些古人曲解誤解之處,
則重加訓釋以正之。如卷六第九:"灸則强食而生肉。"
楊上善注爲"强令人生食豕肉",於理不合;張志聰注
"生"作"牲",意爲"强食牲肉",亦覺迂曲牽强。實際
上"强"、"生"皆爲古文之使動用法,即"使增强"、"使
生長"之義,全句意爲用灸法治療則使食欲增强而肌肉
生長,如此解釋則義理豁然。本書中有許多内容無古注
可參,則運用訓詁之法爲之作注,主要參考古代訓詁專
書及古醫經之古注,力求切合原意。如卷七第十五:
"醫發其汗,陽盛不周,復重下之,胃燥熱蓄,大便遂擯,
小便不利。"擯,有排斥、抛棄之義,故有人據此釋爲"大
便已通"。然而從前後文來看,乃是陽熱熾盛之證,先
經誤汗,又復誤下,耗傷津液,致"胃燥熱蓄",如此則大
便當不通,前注可疑。考,《正韻》:"擯,音賓,義同。"
《論語·鄉黨》:"君召使擯。"釋文:"擯,本作賓,又作
儐。"賓,有"客止未去"之義。《禮記·月令》:"鴻雁來
賓。"注:"來賓,言其客止未去也。"引申其義,可釋作
"留止不去"。《諸病源候論》卷十七久冷痢候:"凡人腸
中有寒,大便則常鴨溏;有熱,則儐䩈。"儐䩈,指大便不
通硬結。此"儐"字與前"賓"、"擯"俱相通,由此亦可

証明《脈經》之"大便遂擯"當釋爲"大便遂留結不通。"
對古籍之訓釋是一項很嚴肅的科研工作,非經艱苦深入
細致的研究是不能求得正確結論的。《脈經》中的疑文
奧旨頗多,我們所作的注釋不可能全部解決問題,其中
亦有些不盡人意之處,俟後之賢者。另外,由於任務難
巨,難度較大,我們水平所限,紕繆之處,在所難免。希
望同道和專家予以指正。

本書在整理研究過程中,得到全國有關專家的大力
支持和幫助,在此表示誠摯的感謝。謹將本書整理研究
的論証、審定人員列具於下:

課題論證委員會成員

主持人:宋志恒副主任

評審委員會主任:凌耀星教授

評審委員:凌耀星教授　馬繼興研究員　余贏鰲研
究員　鄧鐵濤教授　賈維誠編輯

書面論證人:張燦玾教授

評審意見書起草人:方文輝　杜同仿

審定稿會議成員

主持人:白永波副編審

主審專家:鄧鐵濤教授　俞長榮教授　徐國仟教授
錢超塵副教授

書面審定專家:史常永主任醫師

責任編輯:李世華副編審

審定意見書起草人:錢超塵副教授

對本書初稿提出宝貴意見的專家有:中國中醫研究

院馬繼興研究員、余瀛鰲研究員；北京中醫學院刘渡舟
教授和錢超塵副教授；天津中醫學院郭靄春教授；上海
中醫學院凌耀星教授；南京中醫學院丁光迪教授；成都
中醫學院李克光教授、趙立勛研究員；山東中醫學院張
燦玾院長；浙江中醫學院何任教授；遼寧省中醫藥研究
院史常永主任醫師；廣州中醫學院鄧鐵濤教授；人民衛
生出版社白永波主任，李世華副編審、賈維誠副編審等。

廣州中醫學院《脈經》整理研究課題組

一九八九年十二月四日